주의집중

의학, 마음챙김 그리고 인류애

주의집중

의학, 마음챙김 그리고 인류애

Attending

Medicine, Mindfulness, *and* Humanity

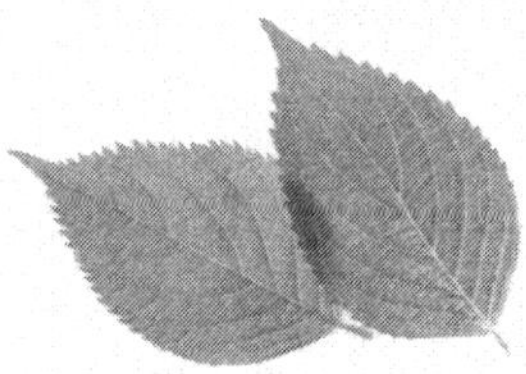

Ronald Epstein, M.D.

메디컬 마인드풀니스 연구회

김경승 · 강수용 · 김성진 · 김준모 · 이성근 · 정도운 옮김

圖書出版 하나醫學社

Attending: Medicine, Mindfulness, and Humanity

This Korean edition was published by HANA MEDICAL PUBLISHING CO. in 2019

by arrangement with the original publisher, Scribner, a division of Simon & Schuster, Inc.

나에게 영감을 불러 넣어 준 Deborah, Eli 그리고 Malka에게

목차

역자 서문

진료 현장에서 환자와 의사에게 도움을 줄 수 있는 명상 서적이 나왔다. Ronal Epstein은 가정의학과 의사로 마음챙김 실습을 보급하고 있다. 그는 이 책에서 마음챙김을 통해 이루어 낸 보람과 함께 마음챙김을 하지 못해 놓쳐버린 아쉬움을 진솔하게 담아내고 있다. 이 책을 읽으면서 느껴지는 튼실한 감동은 저자가 진료의 경험과 이론을 담아 주의집중하며 써 내려가는 과정에 공명하기 때문이었다.

원저의 제목인 attending은 두 가지 뜻을 내포하고 있다. 하나는 attend란 동사의 진행형으로 주의를 계속적으로 기울이고 있다는 의미이다. 또 하나는 형용사로 어떤 환자의 주치의인 상태를 뜻한다. 의사들로 구성된 메디컬 마인드풀니스 연구회에서는 이런 뉘앙스의 제목을 고려하여 책의 내용을 원저에 가깝게 전달하기위해 번역을 하였다. 저자는 마음챙김 실습을 통하여 환자에게는 책임감을 가지고 연민하며 다가갔다. 치료자들에게는 회복의 탄력성을 북돋아 소진을 낮추려 하였다. 안전하면서 시기적절한 효과적인 보살핌을 제공하여 치료의 질을 높이려는 그의 노력은 번역가들이 현장에서 현존하는 느낌을 공유할 수 있었다.

메디컬 마인드풀니스 연구회에서 이 책을 번역하기로 선정한 가장 큰 이유는 현장에서 검증할 수 있는 명상의 필요성 때문이었다. 명상이 주관적인 경험이지만 자의적인 해석으로 피해를 줄 수 있다는 경각심이 들었다. 과학적인 뒷받침이 되지 않은 명상 경험을 의학에 적용을 하면 부작용이 나타날 수 있기 때문이다. 저자의 참고문헌은 검증하는데 도움을 많이 주었다. 한편 번역을 하면서 세계 각국의 의료보장제도를 상상해보았다. 의료행위는 단순한 비용효과를 넘어서 신뢰와 협의를 고려해야 하기 때문이다. 저자가 행간으로 보여주려는 분쟁과 관련한 내용들은 마지막 장에서 이상적인 모습을 그려나가며 생물심리사회적 치료를 해나가려는 의지를 볼 수 있었다. 역자 중 몇 명은 명상의학회에 참여하여 교과서 집필을 하고 있다. 이 책과 명상의학 교과서가 상승작용을 하면서 환자와 의사들이 종합적인 관점에서 집중과 통찰의 훈련을 하는데 도움을 주기를 바란다.

책이 나오기까지 수고해주신 여러 분들에게 감사를 드린다. 의료 현장에서 만나는 환자와 치료진들에게 먼저 감사를 드린다. 이 분들은 이 책을 번역하게 만들어준 원동력이다. 의료 현장에서 명상 실습을 할 수 있도록 도와주신 직접적인 그리고 간접적인 여러분들에게도 감사를 드린다. 환자분들은 동병상련의 모임을 통해 고통과 즐거움을 나누듯 번역가 중 한 명인 저로서도 동료의사들의 도움으로 현장감을 살릴 수가 있었다. 번역 과정에서 동료의사들과 사회 미디어를 통해 대화를 나누면서 현장의 소리를 듣고 반영을 하는 현존이 새롭게 느껴졌다. 그리고 치열한 의료 현장에서 저에게 캡틴처럼 진화론적 시각을 가지고 인간에 대한 이해를 넓혀주신 주명진 원장님에게 감사를 드린다. 또한 묵묵하게 자신의 맡은 바를 해나가며 지원해준 가족들이 있어 소진되지 않고 여기까지 올 수 있어 감사를 드린다. 어려운 여건 속에서도 출판과 교정을 맡아주신 하나의학사 관계자분들에게도 감사를 드린다.

이 책의 번역에 있어 잘못된 부분이 있다면 역자 대표가 책임짐을 분명하게 밝힌다. 여러 어려움 속에서도 여기까지 올 수 있었던 것은 우주와 마주하며 매 순간 당당하고 위엄있게 생활하는 명상의 작용을 공유하고 싶었기 때문이었다. 보다 많은 사람들이 명상을 통해 신선한 즐거움을 누리기 바란다.

역자 일동

역자 대표 이성곤

저자의 일러두기

저는 의료 행위가 임상의와 환자 사이의 깊은 이해에 달려 있고, 인간에 대한 이해는 자신을 이해하는 것으로부터 시작한다고 믿습니다. 이 책은 의사로서 자신을 더 잘 알고 다른 사람들을 더 잘 도울 기회를 찾고 있었던 의학 경력의 산물입니다. 궁극적으로 건강 관리를 보다 마음챙김하며, 주의하고, 인도적으로 만들기 위한 것입니다. 이 책을 쓰면서, 이전에 상상하지 못했던 영역을 탐구하였습니다. 사회 신경과학과 인지 신경과학의 최첨단 지식, 명상 수련의 심리직 및 철학적 기초, 그리고 선사들, 야구 영웅들과 황홀한 시인들의 기록들을 보았습니다. 각각의 시점에서 제가 세상 밖으로 나와 만났던 무수한 친구, 동료 그리고 낯선 사람들은 안내, 교정, 위안 및 동지애를 제공하고 심장에서 우러나는, 개별적인 이야기를 전달해주어 작가로서 저 자신의 목소리를 찾는데 도움을 주었습니다.

프라이버시와 기밀 유지를 위해 모든 스승의 이름을 말할 수는 없습니다. 그들 중 많은 사람들은 제 환자이며, 삶의 가장 개인적인 순간을 공개하도록 요청하는 것은 너무도 어려웠습니다. 저는 각 환자의 세부적인 이야기를 변경했으며, 어떤 경우에는 두 개 또는 그 이상의 비슷한 이야기를 만들었습니다. 따라서 이 책에서 실제 살아있는 환자 및 그 가족에 대한 비슷한 언급들은 우발적이며 의도적인 것은 아닙니다. 이 책에서 언급한 건강 전문가들에게도 비슷한 조심을 하였습니다. 공개하지 말아야 할 것을 자신도 모르게 드러냈는지 여부를 알기는 어렵기 때문입니다. 편하게 읽기 쉽도록 하기 위해서 건강 전문가와 환자를 언급할 때 어색하게 그 또는 그녀 그리고 그의 것 또는 그녀의 것이라고 쓰지 않고 단수 대명사로 그 그리고 그녀라고 썼습니다. 이것은 성별 차이를 두고 쓴 것이 아닙니다.

의료에서, 환자를 치료하는 고참의사를 주치의(the attending physician 또는 the attending)이라고 부릅니다. 주치의 책임은 임상 팀원들이 가장 중요한 일들에 대하여 주의를 기울이고, 환자가 주의를 잘 받고 있다고 느끼게 하며, 주의하여 치료를 제공하는 일을 향해 있습니다. 주의집중(attending)은 또한 가장 도덕적으로 필요한 일입니다. 주의를 기울임으로 의사는 최고의 치료를 제공할 뿐 아니라 각 환자의 인간성을 존중하기 때문입니다.

1장

마음챙김으로 있기

의과 대학 3학년 때까지 분홍색은 좋고 파란색은 나쁘다고 알고 있었다.

수술과를 처음 임상 실습돌 때 대학 병원의 고참 비뇨기과 의사인 Mark Gunderson을 보조하였다. 수술실은 마음을 사로잡으며 새로웠지만, 어떻게 위계적이고 경직된 수술 문화에 적응할 수 있을지 약간은 떨렸다. Gunderson은 콩팥과 대동맥 주위를 둘러싸고 있는 임파절을 힘들게 제거하면서 후복부 임파절도 절개하고 있었다. 18살의 Jake Willits는 악성 고환암에 걸려 위태로운 상태였다. 한 번의 실수가 성기능장애를 일으키고 또한 콩팥을 잃을 수 있었다.

Gunderson이 Jake의 왼쪽 콩팥의 수술을 마친 후, 우리는 Gunderson이 주변에서 콩팥을 잘 보기위해 수술대의 오른 쪽으로 갔다. 나는 왼쪽 콩팥을 정면으로 보았다. 잠시 후, 나는 콩팥이 파란색으로 변색되는 것을 알아차렸다. Gunderson은 알아차리지 못한 것으로 보였다.

나는 어떻게 할 것인지 고민했다. 저학년 의대생으로, 고참 의사에게 의견을 제기할 위치에 있지 않다는 것을 알고 있었다. 그러나 “선생님이 잘 보고 있다고 확신하지 않습니다. 저에게는 왼쪽 콩팥이 파랗게 보이고 있습니다.”라고 꼭 말하고 싶음을 느꼈다. 나는 건방지게 보이지 않도록 한참 머뭇거린 후 들을 수 있도록 크게 말하였다. 반응이 없었다. Gunderson은 수술실 간호사에게 메스를 요구하였다. 그는 응시하고 있었다. 나는 점점 불안해졌고 땀도 났다. 몇 분 더 지난 후에, 콩팥은 불길하게 탁한 자주색으로 이미 변하였다. 나는 옆에 있는 수술실 간호사에게 조용히 언급했고, 그 후 레지던트를 거쳐 수술의사에게 전달되었다.

Gunderson은 바라보았지만 그가 본 것을 좋아하지 않았다. 왼쪽 콩팥은 꼬여져서 콩팥 동맥의 혈류를 막고 있었다. 그는 먼저 한쪽으로 그 후에 다른 쪽으로 콩팥을 풀려고 노력하였다. 성공하지 못했다. 방은 긴장 되고 침묵이 흘렀다. Gunderson은 시간이 지날수록 콩팥 세포가 죽어갈 것이라는 것을 알고서 땀을 흘리고 있었다. Gunderson은 콩팥 동맥을 응급으로 재건하기 위해 혈관 외과의사에게 연락했다. 분명히 콩팥이 꼬였을 때, 콩팥 동맥의 내측 층이 찢어졌고, 혈류를 막고 있었다. 혈관 외과의사는 동맥을 묶고 긴 조각으로 만든 후 손상된 부위를 열고, 조심스럽게 남아있던 외부 층은 남기고 동맥을 봉합하였다. 이런 불행은 한 시간 넘게 수술을 연장시켰고 수술은 성공을 하였지만 수술 직후의 혈액 검사는 콩팥의 기능이 매우 정상은 아니었다. 수술은 악성 종양을 치료하였지만, 콩팥이 언제 충분히 회복될 때를 아무도 몰랐었다. 다음날 아침, 회진을 돌면서 Gunderson은 Jake와 부모에게 "피할 수 없는" 합병증이 일어났었다고 말하였다.[1)]

오늘 내가 의사들에게 말했을 때, 많은 참석 의사들이 항상 고개를 끄덕이는 것을 보았다. 이 상황은 Gunderson이 "나쁜 의사"라는 것을 의미하지 않는다. 수술은 힘들고 강도가 높으며, 실수는 쉽게 만들어진다. 비록 가장 숙달된 외과의사 그리고 다른 의사들일지라도 주의를 깜박하고 나중에 분명한 것으로 보이는 부분을 무시하여 고생할 수 있다.[2)]

꼬여진 콩팥은 피할 수 없을지도 모른다. 그러나 Gunderson은 알아차리고 행동하는데 실패하지 않았다. 확실히 집중하였다. 비록 일반인의 시각에서 뒤늦게 지적하였지만 그래도 교육 병원에서 수술하는 의사라는 점을 고려한다면 그의 부주의는 고집스러웠다. 분명히 파란 색 콩팥의 빛이 그의 망막에 포착되어 내가 말했던 말을 그의 귀가 알아낸 것은 의심의 여지가 없다. 그럼에도 불구하고, 그의 시각적 그리고 청각적 자료가 의식적인 알아차림으로 충분히 전해져서 예방할 수 있는 중요한 순간에 어떤 일이 발생한 것이었다. 본질적으로, Gunderson은 그의 모든 마음을 집중하지 않았다.

이 사건은 나에게 강력한 충격을 주었다. 얼마나 쉽게 이런 방식으로 나의 환자들의 삶에 위험이 놓이게 되는지를 깨달았다. 나는 심란하였다. 만일 내가 어떤 잘못을 했다면, 잠을 뒤척거리며 못 잤을 것이다. 아마도 내가 좀 더 주장하며 말했다면, Jake는 그 만큼 콩팥에 손상을 받지 않았을 것이다. 그리고 가족들이 수술의사가 비난받을 점이 없다고 믿어서 나는 불편하였다.

나는 다음 주에 수술의사 과장에게 말할 수 있도록 약속을 하였다. 내가 신뢰를 갖고 말할 수 있는지를 물었다. 그는 좋은 청취자로 내가 말했던 것이 올바른 행동이었고 불행은 나의 잘못 때문이 아니라고 했다. 그는 확실히 관심을 보이고 수술의사와 함께 Jake와 가족들을 찾아가서 말할 것이라고 나를 설득하였다. 우리는 며칠 후, 기분 좋게 Jake을 퇴원시켰다.

나는 다시 Gunderson을 보지 못하였고, 불행하게 그가 확실히 믿었는지에 대해 알 수 없었다. 실수가 일어났을 때 당황스러웠지만 가장 숙달된 외과의사도 실수할 수 있다는 것에 놀라지는 않았다. 가장 중요한 교훈은 정신없는 부주의함이 재앙을 만들 수 있고 능력은 쉽게 깨질 수 있으며 유지를 위해서는 온정신으로 깨어있어야 한다는 점이다. 이런 경험은 아이디어의 씨를 심어주었다. 나는 의사가 되기 위해 기술의 숙달 뿐 아니라 의과대학에서 아무도 많은 시간동안에 가르쳐 주지 않은 어떤 것이 필요하였다. 특히 위험이 높을 때 자각, 주의, 그리고 현재에 있는 능력이 필요하였다. 나는 매 순간에 환자의 건강을 방어해 줄 필요가 있었고 또한 나 자신의 "내부 작용 시스템(inner operating system)"을 보호해야 했다.[3] 내 자신의 마음을 알아차리는 것은 환자의 필요에 내가 가질 수 있는 가장 중요한 도구 중의 하나이었다.

나는 이런 일을 몇 달 후에 같은 병원 혈관 수술의사 Ashwin Mehta와 함께 할 때 겪었다. 내가 수술실에 도착했을 때, Mehta는 이미 Lena Hagopian의 복부를 커다랗게 절개를 하였다. Mehta는 빠르게 움직이면서 내가 세는 것보다 더 빠르게 봉합을 묶고 잘랐다. 나는 그의 집중력과 강력함을 알아차릴 수 있었고, 콜레스테롤로 막힌 대동맥에서 산소에 굶주린 다리로 흘러갈 수 있도록 수술하기 위해 커다란 손이 빠르고 결단 있게 움직이고 있었다. 그가 수술실 스태프와 수술하며 고분분투할 때 부드러운 락 음악이 배경으로 연주되었다. 그때 갑자기 정감어린 상황이 멈춰졌다. 수술실은 적막함이 깊어지며 Gunderson과 다른 침묵이 흘렀다. 커다란 혈관을 뒤에서 꼬매는 섬세하고 정확한 과정의 시간이 왔다. 그러나 혈관의 두 부위를 잇는 문합에서 누출이 되고 있었다. Gunderson과 다르게, Mehta는 그 누구보다도 앞서 어떤 것이 어긋났다고 알아차렸다. 우리가 알아차린 바로 그 때, Mehta는 이미 자동조정모드에서 벗어났다. 보다 섬세한 춤동작이 매끄럽게 연출되었다. 처음에는 탱고 이후 발레 몇 분 후에 다시 탱고로 한 박자의 놓침도 없이 이어지고 있었다. 공황발작 없이, 오직 침착하게 초점을 맞춰 수술적인 마음챙김이 행동으로 이어지고 있었다. 그의 기어 이동은 너무 부드러워서 그 조차 알아차리지 못할 것이라고 의심하였다.[4]

몇 십 년이 지나서 나는 이해했다. 외과의사 동기인 Carol Anne Moulton가 연결을 시켜주었다. 그녀는 무엇이 위대한 외과의사를 위대하게 만드는지를 연구하였고 복잡한 수술을 하는 수십 명의 외과의사를 관찰하였다. 어떻게 어려운 순간에 거장다운 외과의사가 기어를 옮기는지를 자세하게 기록하였다. "서서히 속도를 줄일 때 충돌사건을 만나면 반드시 줄였던" 의사들이 진정한 거장이었다. 최고 속도를 유지하려던 의사들은 실수를 하는 경향이 있었다.[5] Mehta는 반드시 속도를 줄여야 할 때 줄였다.

그러나 Moulton이 이런 감속하는 순간들에 대해 외과의사들과 인터뷰를 할 때, 많은 거장들은 지적을 받기 전까지는 기어를 바꾸었다는 것을 알아 차리지 못하였고, 오직 반사적으로 변속을 만들도록 유발했던 것들에 대해 정확하게 말을 하였다. Mehta는 좀 더 기술적으로 또는 지식이 Gunderson보다 뛰어난 것이 아니었다. 그것이 그를 거장으로 만들지 않았다. 그의 전문성은 매우 정교하게 매 순간 알아차리며 머물러 있었다. 그는 현재에 머물 수 있으며 각 순간에 필요한 작업을 가져올 수 있었다. Mrs. Hagopian을 수술할 때, 감속을 하거나 도움을 필요로 하는 순간을 깨닫기 위해 내부 작용 시스템을 또한 모니터할 수 있었다. 무엇인가 잘못 될 수 있다는 가능성을 받아들이고 예측하였다. 그가 이런 방식에 대해 생각을 하였든지 또는 하지 못하였든지 Mehta는 마음챙김 상태에 있었다.

나는 마음챙김이 또한 수술실 밖에서도 필수라는 것을 발견하였다. 3학년 후반에, 고참 정신건강의학과 Dr. Peter Reich와 함께 실습을 하였다. Reich는 마침내 멘토가 되었다. 처음 그를 만날 때부터 인간의 조건(human condition, 역자 주: 인간 존재에 있어서 필수적인 요소들로 뇌, 갈등, 도덕성 등을 일컫는다)에 대한 사려 깊음, 통찰, 그리고 호기심을 보여 매혹 당하였다. 그 때, 그는 정신 건강에 문제가 있는 의학적 질병이 있는 환자들을 치료하는 책임을 맡고 있었다. 한 달 실습의 반 쯤, 그와 나는 신경과 병동에서 연락을 받아 Douglas McCallum을 보러 갔다. 그는 오토바이 사고로 머리를 다친 30대 남자였다. Doug는 재활 프로그램을 운영하는 전문가에게 협조를 하지 않았다. 울적하고 짜증을 내며 그리고 치료진을 놀라게 하며 분노를 폭발하였다. 그의 뇌 일부가 손상을 받았다. 그 부분은 그와 다른 사람들이 Doug라고 알게 하였다. Doug가 상황을 이해하려고 하였지만, 한 주제에서 다른 주제로 건너 뛰어 방금 전에 했던 말을 재생할 수 없었다. 그의 생각들은 조각났었다. 그는 뭔가 매우 잘 못 되었다는 것을 알고 있기 때문에 두려워했다. 그는 자신에게 이방인이 되었다.

의료팀은 Dr. Reich가 Doug의 기이한 행동을 조절할 수 있기를 원했다. Reich는 돌봐야 할 환자들이 많이 있었다. 나는 비가역적인 뇌 손상을 가진 환자에 대하여 Reich가 Doug의 행동을 조절하기 위하여 신속하게 진단을 내리고 처방하기를 기대하였다. 다른 정신건강의학과 의사들이 이런 비슷한 상황에서 했었던 모습을 목격했었다. 놀랍게도 Reich는 근원적인 작업을 하였다. 잠시 진단과 치료를 급하게 내리는 것을 미루고 Doug를 한 인간으로 알기 위해 노력했다. 그는 "저것이 어떻게 느껴지나요?" 그리고 "내가 이해하게 도와주세요." 하며 물었다. Reich는 밀어붙이지 않고 충분히 함께하고 있다는 것을 나타내는 친절한 고개의 끄덕거림과 미소를 지었다. 그는 Doug의 마음에 무엇이 작업하고 있고 또한 무엇이 작업하고 있지 않은가를 발견하기 위해 찾고 있었다.

외과의사의 연장이 수술용 메스와 포셉(forcep, 역자 주: 수술용 겸자)이라면 Reich의 연장은 말과 제스춰였다. Doug와의 인터뷰는 거의 일관성 있게, 했던 말의 자세한 내용과 순서를 기억하면서 부드럽게 진행하였다. Doug는 얼어붙어 생각에 마쳐낼 수가 없었다. 회로가 오가지도 못하고 막혔다. 이런 불편한 침묵은 얼마나 심각하게 그의 마음이 엉망인지를 상기시켜주었다.

Reich는 Mehta와 같은 방식으로 마음챙김하고 있었다. 주의집중하며 현존하고 있었다. 그러나 나는 주의집중과 현존 이상으로 마음챙김하고 있는 것을 볼 수 있었다. Reich는 Doug 경험에 대해 호기심을 갖고 있었다.[6] 그는 편견을 내려놓아서 Doug를 새로운 방식으로 볼 수 있었다. Reich가 Doug를 도와주려는 능력에서 감동적으로 느낀 점은 비조직적인 생각들의 셋트에서 조리 있는 이야기를 만들어내는 것과 같이, 또한 곤란한 순간에도 부드럽게 지속하고 있다는 것이었다. Doug가 갑자기 한 이야기에서 논리적인 연결 없이 다른 이야기로 옮기려 하였었다. 이전 주에 오토바이를 탔다는 말을 했다가 20년 전 형과 갔던 캠핑 여행에 대해 말을 했다. Reich는 “그 다음이 어떻게 되었나요?”하며 그가 말하도록 격려하였다. 만약 Doug의 반응이 여전히 의미가 통하지 않으면, “때때로 의미가 통하지 않을 때가 있다고 느낀 적 있나요?”라고 물어보았다. 이래서 Doug는 했던 말을 명확하게 하면서, “네, 나의 생각이 잠깐 나타났다가 없어져요”라고 했다.

Reich는 진단을 내리는 전문가의 관점과 “초심자의 마음” 사이를 오가며 단지 진단을 내리기보다는 Doug의 혼란스러운 상태에 한 발씩 들어갔다. Reich의 열린 마음은 환자를 한 인간으로 이해하면서 중단시키거나 판단하지 않았다. 풀어나야 할 범주와 진단 그리고 문제를 줄이는 게 얼마나 쉬운 지를 보여주었다. Doug가 의사에 집중했듯이, Reich는 Doug가 이해받음을 느낄 필요가 있다고 이해하였으며, Doug가 좀 더 이해를 받는다고 느낄수록 그가 파괴적인 행동으로 고통을 표현할 필요가 더욱 없어졌다. Reich가 환자의 경험을 무시하고 외면하거나 돌아서는 대신에 나누면서 문제를 푸는 것은 용기 있고 열정적이었다. 그는 고통을 받는 인간으로서 이해되어지고 보호를 받으려는 Doug의 필요에 반응을 하였다. 이것으로 Doug의 인간성을 재차 확인하였다.

내부로 돌아서기

Mehta와 Reich는 나에게 무엇이 가능했었는지를 증명해주었다. 그들의 마음과 현존의 습관은 본능적으로 보였다. 나는 Mehta와 Reich가 그런 중요한 순간에 무엇이 마음챙김하게 만들었는지를 충분하게 설명했다고 확신하지 않는다. 알아차림, 유연성 그리고 주의가 특수 분야 또는 전문 분야에 상관없이 모든 임상의에게 얼마나 결정적인지를 보았다.

문제는 어떻게 도달하느냐에 있었다. 의과 대학시절에는 자기자각을 집중하는 훈련을 쉬어야 했기 때문에 다른 연습들을 하였다. 나는 10대 시절에 피아노, 그 후 하프시코드(역자 주: 피아노의 전신인 건반 악기)를 배우며 음악 연주가가 되기를 원했다. 나는 호흡, 긴장, 심박동 그리고 감정들을 알아차려서 숙련된 기술과 반짝인 기술의 차이를 구별하였다. 열 여섯 살 때, 명상을 어떻게 하는지 배웠다. 선불교를 진지하게 수행하는 불자인 친구의 형과 함께 저녁을 보냈다. 그 형은 나에게 명상하는 방법을 가르쳐 주었다. 대학교 첫 학기 때, 나는 "공(空)"으로 부르는 학과를 수강했다.[7] 불교 철학에서, 공의 개념은 근본적이다. 이것은 우리가 세상 그리고 우리 자신에 대해 믿고 있는 대부분들이 단지 마음이 만들어낸 공의 작용인데 우리를 불필요하게 제한시킨다는 의미이다. 당신이 세상을 위태롭다고만 본다면 올바르기는 하지만 단지 그림의 반 만 보고 있는 것이다. 세상은 또한 안전하고 양육을 해주고 있다.

한 면 만을 보는 것은 불완전하다. 양면이 있다. 당신이 자신을 절대 옳다고만 본다면 파란 색 콩팥을 놓치는 것과 가깝다. 당신이 자신을 잘못을 저지르기 쉽다고만 본다면 마비가 된 느낌을 받을 수 있다. Jon Kabat-Zinn은 마음챙김 훈련을 서양에 널리 보급하였다. 그는 우리 자신이 놓여있는 곳을 규정짓지 못하고 알아차리지 못한 상태는 "무의식이란 구속복(a straitJakeet of unconsciousness, 역자 주: 폭력적인 사람의 행동을 제압하기 위해 입히는 옷이다)"이 입혀진 경우와 같다고 하였다.[8] 당신은 움직일 수 있는 여지도 없고, 위로 뻗을 수 있는 여지도 없다. 또 다른 표현으로 공이란 당신 자신을 절대 옳음 그리고 잘못을 저지르기 쉬움 모두를 동시에 볼 수 있는 상태다.[9] 당신은 자신을 확신하고 자신 있게 지낼 수도 있지만 그와 똑같이 어떤 순간에도 실수를 할 수 있다고 알아차려야 한다. 이런 관점은 매 순간 당신이 있어야만 하는 그리고 해야만 하는 일에서 자유롭게 한다. 그러나 자유로운 상태는 작업을 통해 얻어진다. 평온하게 있으면서 내적인 마음을 키워야 하는 힘든 작업을 거쳐야 한다.

나는 자유의 상태를 슬쩍 보고 더욱 훈련하기를 원하였다. 대학을 떠나 몇 달간 샌프란시스코 젠 센터에서 보냈다. 매일 몇 시간씩 좌선 명상을 하는 일은 쉽기도 하고 어렵기도 한 양 면이 모두 있다. 나는 안절부절, 참지 못하고, 피하려들며, 자기를 비판하고, 외로움 또는 두려움을 강하게 느낄 때 어떤 방식으로든 이 감정을 바꾸려하지 않고 단지 함께 있는 방법을 배웠다. 역동적인 안정감을 가지고 집중을 하며 회복한다고 느꼈다. 명상은 축복에 대한 것이 아니라고 배웠다. 명상은 현존, 균형, 그리고 당신의 인생에 있어 가장 근본적으로 중요한 무엇과의 연결에 관한 것이다. 이것은 속세와 끊는 방법을 배우는 것이 아니다. 사실 내가 젠 센터에 있는 기간은 세상에 좀 더 온전하게 참여하게 허락해 주었다.

마침내 나는 세상에서 중요한 일을 하기 위해 내적인 삶에 대해 배웠던 것을 옮겨서 어릴 때부터 가졌던 의사가 되는 꿈과 연결시켰다. 그러나 의과 대학 문화에 제대로 준비되지 않았다. 젊었을 때 세미나, 음악 스튜디오 그리고 젠 센터에서 많은 시간을 보냈었다. 의과 대학은 극단적인 환경이었다. 전적으로 냉혹하게 정신없는 비인간적인 모습을 보았다. 의과 대학은 사실, 경과, 그리고 기전에 의해 지배를 받았다. 진단과 치료를 배우고 실행하였다. 무엇인가를 놓치면 또는 충분히 알지 못하면 누군가를 죽일 수도 있다는 불안으로 두려웠다. 삶과 죽음의 문제에 걸려, 예외 없이 의학 교육이 자신 또는 상대의 말을 깊이 청취하는 것을 강조하지 않아서 거슬렸다. 정신훈련이 숙고와 연민이란 덕목들을 칭찬하지 않고 전반적으로 이런 능력들의 발달과 내적인 삶을 무시하여 외로웠고 앞날을 볼 수 없었다.

이후 Reich가 나에게 George Engel이 치료할 때 "생물정신사회적" 접근에 대해 작성한 획기적인 논문을 주었다.[10] Engel은 Rochester 대학교에서 특출한 내과 전문의와 정신분석가로 진료하고 가르쳤다. 나는 그에게 글을 보내고 멘토로 모셨다. Engel은 환자의 질환(illness, 역자 주: 병의 주관적 의미) 경험을 탐구하면서 어떻게 심리적 구성과 사회적 관계가 질병(disease, 역자 주: 병의 객관적 개념)의 유전적 그리고 분자적 측면에서 질환과 건강만큼 중요한지를 보여주었다. 그의 비전은 인도주의적이었다. 그는 눈부신 삽화를 사용하면서 환자가 질병에 대해 보고한 것이 어떤 테스트 또는 X-ray만큼 중요하게 영향을 주는지를 증명하였다. Engel은 의사도 인간으로 불확실, 비극, 슬픔 그리고 상실에 대한 감정적 반응이 치료에 영향을 줄 수 있다고 강조하였다.[11] 이것은 나에게도 공명을 주었다. 의사의 행위는 두 사람과의 관계로 각 자는 내부의 삶이 있다. 나는 Rochester로 가서 Engel과 그의 몇 제자들과 함께 근무하였다. Engel은 인간의 경험에 매혹되었으나 나의 견해로는 너무도 차가운 과학자로서 내적인 삶을 좀 더 친밀하게 알아내려는 방법을 제공할 수 없었다. 그의 제자 몇 명이 그 역할을 채워주었다. Engel에게 훈련을 받은 그들은 한 걸음 더 나아가 숙고, 자기자각 그리고 마음챙김의 기회를 제공해주었다. 소위 Balint 그룹,[12] 가족 기원 그룹,[13] 개인 자각 그룹,[14] 그리고 임상적 지도감독[15] 을 다른 셋팅으로 이용할 수 있었다.

시간이 지나면서 임상의로 지식과 기술의 수준에 맞추며 좀 더 편안해졌지만 여전히 매일 환자를 보며 어떤 때는 의사로서 고무되었고 어떤 때는 부족함을 느꼈다. 부족함은 지식과 기술은 관계가 없고, 나의 마음의 상태와 내가 알아차리고 주목하는 것과 관계가 있었다. 때로 명료함과 연민으로 수련을 하였지만 다른 때는 인내심의 부족, 주의산만, 점검되지 않은 감정 그리고 방어적 태도가 도중에 있었다.

안내책자 없이, 나는 나의 내면을 봐야만 했다. 이후 나의 마음의 상태를 마음에 대한 과학으로 배웠던 심리학, 철학, 교육 그리고 신경과학과 함께 구성을 하였다. 교육적 그리고 심리적인 용어와 논쟁을 하면서,[16] 세 가지 결론에 도달하였다. 첫째, 좋은 의사는 최선을 다해서 진료를 해야 하는 자기자각이 있어야 한다. 둘째, 자기자각은 먼데이 모닝 쿼터백킹(Monday morning quarterbacking, 역자 주: 풋볼 경기에서 시행했던 전략이나 팀플레이를 비판하고 반영을 하는 연습)아닌 매 순간 있어야 한다. 그리고 셋째, 아무도 도로지도를 가지고 있지 않다.[17]

레지던트 생활을 마치고 10년이 지난 후, 우선 순위로 두었던 명상, 음악 그리고 의학적 훈련 사이의 관계를 마침내 결정하였다. 나의 학과장은 Rochester가 알고 있었던 생물정신사회적 가치를 반영시켜서 학생들의 능력을 평가하는 새로운 방법을 개발해달라고 업무를 주었다. 작지 않은 업무였다. 어떤 이정표도 발견할 수 없었고, 심지어 전문적인 능력에 대한 일관성 있는 정의도 없었다.[18] 나는 숙달된 임상의들의 습관을 포착하기를 원했다. 친구나 친척들이 이들에게 의뢰될 수 있는데 이것은 단지 시험을 잘 봐서 능력있다고 판명된 사람들과는 반대였다.[19] 나는 "마음챙김 실습"에 대한 글을 쓰기 시작했다. 임상 실습에서 뛰어난 개인적인 선언문을 작성하여 마음챙김하는 자기자각, 자기-감독 그리고 자기-조절이 훌륭한 판단, 연민 그리고 주의집중하는 치료의 정상에 있다고 제안하였다. 비슷한 시각의 논문을 볼 수 없어서 어떻게 받아들일지에 대해 몰랐다.

Journal of the American Medical Association에 7번 원고가 오갔고, 통찰적이고 참을성있는 편집자 Charlene Breedlove는 매번 나에게 명료하게 연마를 하면서 압축하도록 요구하였는데 마침내 "마음챙김 수련"으로 1999년에 출판되었다.[20] 이 논문은 심금을 울렸다. 나는 혼자가 아니라는 것을 발견하였다. 다른 의사들로부터 수백 편의 편지와 이메일을 받았다. 이들 중 많은 수는 스스로 관상 명상을 해왔는데 고립감을 느끼면서 좀 더 마음챙김, 회복력, 자기자각 그리고 효과에 대한 노력을 지지해주는 공동체의 필요성을 느꼈다. 나는 매우 기뻤지만, 마음챙김이 환자 치료에 어떤 차이를 만드는지를 그리고 어떻게 임상의가 좀 더 마음챙김할 수 있는지에 대한 다음 단계가 아직은 벅찼다.

진료실에서

Johns Hopkins에서 근무하는 나의 동료의사 Mary Catherine Beach가 답을 주는데 도와주었다. 그녀는 미국의 에이즈 임상 진료실에서 환자와 의사의 상호작용에 대해 연구하였다.[21] HIV/AIDS에 걸린 환자들은 종종 낙인으로 생긴 오해 때문에 많은 경우 의료제도에서 불신을 받는다는 것이 놀랍지가 않다. Beach와 청취-기록 팀원들은 의사와 환자들을 방문하고 마음챙김 평가를 포함한 추후 조사를 하고 있었다. 좀 더 마음챙김을 하는 의사들은 라포트(rapport)를 발달시키고, 환자들의 관심을 추적하고, 그리고 심리사회적 의제를 강조하는데 뛰어났다. 그들의 환자들은 더 잘 이해를 받고, 좀 더 연결이 되어있고 그리고 감정적으로 지지를 받는다고 느꼈다. 마음챙김 의사들은 환자들의 신뢰를 얻는데 별 문제가 없었다. 의사에 대한 환자의 신뢰는 HIV에 전염된 환자들에게 매우 중요한 요소인 약물치료를 받을지에 대한 예측을 제일 잘 보여준다. 작은 용량이라도 빠뜨리면 바이러스가 복제를 하여 약물에 저항성을 나타낼 수 있다. 연결, 이해 그리고 신뢰가 필수적이다.

Beach의 연구는 아직 의사들이 좀 더 마음챙김할 수 있도록 훈련을 받을 수 있는지, 만약 그렇다면 좀 더 나은 치료를 제공할 수 있는지에 대한 대답을 주지 않았다. 몇 년 동안 마음챙김 훈련이 환자들에게 여러 정신적 그리고 신체적 장애에 도움을 줄 수 있다고 알려졌다. 그러나 의사들이 마음챙김을 하면 자신들의 작업에 영향을 준다는 생각은 새로웠다. 나는 같은 의견을 가진 Rochester 대학의 동료인 Mick Krasner, Tim Quill, Tony Suchman, Howard Beckman 그리고 다른 팀원들과 함께 숙련된 일차 의사들을 위한 마음챙김 수련 일 년 프로그램을 디자인하였다. 회기들에는 어떻게 하면 마음챙김이 임상의들의 일상 작업에 들어가 주의를 갖고 알아차리는데 도움을 주는지를 강조하면서 마음챙김 의사소통을 촉진하는 여러 종류의 명상 실습과 훈련들을 포함하였다.[22] 각 회기는 특별한 주제를 다루었다. 실수에 대응하기, 고통을 목격하기, 불확실에 직면하기, 환자의 상실에 애도하기, 연민을 발달시키기, 환자의 매력을 느껴보기 그리고 다른 주제들이 있었다. 우리는 소진된 임상의들이 질 낮은 치료를 제공하고 그만둘 수도 있는 것을 알기 때문에 또한 직접적으로 소진을 강조하였다. 우리는 치료의 기술적인 질, 보살핌의 질 그리고 임상의들의 회복력과 웰빙의 측면들이 어떻게 연결이 되었고 그리고 어떻게 마음챙김 실습이 이 모두에 영향을 주는

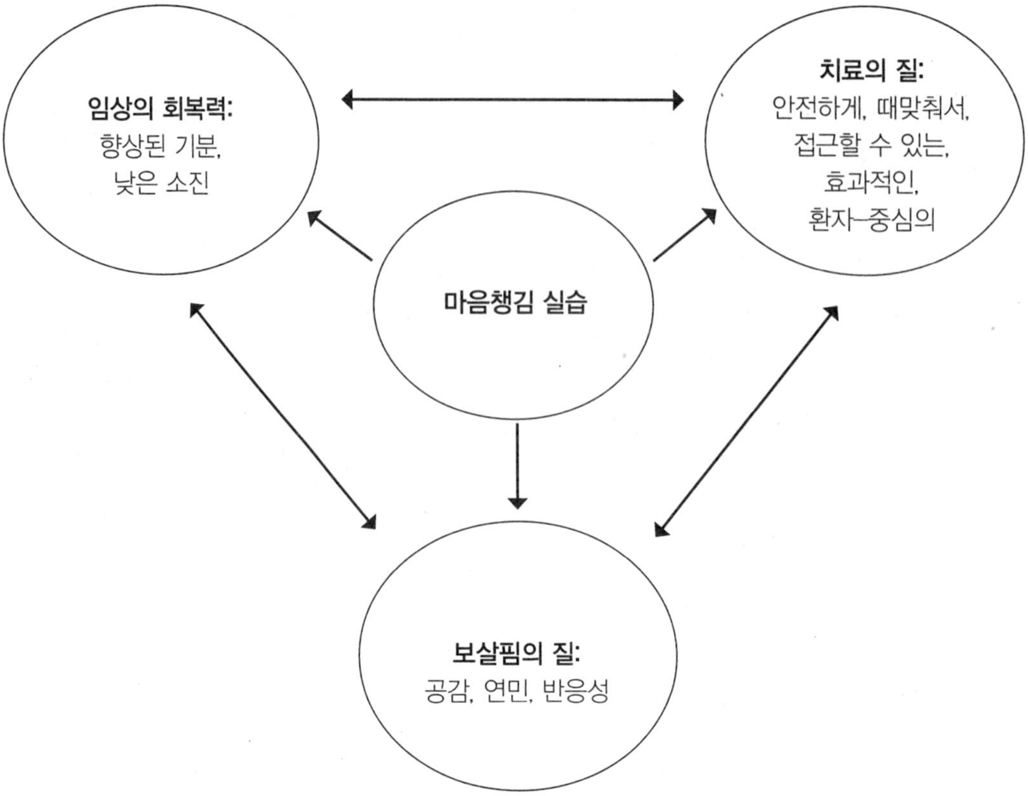

지를 보여주기 위해 우리가 노력하는 것을 단순한 모델로 그렸다. 소진의 설문지에서 높은 점수를 보였던 70명의 의사들 그룹과 시작하였다. 그들이 에너지를 갖고 프로그램을 마칠지 또는 어떤 긍정적인 효과를 조금이라도 보여줄지에 대해 몰랐다.

결과는 예상보다 훨씬 넘었다. 의사들의 웰빙이 호전되고 소진이 감소하였다.[23] 그들은 좀 더 공감적이 되었고 환자들의 심리사회적 욕구에 향해 있었다. 우리는 40대 그리고 50대의 사람들에게 변할 것이라고 상상이 되지 않는 양심과 감정적인 안정에서 높은 점수를 얻는 것에 놀랐다(10장에서 더 많이 다룬다).[24] 그들은 좀 더 주의 깊게 집중하고 위기들로 일탈되지 않으며, 회복력을 유지하기 위해 내면적인 자원에 더 잘 사용할 수 있었다. 우리는 일 년 후에 몇 의사들을 인터뷰하였다. 그들은 지속적으로 마음챙김 실습을 배양하고, 지지적인 동료들과 공동체를 만들며 그리고 자신들이 훌륭한 의사가 되도록 성장하는데 초점을 두었다. 그들은 처음 의학에 입문했던 이유와 재연결 하였다. 효과적이고 인도주의적인 치료를 제공하고 환자들과의 관계에서 의미를 갖도록 하였다.[25] 그들은 제한을 정하고 좀 더 균형잡힌 작업을 하였다.

마음챙김 비전

의학이 위기에 처해있다. 의사와 환자는 의료제도의 분절로 환멸과 좌절을 느낀다. 환자는 내가 컴퓨터 화면을 좀 더 많이 보고 얼굴을 마주하는 시간이 적어지는 것을 주목하고 있다.[26] 그들은 의사들의 초점이 환자들 치료에서 의료제도의 기계적인 작동으로 옮겨 의료가 상업화된 결과를 경험한다. 실제로는 계산되지 않는 그러나 때때로 역설적으로 증거에 기반하고 환자중심의 진료라는 이름아래 산술적으로 계산되는 생산성 압력, 보험 제재, 보험통계적인 업무 그리고 기세를 꺾는 측정들을 경험한다.[27]

나는 개선될 가능성을 보았고 그것이 내가 이 책을 쓰는 이유다. 의료제도의 위기 한 가운데에서, 어떤 의사들은 의료 행위의 핵심을 다시 얻으려 선택을 하고 있다. 내부를 봄으로써 높은 질의 치료를 제공하려는 능력을 확장시키고 있다. 의사로서 어떻게 의료 행위를 전달하고 인간화시키며 그리고 환자들이 어떻게 의료제도에서 더 나은 소비자가 되고, 의사들과 더 강한 관계를 형성하고 그들이 필요한 치료를 제공해주는 의사를 찾을 수 있는지를 보고 있다.

의학에서 마음챙김 실습은 명상과 인간적인 성장 이상이다.[28] 마음챙김으로 있기는 잠시 멈추고 환자를 보면서 "제게 다 말했나요, 더 하실 말이 있나요?"라고 물을 때 있다. 예전에는 잘 조절되었지만 지금은 조절되지 않는 당뇨를 갖고 있는 환자는 내게 그의 아내가 6개월 전에 죽고 나서 자신을 돌보지 않았다고 말했다. 내가 염증이 있는 어깨 관절에 주사를 할 때 주의를 집중하고, 뼈와 인대 그리고 근육을 보면 주사바늘이 편안하게 통증 없이 들어간다. 나는 환자가 편안하지 않고, 평소와 다르게 보이는 것을 알아차릴 때 마음챙김 상태에 있었다. 이후에 나는 루푸스(lupus, 역자 주: 면역계의 이상으로 온몸에 염증이 생기는 만성 자가면역질환)라는 새로운 진단명의 단서를 주는 피곤한 표정과 희미한 발진에 주목하였다. 각 환자에게 주의를 기울이면서 비록 마지막 환자는 오직 며칠 밖에 못 살았지만 뚱뚱한 엄지 발가락을 가진 다음 환자에게도 같은 주의집중을 하였다.

의학(Medicine)과 명상(Meditation)은 어원적으로 같은 어근에서 나왔다. 숙고하기, 충고하기, 반영하기, 적절하게 측정하기이다. 그러나 마음챙김으로 있기가 어떤 것이라고 기술을 하기위해 노력하지만 단어는 단지 옮겨주는 역할 뿐이다. 궁극적으로 마음챙김은 경험이다. 어떤 시점에서 전적으로 만나게 되는 어떤 것이다. 아마도, 당신이 읽고 있듯이, 잠시 주기적으로 멈추고 자신의 신체, 생각, 감정 그리고 기대를 알아차릴 수 있다. 당신은 어떻게 현존하고 호기심이 있으며 참여해서 주의집중하는지를 느끼며 알아차린다. 시간이 지나고, 당신은 자신을 더 잘 알 수 있다. 초심자에게 이것은 세상을 보는 렌즈를 알도록 초대하는 것이다.

2장
주의집중

단순히 주시만 하여도 더 많이 볼 수 있다

—Yogi Berra[1]

Emil Laszlo는 66세 헝가리계 미국 엔지니어로 몇 년 동안 나의 환자였었다. 열렬한 테니스 선수로 2년 전에 오른쪽 어깨 회전근개 건염(rotator cuff tendinitis)을 한바탕 치료받기 전까지 의학적인 문제는 없었다. 나는 여행에서 돌아왔을 때, 그의 부인으로부터 온 긴급한 목소리의 음성 메일을 발견하고 놀랐다. Emil은 병원에 있었다. 내가 전화를 하니 어떤 의사가 악성종양을 의심한다고 했다. 내가 없는 동안 세 명의 다른 의사들이 건염을 보았는데, 진료실을 찾아올 때 그의 오른쪽 어깨 통증이 단순히 재발하는 회전근개 문제가 아니라는 생각을 하게 되었다.

나는 실마리를 찾기 위해 차트를 조사하였다. 그가 첫 번째 방문하였을 때 나의 진료 파트너 중 한 명이 보았다. 차트에 Emil의 오른 쪽 어깨 통증이 "부어있었다"는 것처럼 느끼게 적혀 있었다. 신체 검진에서 동작할 때 압통과 통증이 있다는 것을 확인했지만, "부은 상태"에 대한 기술은 없었다. 그러나 2년 전과 다르게, 회전근개 건염의 전형적인 징후인 감소된 관절의 가동범위(range of motion) 또는 근육의 위축은 없었다.

이것이 회전근개 건염이 재발되었다고 생각하는 것은 비합리적이지 않다. 가동범위의 제한과 위축은 임상적 경과에서 초기에 나타나지 않을 수 있다. 그는 회전근개 손상에 대한 전형적인 충고를 듣고 집에 돌아갔다. 비스테로이드 소염제와 물리치료 훈련을 처방받았다. 그러나 차트에는 또한 Emil이 열감을 느껴서 며칠 간 밤에 식은 땀을 흘렸다고 언급하였다. 내 추측에 이것은 아마도 독감 시즌이라서 의사가 손쉽게 설명을 했던 것 같았다.

Emil이 두 번째 우리의 진료실을 방문하였을 때, 의사는 어깨 근처가 "두드러지게" 튀어나온 것을 주목하였다. 다시 검진할 때도 온전하게 관절이 가동하였다. 그녀는 "저녁 식은 땀의 병력"을 "바이러스 증후군"으로 보았다. Emil은 또한 몇 가지 부가적인 염려를 가지고 왔었다. 경미한 전립선과 관계된 증상들, 피로 그리고 낮은 비타민 D 수치를 보였다. 그에게 계속적으로 물리치료를 받고 소염제를 복용하라고 격려하였다. 의사는 "두드러진" 부위가 회전근개 문제와 관련되었다고 생각했었다고 나는 추측하였다. 그러나 "혹", "덩어리" 또는 보다 심각한 어떤 질병이라고 생각하지 않았다.

세 번째 방문에서, 그는 피로가 심해지고, 독감으로 예상한 것보다 더 심했다고 보고하였다. 통증은 약물치료와 훈련에도 불구하고 악화되었다. 그러나 차트에는 종양에 대한 언급이 없었다. 간호사가 방문하여 움직일 수 없는 피로를 보고 혈액검사를 하였다. 결과는 매우 낮은 백혈구 수치를 보여주었다. 그녀는 Emil을 응급실로 보냈다. 그때 피검사가 어떤 심각한 상태가 진행되고 있다는 것을 보여주고 난 후 10cm의 종양이 겨드랑이에서 어깨로 뻗는 것이 마침내 "보여졌다". 뒤늦게 통증, 덩어리 그리고 피로가 임파종의 전형적인 모습이었다고 이해하게 되었다. 그러나 세 명의 임상의사는 이 뉴스에 놀라서 그렇게 명백한 것을 어떻게 놓쳤는지에 대해 설명할 수 없었다.[2)]

임상의는 날마다 뒤늦게 분명한 것으로 보이는 어떤 것에 주의를 할 수 없다. Emil의 상황은 나에게 왜라는 질문을 주었다. 임상적인 치료 상황은 빠르게 진행된다. 잠정적으로 막을 수 있는 급성적인 문제를 가진 환자들이 쇄도하는 가운데, 잘 조절되지 않는 만성 질병, 아주 다루기 힘든 정신 건강의 문제들 그리고 협조하지 않는 보험 회사들은 그들이 필요한 의료에 대금을 지불하지 않는다. 의사들의 안도감 때문에, Emil의 경우 직접적으로 풀기 쉬운 문제처럼 보인 것 같다. 임상의의 진단 또는 오진이 지각의 잘못(그들은 종양을 보지 못했거나 보더라도 종양으로 보지 않았나?), 해석의 잘못(종양의 중요성에 대해 잘못 판단하였나?), 우선순위의 잘못("이해"가 않되었기 때문에 이것을 두 번째 순위로 두었나?) 또는 닫혀진 마음자세(하나의 설명을 끝낸 후, 또 다른 설명을 찾아내는데 흥미를 잃었나?)와 관련 있는지를 의심했다. 이런 요인들 모두는 심리학자들 부르는 부주의 맹시(inattentional blindness)에 해당될 수 있다.

우리 모두는 매일 부주의 맹시를 경험한다. 종종 결과를 모르기도 한다. 당신은 바로 조금 전 보았던 곳에서 열쇠를 발견도 한다. 다른 경우는 좀 더 심각하다. 내 친구는 화창한 가을 아침에 차량 접촉사고를 냈다. 핸즈프리 휴대폰으로 말하고 있어서 바로 앞에 있는 차를 보지 못했다. 보다 잘 알려진 경우도 있다. 바이러스처럼 지나가는 비디오 영상이 있다. 관찰자에게 하얀 색 또는 검은 색 유니폼을 입고 있는 농구 선수들이 있는데, 하얀 색 옷을 입은 선수들이 몇 번 패스를 하는지 세어보라고 문제를 준다. 관찰자들 대부분은 세트장을 미끄러지듯이 뒤로 걸어가는 검은 고릴라 변장을 한 사람을 의식하지 못했다.[3] 이것은 여과되어 나갔다. 환경에서 오는 모든 자극에 압도되지 않기 위해서 여과는 신경학적으로 필요하다. 알아차리지 못해도 우리의 뇌는 보통은 올바른 선택을 하지만 자극을 예측하지 못하는 특수한 경우에 잘못된 선택을 할 수도 있다.

시각적으로 자세하게 보도록 정밀한 훈련을 받은 사람들 조차도 예측하지 못한 것을 놓친다. 한 연구에서, 연구가는 방사선과 의사에게 컴퓨터 화면에 있는 가슴 CT 스캔을 보여

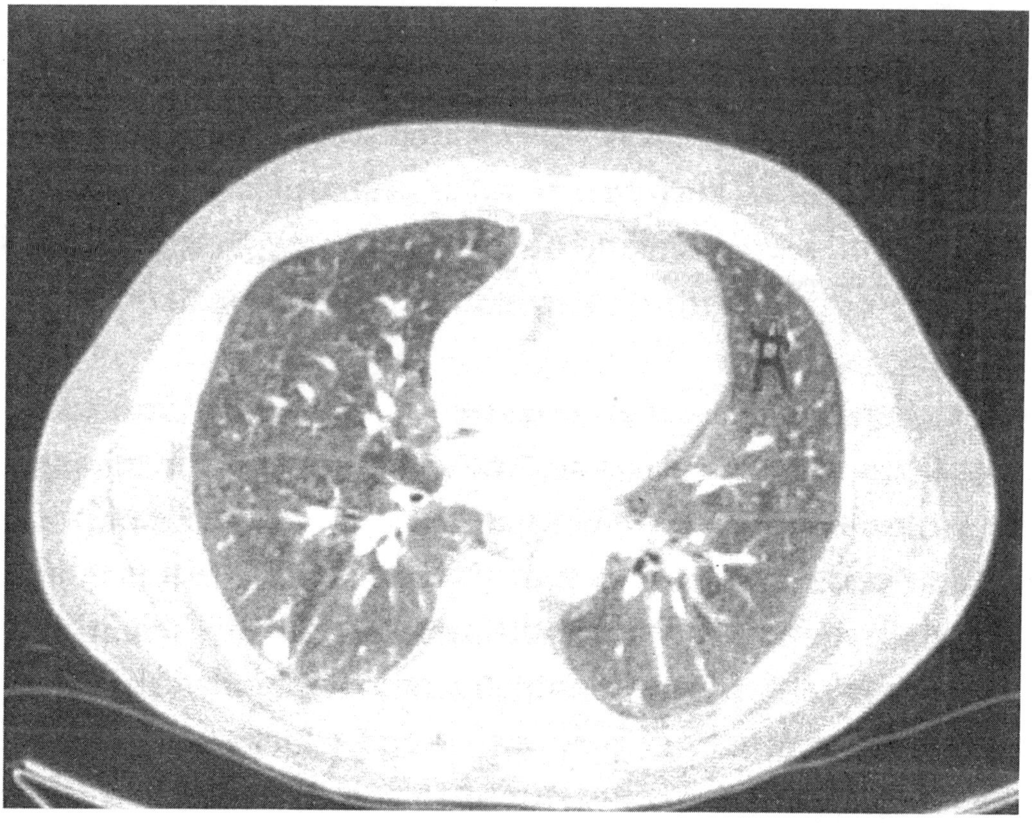

주면서 물었다. 작은 고릴라의 형상을 전략적으로 이미지의 한 쪽에 놓이게 하였다. 방사선과 의사들 4분의 3이상은 고릴라를 알아차리지 못했다. 방사선과 의사들이 모르는 사이에 컴퓨터는 직접적으로 눈으로 확인시켜주는 고도화된 시각-추적 기술을 가지고 있었다.[4] 부주의 맹시는 지식 그리고 숙련된 기간과는 상관이 없었다.

부주의 귀먹음도 같은 식으로 작업을 한다. 이것은 우리에게 분명하게 말했던 내용을 우리가 듣지 못하는 청각의 작은 문제다. 부모들이 말을 하는데 왜 자녀가 반응을 하지 않는지에 대한 설명을 알아보려고 청각 시험을 하기위해 몇 번이나 내원한 경우도 있는데, 결과적으로 청각은 완벽하였다(이런 현상은 결혼한 부부 사이에서도 일어난다!) 임상의로서 나는 예측하지 못한 그리고 원하지 않은 내용들은 쉽게 들리지 않는다. 부주의 맹시와 같이 이것은 가볍지만 또한 생명을 위협할 수도 있다. 수술실에서 이것은 치명적이 될 수 있다.[5]

어떻게 이런 일이 일어날 수 있을까? 연구들은 수술실에 있거나 단순히 컴퓨터 스크린을 보는 작업만으로도 시각적 과제가 듣기를 방해할 정도로 얼마나 강력하게 초점을 맞추는지 보여준다.[6] 듣기 또한 마찬가지 같다. 운전하는 동안, 핸즈프리 휴대폰으로 말하는 도중에 사고를 일으키기 때문이다. 우리는 늘 모든 일에 주의를 집중할 수 없다. 컴퓨터와 같이, 우리의 뇌는 어떤 주어진 상황에서 알아차릴 수 있는 작업 기억의 용량이 제한되어 있어서, 항상 선택을 해야 한다. 좀 더 정확하게 말하면 우리의 예상과 일치하지 않는 정보 또는 의과대학 3학년생처럼 신뢰할 수 없는 출처에서 오는 정보들에 대하여 개인적으로 의미를 두고 우선순위를 정하고 가치가 낮다고 여겨지면 감각적 유입을 무시한다. 문제는 이런 "선택들"을 보통은 알아차리지 못하여 결정을 할 때 합리적 또는 비합리적인 요인들을 일상적으로 평가할 수 없다는데 있다.

보지 못함, 알지 못함

위대한 의학 교육자 William Osler는 예전에 "알지 못해서가 아니라 보지 못해서 놓치는 때가 더 많다."라는 말을 하였다. 이것은 사소하게 들릴 수도 있지만, 단순히 주의를 집중하는 일은 임상의에게 가장 어려운 과제들 중의 하나이다. 의사들이 일상적으로 하는 많은 작업들에 비밀은 없다. 심전도를 읽거나 갑상선 저하증 또는 심부전증에 대한 처방은 프로토콜에 의해 자주 이루어지며 우리의 뇌는 작업 기억을 절약할 수 있도록 이런 과제들을 자동적으로 또는 거의 그렇게 일을 한다. 우리는 심리학자 Daniel Kahneman이 일컫는 Type 1 과정 또는 빠른 생각을 사용한다.[7] 의학적 지식이 없는 누구라도 요도 감염의 증상과 치료를 쉽게 배워서 대략 80%는 맞을 수 있다. 그러나 20% 상황에서 비전형적인 모습이 나타나서 자동조정을 전환하여 Kahneman이 Type 2 또는 늦은 생각이라고 부르는 좀 더 의식적인 주의집중을 한다. 의료 훈련은 단순한 지식, 기술 그리고 경험한 기간 이상으로 예상하지 못한 복잡한 상황이 일어나는 20%를 다루어야 하기 때문에 길고도 험난하다.[8] 그러나 의사들은 자동조정 생각에서 좀 더 느리고, 좀 더 고민해야하는 양식으로 전환하도록 알아차리며 시행하는 훈련을 받지 않았다. 무엇이 일어날지에 대한 잠정적인 아이디어가 있다면 예상치 못한 상황에 주목하는 것은 쉽지가 않다.

나는 25년 동안 의료 현장에서 의사소통을 연구하였다. 의사소통전문가로 의사들이 체계적으로 어떤 정보를 다른 정보보다 주의집중을 하는지를 주목하였다. 의사들이 자기도 모르게 두려움, 불신, 혼란 또는 우울의 실마리를 제공해서 환자들이 얼마나 자주 고통을 받게 하는지에 특히 주목하였다. 환자들은 "피곤합니다", "기운이 떨어지네요", "언니의 악성종양이 진행되고 있네요"라고 말을 하며서도 거의 인지하지 못하고 있다.[9] 폐암 환자를 보는 흉부 외과들에 대한 한 연구에서, 감정적인 내용의 대화 중 90% 이상을 인지하지 못하였다.[10] 인정하건데, 어떤 의사들은 동의하지 않는다고 하면서 감정적인 내용은 자신의 일과 맞지 않는다고 느끼며 의도적으로 무시를 하였다.[11] 그러나 자문에 대한 청취기록을 검토해보면, 얼마나 많이 듣지 않았던지 종종 놀라게 된다.

몇 년 전에, 일차 진료를 할 때 이런 종류의 부주의함이 얼마나 일어나는지를 이해하기 위해 작업을 착수했다. 나는 Rochester 지역에서 근무하는 일차 진료 의사를 만나기 위해 가슴에 통증이 있다며 약속을 하고 환자로 가정하며 배우로 훈련을 하였다. 의사들이 이전에 연구에 참가한다는 동의를 하였지만 언제 배우가 오고 어떤 증상을 볼지는 모르고 있었다. 배우는 발견되지 않도록 역할을 구성하였다. 일반적으로 이 일은 잘 되었다. 대부분의 시간에 의사는 진짜 환자가 있었다고 생각했다. 일차 지료 현장에서 애매함을 의도적으로 시뮬레이션 하기위하여 배우는 심장 질환, 속쓰림(식도역류) 또는 근골격 통증의 전형적인 증상으로 나타나지 않는 가슴의 통증을 묘사하였다. 증상의 패턴과 맞지 않게 움직이면 또는 식사 후에 또는 밤에 악화된다고 하였다. 우리는 또한 배우들이 의사에게 핵심적인 질문인 "이것은 어떤 심각한 상태인가요?"를 물어보게 하였다.

우리는 환자의 증상에 대해 설명하는 방법을 선택하도록 의도적으로 의사에게 인지 부하를 증가시키려했다. 한 의사는 환자에게 "아마도 이것은 속 쓰림일 것입니다. 심전도를 찍어보세요."라고 말하였다. 심전도는 심장에 대해 유용한 자료를 제공하지만 속 쓰림을 진단하는데 분명하게 도움을 주지 않을 수 있다. 의사들은 정신없어진다.

더욱, 환자가 "어떤 심각한"이라고 물었을 때 그들의 걱정에 대해 어떤 공감도 더 나아가 인식도 하지 못하였다.[12] 오히려 신체적 증상에 대해 더욱 질문을 하는 경향이 있었고 단조롭게 안심시키고 좀 더 의학적인 정보를 제공하거나 또는 주제를 바꾸었다. 이것이 실제로 환자들에게 일어난다면, 두려움이 겹쳐지거나 또는 사소한 증상에도 당황해질 수 있다. 이것은 언제 누구에게 진료를 받을지에 대한 결정에 영향을 줄 수 있다.

나는 연구 후에 관심이 되는 의사들 그룹을 만났다. 어느 누구도 환자들의 감정적 고통이 사소하다고 생각하지 않았다. 이보다는, 감정적인 내용은 등록하지 않고 진단과 약물처방에 더욱 신경을 썼다. 인지 부하는 주의집중을 방해하였다. 분명히 심각한 질병에 대해 말하는 일은 의사와 환자 모두에게 어렵고, 어떤 의사들은 의식적으로 이런 토의를 피한다. 그러나 만약 의사가 자신의 주의 선택에 대해 매 순간 알아차린다면, 대부분은 "이것 때문에 얼마나 걱정하는지 알 수 있습니다"라고 말하기 시작했을 것이다.

그러나 어떤 좋은 뉴스가 있다. 의사들은 기회가 오면 날카롭게 자신의 맹점을 알아차릴 수 있다. 알아차림에 못 미치는 상태를 의식할 수 있다. 1990년대 연구에서, 에이즈에 높은 위험이 있는 환자들을 자문하는 비디오기록을 보도록 요청했었다.[13] 환자들은 종종 무서워한다. 당시에는 에이즈치료가 효과적이지 않았다. 환자들은 질병 때문에 두려울 뿐 아니라 편견 또한 두려워했다. 환자들이 고통을 표현할 때 의사들은 종종 놓쳤었다.

의사들이 그들의 비디오기록을 검토할 때, 마치 농구비디오를 볼 때 고릴라를 놓친 것을 믿을 수 없다며 두 번째 보는 사람들처럼 쇼크를 받았다. 한 의사는 젊은이들이 상처받지 않도록 해야 하는 고환 검사를 하면서 친밀한 성행위에 대한 질문을 하는 자신을 보고는 굴욕감을 받았다. 상영중인 비디오에서 고릴라를 놓치는 일은 재미있고 놀라운 일이지만, 검사실에서 감정을 놓치거나 굴욕감을 주는 행동은 실제로 중대한 결과를 낳는다. 의사는 에이즈로 진행하기 전에 HIV 감역을 찾아내고 치료하는 기회를 놓칠 수 있다. 들어주지 않는다고 환자가 느낄 때는 중요한 정보를 꺼내지 않고 의사의 권유를 따르지 않는다.[14]

경청하는데도 들을 수 없다

검사실같이 조용하고 조절된 곳에 있다면 집중하는데 상대적으로 노력하지 않아도 된다고 생각할 수 있다. 그러나 주의집중을 방해하지 않다는 것만으로는 충분하지 않다. 1980년대 뛰어난 논문에서, 일차 진료 내과 의사 Richard Baron은 청진기로 환자의 심장을 듣는 순간에 대해 썼다. 환자들은 자주 불쾌하게 이야기하기 시작하여서 Baron은 "조용하세요… 내가 경청하는데도 들을 수 없어요."라고 말했다.[15] 환자들이 이야기하면 청진기를 통해 섬세하게 호흡 소리와 심장의 잡음들을 듣는 것은 기술적으로 불가능하지만 의료 현실에서는 이루지고 있다. 우리의 매 순간 선택은 의식적인 알아차림의 아래에 있어서, 어느 정도는 지엽말단적인 시각을 알아차리는 것과 같다.[16] 임상의의 주의집중은 시간 압박, 심리적 요구, 용서할 수 없는 환경 속에서 자극과 경쟁을 한다. 임상의는 한 편으로 과제에 주의를 집중할 필요가 있고 다른 한 편으로는 알아차림의 아래에서 지각하는 부수적인 알아차림에 접근할 필요가 있다.

주의하는 방법에 대한 학습은 의사와 환자 모두에서 중요하다. 예를 들어, 환자가 오랫동안 횡설수설하거나 증상을 반복적으로 기술하면 나를 피곤하게 만드는데 주절거리는 가운데 어떤 중요한 실마리가 묻혀져 있을 수도 있다. 주의를 기울이는 습관과 맹점에 대한 알아차림을 늘려서 어떤 중요한 것을 놓치지 않게 방지를 한다. 자동조정과 초점을 둔 집중 사이에서 좀 더 능숙하게 바꾼다. 주의하는 능력이 키워지고 발달되는 '정신 근육(mental muscle)'과 같다.

환자들 또한 도움을 받을 수 있다. 환자로서 필요한 정보나 이해를 얻지 못할 때, "_____에 대하여 분명하게 알고 싶습니다." "_____에 대하여 특히 걱정이 됩니다." 또는 "그것이 무엇을 뜻하는지 이해할 수 없습니다."라고 말할 수 있다. 이것은 당신과 당신의 의사가 중요한 것에 초점을 맞추는데 도움을 줄 수 있다. 의사가 효과적으로 의사소통을 하는 연습이 필요하듯, 환자도 또한 적극적으로 의사소통을 하는 연습이 필요하다. 두 가지 방식으로 해결될 수 있다. 의사의 주의를 당신이 필요한 곳으로 돌리도록 한다. 그리고 당신은 이해가 되는 대답을 얻을 수 있을 것이다. 부주의 귀먹음은 의사가 청진을 하는 동안 또는 컴퓨터 타자를 치는 동안 당신의 말을 듣지 않고 당신의 걱정이 중요하지 않았다며 책임을 지지 않는 것에 고마워하는 것이다. 운좋게, 주의를 유연하게 아끼면서 대화를 할 때 놓쳤던 점들과 오해한 점에 대하여 분명하게 재조정하거나 되돌릴 수 있다.

전자기록으로 가속화되면서 임상 실습의 빠른 행보는 동시작업처럼 보이는 여러 과제에 대해 곡예를 하도록 요구한다. 비록 다중과제가 부적절한 명칭이지만 다중과제로 여겨지는 공통적인 생각은 과제들을 실제적으로 바꾸어야 한다. 회복이 필요한 시간에 그리고 회복하는 동안에 과제를 바꾸면 효과가 떨어진다. 심리학자들은 이것을 중단된 회복 실패(interruption recovery failure)라고 부른다. 우리가 두려워하는 컴퓨터 오류 메시지와 같

은 소리로 들린다. 우리는 주의산만을 조절하기 보다는 희생자로 더 많이 느끼게 된다.[17]

외부에서 오는 정보에 부가하여 마음 자체에서 오는 "육감(sixth sense)"의 정보를 항상 처리한다. 의사가 환자의 복부 또는 봉합한 상처를 검사하며 초점을 맞추고 있는 동안에도, 가까이서 직접적으로 다루는 상황과 관련이 있거나 또는 있지 않은 자발적인 생각, 감정 그리고 내장감각(visceral sensation, 역자 주: 내장에 분포하는 지각신경이 일으키는 감각)이 있다. 이런 정신적인 사건들의 지속적인 흐름에 대하여 걱정이 된다면, 잠시 눈을 감고, 어떤 방식으로든 이들을 바꾸려하지 말고 단순하게 감각, 느낌, 생각 그리고 감정에 주목하라. 우리 자신을 의심하게 된다면 불안하거나 슬프게 느끼는 과제에 대한 우리 자신을 되돌아보고 위장의 불평 또는 어깨의 긴장을 알아차린다.

뇌는 효율을 추구한다. 어려운 문제, 너무 많은 정보 그리고 감정적인 스트레스로 인지부하가 높으면 뇌는 단순화시키려 한다. 친숙하고 예상되는 정보에 우선순위를 두고 새롭고, 기분 나쁘고, 예상되지 않는 정보는 상대적으로 무시를 한다.[18] 진료 현장에서 나는 환자가 하는 처음 말 또는 마지막 말에 좀 더 주의를 기울이는 경향을 발견한다. Emil Laszlo가 어깨 통증에 더하여 비타민 D 농도와 전립선 증상에 대해 언급을 하였을 때 그는 좀 더 관심을 갖도록 하기 위해 설명을 하면서 알지 못하는 사이에 의사에게 인지적 부하를 주었다. 의료에서, 단순화시키는 작업은 어떤 정보가 역치에 도달한 후에는 종종 일찍 종료하여, 뇌는 더 많은 정보를 얻지 못하고 결론을 낸 후 결론을 사실처럼 여기고 치료한다. 이 점에서 우리는 어깨 통증과 건염이란 초기 인상을 확진하고 발열, 식은 땀 그리고 덩어리와 같은 다른 점을 무시했다. 부주의한 면이 임상적인 추론과 공감의 많은 실패에서 시작하지만 알아차림의 부족은 많은 다른 방식으로 효과적이고 인도적인 보살핌을 떨어뜨릴 수 있다.

하향식

이 책의 앞부분에서 수술 과정이 기술하는 동안, Dr. Gunderson, 전공의와 간호사 모두는 타당한 이유를 가지고 오른 쪽 콩팥에 모든 초점을 두고 있었다. 그들은 미세한 과제에 대하여 시각적 알아차림, 동작 기술들 그리고 판단을 가져오기를 바랬다. 한 번의 잘못된 동작이 쓴 맛을 가져다 줄 수 있다는 것을 알고 있었다. 그들의 마음은 복합적인 감각 정보들의 많은 양과 변형들을 처리하고 있었다. 그들은 게임의 계획에 따라 도전하고 이루어내기를 기대하고 있었다. 외과 의사는 속에서 다음과 같이 말했을 것이다. "요도를 손상시키지 않도록 조심할 필요가 있다. 그래서 지금 해부학적인 이 부분에만 초점을 맞출 것이다."

목표-지향적인 주의는 또한 하향식 또는 정향 주의(orienting attention)로 알려져 있다. 이것은 높은 경각심을 가지고 알려진 그리고 기대되는 어떤 것을 예측하는 것이다. 비록 우리가 마음을 조절하고 있다고 생각하여도 우리들 생각의 대부분은 일상적인 알아차림 밖에서 일어난다.[19] 우리가 보았듯이 하향식 주의는 빗나가지만 보통은 우리를 위해 작동한다. 일상의 예를 들면, 직장 출퇴근 시간에 Heming way Drive와 Elmwood Avenue의 코너에 멈춤 신호가 있다. 내가 Elmwood에 접근하면 나의 마음은 멈춤 신호를 보도록 정해져 있어, 비록 내가 그것에 대해 생각을 하지 않더라도 반응하게 된다. 진료 현장에서 열이 나는 아이를 진찰할 때 어머니가 아이의 증상에 대해 기술하는 것이 끝나기도 전에 나의 눈은 자동적으로 그리고 의도적인 노력 없이 피부(반점이 있나?), 목(가늘 수 있나?) 그리고 호흡(빠른가? 느린가? 얕은가?)을 향하게 된다. 하향식 방식에서 무엇이 중요한지(아이는 홍역, 뇌수막염 또는 폐렴에 걸리지 않았다는 확신)를 결정하여 보고 듣도록 한다.[20] 신경과학자는 배부 전두두정엽 네트워크(dorsal frontalparietal network)로 알려진 주요 하향식 주의 경로에 무엇이 있는지를 확인하여 정보를 해석하고 의사결정을 안내할 것이다.

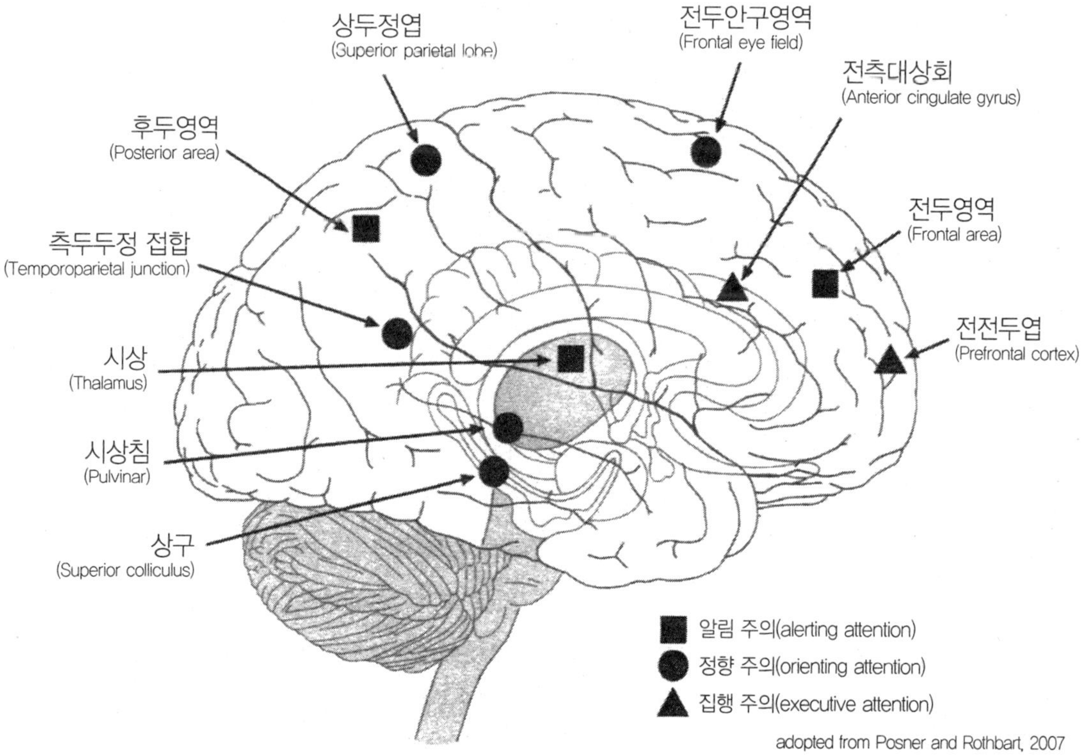

세 가지 주의 경로의 몇 구성요소들

회로 차단기

하향식 주의가 우리의 기대와 목표에 의해 시작되는 반면, "상향식" 주의는 자극에 의해 가동한다. 예측하지 못할 때 경계를 유지하기 때문에 알림 주의(alerting attetnion)로 알려져 있다. 일상적인 경로를 따라 작업을 한다. 그리고 친숙한 멈춤 신호에 도달하기 전에 사슴이 갑자기 도로로 뛰쳐 나올 수 있다. 당신의 발은 사슴을 보고, 고릴라나 사람이 아니라는 것을 알기도 전에 브레이크를 밟는다. 외과 의사는 수술 장에서 빨간 피를 알아차리고 출혈혈관을 향할 수 있도록 속도를 늦춘다. 이후 진행되기 전에 전기 소작기로 지진다.

어떤 상향식 자극은 보편적이고 본능적이다. 그가 보스톤, 바르셀로나 또는 보르네오에서 성장을 하였더라도 주의를 끌 수 있다. 움직이는 물체, 밝은 대상, 피, 드러난 치아 그리고 커다란 소음은 누구에게나 상향식 주의를 활성화시킨다. 이런 자극은 직접적인 과제와 연관이 있든 없든 상관없이 주의를 빼어간다. 상향식 주의는 등의 통증 또는 위장의 소화불량과 같은 신체의 내적 자극에 의해 유발될 수도 있다. 다른 자극은 우리에게 어떤 식으로든 의미가 있기 때문에 두드러지는 "의존적 현저성(salience dependent)"으로 나타난다. 일상적인 예로 칵테일 파티에서 우리의 이름을 들었을 때 알아차리는 경우이다. 진료할 때 가슴 압박(chest pressure)을 알아차려야 하는 경우도 마찬가지다.

나는 Jane Rostro를 진료실에서 보았다. 몇 년 동안 알고 지냈던 70대 여성이었다. 많은 노인 환자들처럼, 올 때마다 어떤 사소한 그리고 어떤 다소 심각한 몇 가지 걱정거리를 가지고 왔다. 이번에 방문할 때 목록에는 치질, 무릎 통증 그리고 가려운 발진이 있었다. 나중에 생각이 난 듯 "바로 여기"라고 우습게 말하였다. 계단을 오를 때라며 가슴과 배의 대부분을 가리켰다. 지난 며칠 동안 악화되었다. 통증이 아니라 압박이었다. 나의 주의는 압박과 계단을 오를 때라는 단어에 쏠렸는데, 이것은 생명을 위협하는 협심증의 특징이기 때문이다. 분명하게 알아차리지 못하고 나는 갑자기 가려운 발진을 발견하여 다른 방향으로 진로를 바꾸었다. 일단 상향식 초점에 전환이 되고나서 하향식 방식으로 다시 스위치를 켜서 심장 질환의 표식과 관련된 일련의 질문들을 진행했다. 숨이 가쁘나? 다리가 부었나? 가족력이 있나? 이런 질문들은 가려운 발진을 완전히 몰아냈다.

내가 응급실을 돌고 있을 때 숨가쁘게 도착한 Mrs. Rostro는 "압박"이라고 하며 가슴이란 말을 사용하지 않아서 "가슴 통증"이냐고 물었다. 나도 모르게 빈 칸을 채웠다. 나는 Mrs. Rostro가 경험하고 기술했던 증상의 내용을 간호사에게 다른 식으로 말했다. 아마도 의과 대학시절에 가슴 통증이란 증상의 범주가 이런 우스운 종류는 아니라고 배웠기 때문이었다. 가슴 통증은 응급실 치료진의 주의를 끌어서 좀 더 빨리 진찰 받을 것이라고 알고 있었다. 나의 상향식 주의가 완전히 잘못되었다면, 내가 지속적으로 가려운 발진과 치질에 관심을 가지고 그녀의 모호한 감정을 무시하였다면 결과는 좋지 않았을 것이다. 그녀는 오른쪽 관상동맥이 막힌 것이 발견되어 stent시술을 받고 증상이 가라앉고 목숨을 구할 수 있었다.

상향식 주의는 몇 가지 신경 네트워크를 활성화시킨다. 네트워크 중의 하나는 뇌의 우측에 자리하고 있다. 이곳은 직관, 새로움, 창조, 예감 그리고 예술적 표현과 대부분 관련이 있다.[21] 상향식 주의는 좀 더 인상적이고 직관적이서 이해가 된다. 상향식 주의는 또한 변연계를 포함하여 공포같은 감정을 조절한다. 아마도 이것 때문에 사람들은 주의를 돌리기 위해 종종 투쟁을 한다. 나는 혼자서 "그녀가 아파 보이네"하면서 이런 인상을 갖게 하는 창백한 피부, 얕은 호흡 그리고 바르게 누워있는 조각들을 함께 맞춘다. 아파 보인다는 직관은 나와 다른 의사들에 있어 타고난 것이 아니다. 이것은 오랜 동안 이해하기 위한 경험과 능력의 산물이다. 만일 관찰하지 못하고 직관을 교육을 시키는데 문제가 있다면, 당신은 Carl Bereiter과 Marlene Scardamalia가 말했던 그리고 어느 누구도 의사로서는 되고 싶지 않은 "경험 많은 비전문가"가 될 것이다.[22]

의사들이 의대를 마칠 때가 되면 어떤 징후와 증상은 현저하게 보여 진다. 의사들은 상향식 반응을 신뢰할만하게 일으킨다. 예를 들어, 환자가 가슴 통증을 호소하거나 말을 불분명하게 하면 대부분의 의사들은 하던 일에서 기어를 바꾼다. 상향식 주의는 "비자발적 회로 차단기"같이 작용하여, 하향식 과정을 끄고 좀 더 즉각적인 어떤 주의로 방향을 돌린다. 다른 똑같이 중요한 징후와 증상이 항상 의사의 회로 차단을 유발하지는 않는다. 최근에 능력있는 전공의가 나에게 50대 중반으로 콩팥 치료를 받고 있는 환자를 보게 하였다. 악성종양은 치료할 가능성 있었다. 그는 화학요법이 고통스러워서 입원 중에 있었다. 그는 낙담한 것처럼 보였다. 병원에 있는 환자들에게는 흔한 일이다. 누구도 병원에 있기를 원치 않고 누구도 잠을 편하게 못 잔다. 이후 그는 조기에 은퇴할 생각을 하고 있었다고 말했다.

나는 환자가 말하는 현저한 특징을 놓쳤다. 사실 전공의와 토의하고 있을 때, 들었던 내용이 하나도 떠오르지 않고, 환자의 감정도 입력되지 않았다. 나는 환자의 통증과 구역질에 대한 처방에만 초점을 두고 있었다. 그러나 전공의에게 이것은 경고로 들렸다. 전공의는 가라앉는 슬픔을 느꼈다. 그는 이런 감정이 환자에 의해 유발되었는지에 고민하였다. 환자가 우울하거나 또는 심지어 자살할 수도 있다고 염려하였다. 이후 그의 내적인 회로 차단기가 작동하여 주의하게 되었다. 사실 환자는 우울하였다. 우리는 그가 정신치료를 받도록 의뢰를 하였고 그는 반응이 좋았다. 징후를 잡은 전공의 능력은 자신의 감정을 알아차린 직접적인 결과였다. 무거움을 점점 크게 느껴서 환자와 좀 더 많은 말을 하였다. 이것은 특별히 전공의가 어떻게 환자의 우울증에 좀 더 민감하게 반응을 보여야 하는지에 대한 좋은 스승과 역할 모델을 가지고 있었기 때문이다. 그는 환자를 치료하기 위한 정보를 얻는데 자신의 감정을 사용하였다. 그러나 예외도 있다. 모든 임상의들이 이런 실마리를 잡아내는 것이 아니다.[23)]

내부 관리자

상향식 주의는 변덕스러울 수 있다. 어떠한 빠른 물체 또는 큰 소음이 들리면 심지어 주의가 산만해져도 회로가 차단될 수 있다. 당신이 카페에서 대화를 나누려고 하는데 앰브란스가 지나간다고 생각해보라. 앰브란스 가는 길이 당신의 생각을 가로지르지 않더라도 당신은 생각의 길을 잃어버릴 것이다. 그리고 어떤 일은 회로 차단기가 아니지만 차단기가 되어야만 할 때도 있다. 상향식 주의는 서서히 발생하면 일어나지 않는다. 콩팥이 파랗게 변하고, 종양이 서서히 커지며, 몸무게가 서서히 줄고, 우울증이 점점 심해지는 경우다.[24)] 여기서 현저한 단서에 주의를 두고 있는 임상의만이 Mr. Laszlo의 저녁 식은 땀 같은 실제적인 현상을 볼 수가 있다.

의사들에 있어 전자건강기록은 가장 강력한 회로 차단기 중 하나이다. 예를 들어 나는 처방을 내리는 거의 모든 경우에 컴퓨터 스크린에서 사소한 또는 중대한 생명에 대한 위협을 선명하게 보여주는 색들을 보면서 약물의 독성에 관한 경고 또는 약물의 상호작용을 생각한다. 내가 다른 생각을 하며 컴퓨터 화면을 보고 있을 때 환자들은 기다리고 있었다.[25)] 모든 경고에 자세하게 신경 쓰는 일은 불가능하다. 이런 일들로 보통 의사들은 밤 시간에 깨어있게 된다. 이런 경고가 폭주할 때 의사들은 피로하고 주의산만 해져 대부분의 주의와 주의를 주는 방식에 대해 무시를 하는지가 이해가 된다. 이런 프로그램에 대해 디자이너들은 컴퓨터 작동체계는 잘 알고 있지만 의사들의 내적인 작동 체계의 한계에 대해서는 분명히 잘 모르는 것 같다.

실행 주의는 우리의 "내부 관리자(inner manage)"로 하나의 정보 출처를 다른 정보보다 우선 순위를 두는 작업을 한다. Mrs. Rostro가 가려운 발진에 대해 말하기 위해 돌아왔을 때 무엇이 일어났는지를 상상해보자. 나의 주의는 심장질환의 징후와 증상 그리고 심각하지 않은 피부염의 징후와 증상으로 나뉘었다. 만약 정상적으로 진료실에서 근무하는 날이라면,

Mrs. Rostro의 방문은 간호사의 노크로 방해를 받았을 것이다. 내가 다른 환자에게 처방했던 약이 의료보험에 해당되지 않는다는 말을 들었을 것이다. 나는 Mrs. Rostro의 상태를 알아보기 위해 심장전문의 휴대폰의 전화번호를 찾아보려고 하는데 윤활유를 교체하기 위해 차를 가져오라고 표시한 휴대폰의 칼렌더의 경고를 듣게 되었다. 차 경고에 대한 소리를 듣고 보통은 무시를 하지만 윤활유 교체를 위해 차를 가져갔어야 했다는 사실을 잊었다고 깨닫게 되었다. 콧물을 훌쩍이고 나서 감기걸려 여전히 피곤하다는 것을 알아차리게 되었다. 집행 주의는 부상의 중등도를 분류하며 최적의 상황은 Mrs. Rostro에 대해 주의를 기울이고 나머지를 무시하도록 돕는 일이다.

빨간색 20분

내가 1970년대 대학교에 있을 때 전망있는 아방가르드(avnat-garde, 역자 주: 20세기초의 전위 예술) 음악가 Ken Maue의 수업을 들었다. Ken은 음악가들이 세상은 다르지만 예측할 수 없는 놀라운 방식으로 아름답게 조화를 이루는 경험을 바라보기를 원하였다. 그는 지난 3일간 원래 의도하였던 실행들을 작곡하였다. 그래서 제목이 Three Days of Red였다.[26)]

방법은 간단하였다. "3일 동안 빨간색으로 보이는 모든 것을 쓰시오." 나는 1973년에 실제로 적었다. 3일 연속동안 "빨간색으로 보이는 것"이 다시는 이런 방식으로 볼 수 없을 정도로 삶이 바뀌었다. 몇 분이라도 유익하게 그리고 훨신 더 실용적으로 사용할 수 있었다. 당신은 병원이나 회의실에서 침묵하며 걸어 다니면서 20분간 또는 길게는 2시간 짧게는 7분간 지시에 따를 수 있다. 이런 연습동안 마음속에서 무엇이 일어나고 있는지를 물어 볼 것이다. 이 연습은 빨갛게 보이는 사물에 대한 하향식, 목표-지향적 주의가 간다. 당신의 반응을 관찰하는 동안, 상향식 인상, 감정 그리고 생각과 같은 내부의 경험을 좀 더 알아차리도록 도와준다. 여기서 그만 두고 싶기 바라겠지만 시도해 보라.

빨간색 20분

이제20분 동안,
당신이 보는 모든 빨간색
이름을 쓰시오

빨간색 연습은 참가자가 "오류가 전혀 없는 지각(immaculate perception)"이란 없다는 것을 깨닫게 해준다. 우리의 기대와 목표에 맞는 것들을 볼 수가 없다.[27] 이 연습을 하는 사람들은 익숙한 환경에서 조차 얼마나 많은 빨간색을 이전에는 주의를 놓쳤다가 이제는 알아차린 것에 대해 자주 놀라워 한다. 그들은 자신에게 "빨간색으로 불러야할 필요가 있는 것들이 얼마나 있는가?"라며 물어본다. 그들은 빨간색, 보라색, 오렌지색 그리고 분홍색의 정밀한 차이를 구분한다. 어떤 사람들은 동료들보다 좀 더 빨간 것 그리고 좀 더 이상하게 빨간 것의 명단을 기록하며 경쟁적으로 노력한다. 어떤 사람들은 지루해하고, 어떤 사람들은 흥분하고, 당황하고 그리고 걱정을 한다. 그들이 올바로 훈련을 한다면 이런 모든 생각과 감정이 상향식 주의에서 예상 밖으로 솟아날 수 있기 때문이다.

사람들이 빨간색 연습을 하는 이유 중의 하나는 너무나 강력하게 그들의 마음이 어떻게 작동하는지를 배우기 때문이다. 거의 모든 사람들이 빨간색이 아닌 것들은 무시한다는 것을 알아차린다. 그들은 글자그대로 세상을 다르게 본다. 그리고 감각에서 오는 입력이 의식적인 지각으로 평가를 받기 전에 어떻게 여과되는지를 본다. 빨간 대상은 항상 거기 있었지만, 이제 그것들을 알아차리고 어떻게 알아차렸는지를 알아차린다. 정신적 과정으로 있는 그대로 보이지만 이런 과정이 정상적으로 뒷배경에 있다. 이런 정신적 과정은 우리에게 일어나는 정보를 여과시킬 뿐 아니라 정보를 찾는 행동을 추구한다. 우리는 빨간색을 보고, 찾고 그리고 재정의 한다.

빨간색 연습은 의료에서 대응관계에 있다. 의과 대학생들이 피부과를 실습할 때 흔하게는 지나가는 사람들의 주근깨를 알아차리는 것으로 시작한다. 학생들은 슈퍼마켓에 가서 전시된 자외선차단제의 상품들의 차이를 점점 알아차리게 된다. 독감이 유행할 때, 나는 독감에 걸린 환자들 십여명을 보았다. 나는 호흡기 증상이 있는 환자들을 "독감" 그리고 "독감 아님"으로 분류하기 시작하였다. 나는 어떻게 "독감-같은"같은 환자들의 증상을 독감인 경우로 여겨야 하는지에 대해 고민하였다. 다른 바이러스 또는 항생제가 필요한 세균성 폐렴이 아닌 것으로 구분하였다.

그러나 임상적 의학은 단순히 패턴을 아는 것보다는 좀 더 복잡하다. 우리는 패턴을 볼 뿐 아니라 대본을 쓴다.[28] 응급실에서 비만한 중년의 여성이 우측 상복부의 심한 통증을 호소할 때 의사들은 "담낭 대본"을 활성화시킨다. 의사들의 하향식 주의는 기름진 음식을 먹고 난 후 통증과 오심의 증상을 향하여 듣는다. 방사선과 의사가 초음파로 판독을 내릴 수 있는지 여부를 알아보고 정맥 주사와 진통제 처방을 준비한다. 이 모든 과정은 순간에 일어난다.

그러나 대본이 항상 믿을만하지 않다. 대부분의 의사는 5가지 F인 백인(fair), 지방(fat), 임신가능이 높은(fertile), 여성(female), 40대 이상(over forty)을 가진 환자에게서 최근 기름진 음식을 먹고 악화되었다면 담낭 대본을 떠 올릴 것이다. 5가지 F는 의대생들이 담도에서 산통(colic, 역자 주: 복부의 장기인 위, 장, 담도, 방광, 콩팥, 요관, 자궁의 평활근에서 경련성 경축으로 일어나는 복통의 일종)의 전형적인 환자들의 양상을 떠올리기 위해 사용한다. 담석으로 담즙의 배출이 되지 않을 때 통증이 일어난다.

이 대본이 "전형적인" 환자를 확인해줄 수 있지만, 담도의 산통을 지닌 대부분의 환자는 이런 임상 모두를 지니고 있지 않다. 만약 기름진 음식을 먹지 않고, 흑인, 남자, 젊은이 또는 마른 체형이라면 의사는 담낭 질병을 간주하는데 오랜 시간이 걸린다. 또한 역으로 5개 F를 지닌 환자가 담낭의 문제가 전혀 아닐 수 있다. 그들은 너무 많이 술을 마셨거나 소화불량에 의한 속쓰림일 수도 있다. 담낭 질병에 의한 상복부 통증을 평가할 때, 의사는 심근 경색같이 훨씬 심각한 질병을 암시하는 가쁜 호흡 같은 다른 증상들을 물어보는 것을 생각하지 않을 수 있다. 상황을 해결하는데 도움을 주고 효율적인 같은 정신적 대사가 실제로는 보다 복잡한 모습을 보는데 방해를 할 수 있다.[29]

빨간색 연습은 또한 인간관계에서 대응적으로 일어난다. 만약 의사나 그 누군가가 지능, 증상의 합법성 또는 진실성 같은 것에 선입견을 갖는다면, 반대되는 증거를 깍아내리게 된다. 이런 기대 효과는 만약 의사가 혐오, 공포, 죄책감, 분노, 불쾌 또는 짜증 같은 검토되지 않은 부정적 감정을 갖는다면 더욱 힘을 발휘한다.[30]

이런 기대는 때로 임상적 진료에 영향을 준다. 나는 몇 년 전에 위기일발을 맞이하였다. 내가 잘 알고 있었던 중년 여성 Patricia Scarpa가 진료실에 자주 오지는 않지만 올 때는 항상 진찰하는데 오랜 시간이 걸렸다. 그녀는 보통 원인을 알 수 없는 장황한 통증과 고통을 호소하였다. 특별히 스트레스를 받거나 우울하지 않았다. 이런 식으로 그녀가 호소하였다. 투덜거리며 증상의 목록을 자세하게 공들여 말했다. 주의를 되도록 하려고 했지만 초점을 잡을 수 없었다. 참을 수 없이 짜증이 났다.

이번 특별한 방문에서 그녀는 애매하게 배가 아프고 더부룩한데 심하지는 않지만 주목할만 하였다. 신체 검사에서 아무 것도 발견하지 못해서 이런 증상들을 심각하지 않은 불편한 증상이라고 떨어냈다. 나는 약간의 공감, 안심 그리고 증상 완화를 제공하였다. 그날 밤 업무를 마칠 때 내 눈이 그녀의 차트에 적힌 바이탈 사인 부분에 달려갔다. 그녀가 언급은 하지 않았지만 마지막 방문한 이후 6.8킬로그램이 감소하였다. 다음날 그녀에게 전화해서 어떠냐고 물었다. 좋아지지 않았다. 며칠 후 다시 오라고 제안했다. 그 때 악성종양에 대한 걱정을 하며 좀 더 조심스럽게 신체 검사를 하였다. 작지만 정상이 아닌 복수를 느낄 수 있었다. 산부인과 검사 스케줄을 짜지 않았지만 시간을 내서 시행했다. 그리고 난소 악성종양으로 여겨지는 단단한 덩어리를 발견하였다. 만일 내가 전화를 하지 않았다면 또는 밀어내거나 주의를 하지 않았다면, 치료의 기회를 놓칠 수도 있었다.[31]

마음챙김 주의가 보여주는 것

대학의 신경과에서 근무할 때 새로운 환자를 만났다. 악수를 하면서 보통 사람은 알아차리지 못하는 어떤 미묘함이 신경과의사의 주의를 끌었다. 그녀는 "어떤 것"이라고 이름을 붙이지 못했지만 생각을 유발하여 "조심해, 주의해, 어떤 것이 잘못되고 있어"라고 하였다. 이전에 환자는 파킨슨씨병이라고 생각되었지만 이 병이 가지고 있다고 예상되는 주춤거림 그리고 동작 시작의 어려움이 없었다. 마침내 환자는 작은 뇌경색으로 진단을 받다 다른 치료를 받았다. 신경과의사는 잠정적으로 독성을 줄 수 있는 파킨스씨병에 대한 약물치료를 중단하고 또 다른 뇌경색을 예방하기 위해 피를 묽게하는 약을 처방하기 시작하였다.

나의 예감은 다른 노련한 임상의들처럼 작은 기술보다는 커다랗게 온 마음을 사용하는 것이다. 명의 임상의들은 자신의 정신적 과정에 주의를 두면서 앞에 있는 환자에게 주의를 둔다. 그들은 첫 인상 또는 그 밖의 것들을 당연히 여기지 않는다. 판단에 영향을 주는 애매한 인상 뿐 아니라 명료하게 기술할 수 있도록 주의를 한다. 전형적으로 인도주의적인 직관적인 그리고 상상력이 풍부한 마음 뿐 아니라 지식, 증거 그리고 기술 같은 분석적 마음을 사용한다.[32]

초점을 둔 주의는 무엇과 같은가? 경험 많은 자전거 선수는 초점을 맞춘 주의는 급한 커브를 돌 때 균형을 유지하는 것이라고 말했다. 음악가에게는 두 음표 사이에서 정밀하게 각각 짧은 순간의 침묵을 만드는 것이다. 외과의사에게는 봉합을 할 때 적절한 양의 탄성을 맞추는 것이다. 신경과의사에게는 첫 인상이 생각을 안내할 때와 생각의 길을 잃게 할 때를 아는 것이다. 이런 방식으로 주의를 집중하면 단순한 경험 이상의 결과를 얻는다. 필요할 때 알아차리는 지각을 가져오고 다른 때는 정신적 회로가 과부하에 걸리지 않도록 점차적으로 줄어들게 하는 훈련이 필요하다.[33] 이런 주의가 다른 방식에서 놓칠 수 있는 것들에 반응 하고 지각하게 해준다.

초점을 맞춘 주의를 적용하기는 도덕적 선택이다. 단순한 기술이 아니다. 우리는 중요한 일들에 주의를 기울이고, 어떤 일에 주의를 기울여서 그것을 중요하게 만든다. 모든 의사들은 고통을 없애고 해로움을 주지 않도록 최선을 다하겠다는 선서를 한다. 그러나 알지 못한 채 때때로 어떤 종류의 고통을 주고 다른 사람들보다 더욱 괴로워한다. 각 환자들의 걱정에 주의집중하는 것은 좀 더 잘 지각하고 주의한다는 것 이상을 의미한다. 이것은 환자들이 가져오는 어떤 걱정이 되었건 호기심과 해결책을 가지고 맞이할 준비를 한다는 뜻이다.

3장
호기심

60세 남자가 아무런 움직임 없이 누워 있다. 오직 산소 호흡기만이 쉭 쉭 소리를 내며 늦은 밤의 고요함을 깨뜨리고 있을 뿐이다. 심한 뇌출혈로 병원에 입원한지 지난 5일 동안 상태의 변화가 없었다. 가족들은 걱정이 되어 정신이 없었다. 그들은 어떻게든 반응이 있도록 필사적으로 접촉을 유지하려고 매일 찾아가 말을 걸어보기도 하고 손을 부비기도 하면서 얼굴을 닦아 주었지만 아무런 반응이 없었다. 그때 그들은 왈칵 눈물이 솟았다. 4일째 되는 날 가족 중 하나가 질문에 대한 반응으로 눈을 깜빡이는 것을 보았다는 말을 내가 듣게 되었다. 그것 외에는 줄곧 눈을 깜빡이지 않은 상태였다. 지속적으로 뇌파를 측정하는 전극을 머리에 장착하고 있었는데 뇌파는 정상적이었으며 그는 마치 생각은 할 수 있으나 "갇혀 있어" 어떤 형태로든 꼼짝도 못하게 움직일 수 없고 반응도 보일 수 없는 상태를 의미하는 것 같은 끔찍한 상상을 하였다. 그날 아침 우리는 빨리 회진을 했다. 여전히 변화가 없었고 아무런 대화도 없었다. 인턴은 차트에 "무반응, 예후는 좋지 않음"이라고 썼다.

나는 그날도 역시 밤늦게 까지 병원에 남아 겨우 일을 마쳤다. 나는 어두운 방에 있는 환자를 힐끔 들여다보았는데 Fisher박사를 보고 깜짝 놀랐다. 나는 의과대학 학생이었을 때 운 좋게도 1달간 저명한 신경과 의사인 C. Miller Fisher에 배정되어 있었다. Fisher박사는 관찰자로서 아주 생각이 깊은 사람이었으나 나는 그가 방에서 한 행동을 보고 너무 이상해서 충격을 받았다. 플래시를 손에 들고 방 여기저기 비추면서 막 손짓을 하면서 조롱하고, 활짝 웃기도하고 인상을 찌푸리는 등 마치 광대같이 기괴한 얼굴 표정을 하면서 자신의 얼굴을 비추고 있었다. 그때 그는 환자의 대뇌가 아직 작동하고 있는지에 대해 사람으로서 환자가 어떤 방법으로든 연결하려다는 희망으로 잠깐 동작을 멈추었다가 손짓하고 말할 때 청각이나 시각 피질에 어떤 스파이크가 있는지 뇌파를 살펴보고 있었다. Fisher박사는 환자가 내적 생활을 하고 있으면서 세상과도 두 가지 방식(Two-way)연결을 할 수 있는지 보려고 했던 것 같다. "무반응"은 단지 그가 소통의 올바른 채널을 찾지 못하기 때문이라고 생각한 것 같았다. Fisher박사는 그가 발견한 것이 무엇인지 몰랐다. 궁극적으로 그는 가족이 이야기 했던 것처럼 눈가의 떨림을 관찰하였는데 그와 동시에 시각 피질에 스파이크가 발생되었고 이것을 통해 메시지가 왔었다는 가족들의 느낌이 확인된 셈이었다. 이것이 단지 생명 사인을 보여주는 것이 아니라면 환자는 반응하고 있는 것이다. 우리는 그 다음날 가족들에게 이야기 했다. 인간의 몸짓이 환자에게 어떤 영향을 미쳤는지 결코 알 수 없다고 했다. 소통하는 그의 기능이 전혀 개선되지 않았다. 그렇지만 가족들은 그를 돌보고 사랑하고 있다는 메시지가 전달이 되고 있다는 것을 아는 것만으로도 위안이 되었다.

Fisher박사의 호기심은 뚜렷하게 나타났다. 만년의 Oliver Sacks같이 관찰을 좋아하고 관찰 예술의 달인이었다. 호기심 많은 다른 사람들처럼 그의 만족은 본능을 따르는데 있었다. 호기심이 발동될 때 우리는 어떤 외부의 보상과는 상관없이 스스로를 위해 새로운 것을 탐색한다.[1] 필연적으로 이러한 종류의 탐색은 예상치 못한 놀라움을 만들어 낸다.

호기심은 인간의 기본적인 자질이며 생존에 필수적 요소다. 기근이 들면 새로운 먹을 것과 기거할 곳을 찾아 더 편한 삶을 찾아 나선다. (가시 돋친 엉겅퀴 속이 별미가 되고 차갑고 미끄러운 얼음판이 따뜻하고 멋진 이글루가 된다고 누가 상상이나 할 수 있겠나?) 호기심은 "경이로움"[2] 이며 항상 더 많은 것들이 존재한다는 사실을 깨닫게 한다. 인격을 연구하는 학자들은 호기심을 "경험에 대한 개방성"이라는 심리적 특성의 발현으로 보고 있다.[3] 의학에서 호기심은 사람을 움직이게 하는 것이 무엇인지 알기 위해 탐색하는 것을 의미한다. 미지의 것들, 일상적이지 않은 것들, 예상하지 못한 것들을 향한 매력적인 끌림은 또한 훌륭한 의사나 과학자를 탄생시킨다. 대부분의 과학자들이 곰팡이 핀 배양접시(샤레)에 몰두하고 있는 반면에 Alexander Fleming은 꼬치꼬치 캐묻는 것을 제외하고는 평범한 과학자였는데 페니실린을 합성할 수 있는 곰팡이 균을 발견하였다.

의과대학 학부과정, 전공의 과정, 임상의 과정을 거치면서 의사들은 권위적이고 많은 지식을 갖추고 자신만만한 상태로 사회에 적응 되어간다. "나는 잘 몰라"라고 말하는 것을 선택할 수 있는 옵션은 없다. 아마도 호기심은 미성숙하게 보일 수 있거나 위험할 정도로 비추어 질 수 있다. 지도 전문의들은 학생들의 캐묻는 질문들에 있는 호기심의 사인에 대해서 항상 수용적이지는 않다.

"New England Journal of Medicine"의 이전 편집장 이었던 Jerome Kassirer는 호기심을 "확실성에 대한 고질적인 탐구"라고 하면서 열외취급을 하였다. 너무 확실한 것, 의심이 있을 수 없는 것은 역설적으로 과잉시험, 조기 결론, 좁은 시야 등으로 질 낮은 의료를 초래한다.[4] 심리학적으로 의사들 또는 어느 누구나 수많은 정보들에 둘러싸여 급히 서둘러 일을 처리해야 할 때 우리는 상자 껍데기도 잘 살펴보고 의심을 품는 호기심이 발동되기에는 더욱 어렵다는 것을 알게 된다. 빨리 문제를 해결하려는 압박감은 의사들이 각 상황에 따라 새롭게 생각해서 일을 처리하기 보다는 늘 해 오던 규칙이나 습관들인 정신적인 지름길에 더욱 의존하게 만든다. 좀 더 자각하지 못하는 상태에서 의사들은 "그저 확실하게하기 위해" 검사를 하고 검사가 그들의 처음 소견을 확인시켜 주면 그 때 호기심을 포기해 버린다. 편의주의적이며 최상의 것이 아닌 해결책들에 만족하는 것은 선택의 범위를 최대한 넓게 탐색하지 않는 것이다. 그들은 개방적이거나 호기심을 갖기에는 너무 많은 시간과 에너지를 소비한다고 말은 하지 않지만 그렇게 생각하고 있으며 나중에 눈가리개를 하는데 시간이 들 것이라는 사실을 인식하지 못하고 있다. 한 마디로 작은 성과에 만족하고 있다.

모든 의료계 전문가들이라면 1999년 Faith Fitzgerald의 호기심에 관한 에세이를 읽어 볼 만한 필요가 있다.[5] 내과의사인 Fitzgerald는 Davis에 있는 California대학교 의과대학의 학생처장이었다. 늘 그랬듯이 회진을 돌면서 내과과장님은 지난 밤 입원한 환자 중에 가장 흥미로운 환자를 발표해 보라고 수련의들에게 시킨다. 흥미로운 의학적 토론은 대개 치유하기 어려운 희귀병에 관한 것이나 흔하지만 특이한 발현을 보이는 것들인데 놓치기 쉬운 것들을 의미한다. 또는 때때로 위중한 질병에 대한 "전통적" 발표들도 있다. 파열된 심장 판막의 신호인 시끄러운 심장잡음들이나 심한 췌장염을 의심하게 하는 복부의 피멍들에 관한 토론들이다. 흥미로운 것이란 대부분의 임상의들에게 표면상으로는 지극히 일상적 일처럼 여겨지는, 심장내과 의사들에게는 가슴의 통증, 신경과 의사들에게는 두통, 피부과 의사들에게는 여드름 같은 일들로 채워진 일상적인 날들에 비교해서 그렇다는 것이다. 명석한 교육 훈련가인 Fitzgerald는 의문이 들었다. 그녀는 전공의들에게 가장 지루한 환자를 발표해 보라고 지시했다. 그녀의 목적은 모든 환자의 이야기가 치료에 독보적이고, 흥미롭고 아주 중요한 것들이라는 사실을 보여줌으로서 호기심을 증진시키려 했던 것이다.

다음 날 아침 전공의들은 "사회적"이유로 입원한 나이 든 여자 환자를 뽑았다. 그녀는 자신의 아파트에서 쫓겨났는데 갈 데가 없어 응급실에 나타나서 의학적 질병은 없어 보이는데 궁핍해 보이고 정서가 혼란스러운 상태였다. 질문에 대한 대답은 아주 짤막하게 대답했다. 의료기록은 거의 없었으며 가족들은 다 가버렸고 그녀는 아무런 관심도 없는 것 같이 보였다. Fitzgerald는 어떤 성과도 거두지 못했다. 마침내 입원한 적이 있었는지 환자에게 물어 보았다.

"팔이 부러졌어요." 그녀가 말했다.

"어떻게 그런 일이 생겼어요?"

"트렁크가 팔위로 떨어졌어요."

Fitzgerald는 계속 질문을 하자 그녀가 대답을 천천히 하기 시작했다. 환자는 아일랜드에서 미국으로 온 이민자였다. 배가 휘청거리면서 빙산에 부딪혔다. 독자 여러분이 그 배이름을 맞혀보라.[6] 같은 에세이에서 Fitzgerald는 환자의 서혜부에 있는 상처에 관심을 둔 전공의에 관한 또 하나의 이야기를 하고 있다. 환자는 그곳을 뱀에게 물렸다고 말했다. "어떻게 그런 일이 일어났어요?" Fitzgerald는 물었다. 전공의는 그가 모른다고 했다고 말했다. Fitzgerald는 주목을 하면서, 가능성있는 재미있는 상상력을 펼칠 수 있었다.

Fitzgerald의 이야기는 환자를 한 사람으로 알려고 하는 반면에 호기심은 또한 치료의 기술적 측면에서 아주 기본적인 핵심이다. 나는 수 년 전 대단히 필요하던 휴가 첫날 자전거 안장기둥의 급속-이탈 레버를 잡아떼려고 하고 있었다. 레버가 끊어지고 녹슬어 부러진 한쪽 끝이 내 왼쪽 엄지 밑동의 근육을 찌르고 말았다. 상처가 꽤 깊었다. 꿰매고 부기가 가라앉을 때까지 일주일 정도 지난 후에도 엄지의 바깥쪽인 요골쪽에 무감각 증상이 남아 있었다. 수부 외과의사는 그의 전공의와 나에게 엄지손가락의 요골측 신경 손상은 척골측 보다 덜 중요하다고 설명하였다. 왜냐하면 척골측면은 집게를 집는데 필요한 부위이며 나사못을 돌리거나 도구들을 다루는데 필요하다고 하였다. 그리고나서 그들은 더 이상의 검사나 치료를 하려는 계획이 없었다. 그들은 내가 실제로 손으로 무엇을 하려는지 물어 볼 생각도 안했다. 나는 신체검사를 해야 하고 컴퓨터 타자도 쳐야 했으며 하프시코드도 연주해야 했는데 이런 것들은 엄지의 요골측면의 감각을 필요로 하는 일상적 활동들이었다. 나는 펜이나 드라이버나 메스 같은 것은 거의 사용할 일이 없었다. 자기주장을 할 수 있는 환자로서 나는 이의를 제기 했다. 그 후 그들의 계획을 변경했으며 운 좋게도 무감각 증상은 해결이 되었다.

의학에서는 별로 확실하지 않은 느낌은 각 개인의 질병에 대한 고고학적인 면들을 탐구함으로써 더 깊이 파 들어가게 하는 훌륭한 임상의를 만들어 내고 있다. 사회 심리학자인 Ellen Langer는 "사실"이란 단지 잠정적이거나 맥락적인 것으로 간주해야 한다는 것을 추천한다. New York, Rochester에서 그리고 그 외 다른 곳에서도 오늘 진실인 것들이 내일 진실이 아닐 수도 있기 때문이다. "사실"은 우리 일차적 감각과 말하고 쓰는 언어를 통해 나온다. 나는 눈으로 그것을 보고 있다 등이다. 어느 법정 변호사나 재빠른 임상의들도 이러한 일차적 데이터를 변경할 수 없는 절대적인 진실로 받아들이는 것 이상이라고 더 잘 알고 있다.

Faith Fitzgerald는 호기심에 관한 글에서 회진할 때 양쪽을 "BKA"한 환자를 보고한 의과대학 학생에 관한 이야기를 실었다. BKA는 의학용어로 "하퇴 아래 절단(Below-the-knee amputation)"을 의미한다. Fitzgerald는 환자를 보게 되었는데 따뜻하고 핑크빛의 털이 있는 두 발이 시트 밖으로 툭 튀어나왔다는 사실을 알아 차렸다. 환자가 Fitzgerald를 보고 있는데도 학생은 그녀가 지적할 때까지 환자가 발이 있다는 사실을 알아차리지 못하고 있었다. 그 학생은 당황스러웠고 아무 말도 하지 못했다. 그는 의무기록지에 그렇게 쓰여 있어 BKA로 보고했다고 말했다. 분명히 의무기록사가 퇴원 기록 요약지에 잘못 기록 한 것이다. DKA(diabetic ketoacidosis, 당뇨병성 케토산증)이라고 기록해야 되는데 BKA(하퇴아래절단)라고 타이핑한 것이다. 이러한 실수는 여러 병원 행정업무에서 일어난다. 환자에게 한번 진단이 붙여지면 그것이 천식 같은 질병이름이든 "까다롭다"든가 "순응하지 않는다"는 등의 개인적인 특성이든 한번 진단이 붙여지면 고착되는 경향이 있으며 그 환자의 프로파일에서 그것을 벗으려면 국회 입법절차를 필요로 하는 것처럼 보이기도 한다.[7] 선택이 가능한 대안을 고려하는 것을 아예 닫아 버리고 만다.

의학에서는 사람에 대한 호기심은 단지 세심하게 살펴보는 것만이 아니다. 조사하고 관심을 갖고 궁금해 하는 정신은 훌륭한 의료의 기본으로 환사에게도 좋은데 왜냐하면 임상의들은 그때 그들이 가진 내적인 풍부함과 복합성으로 환자를 대할 수 있기 때문이다. 그다지 확실치 않은 태도를 취하는 것은 임상의를 범주라는 폭군으로부터 해방시킬 수 있으며 최소한 가장자리 한 부분이라도 융통성 있게 만들 수 있다. 그들은 환자를 인간으로 보고 단지 연구 사례정도로 취급하지 않는다. 호기심은 임상의들이 올바른 치료를 선택할 수 있도록 도움을 준다. 환자가 하루 종일 어떻게 지내는지 물어봄으로써 약을 하루 3번 먹도록 하는 것이 현실적인지 약간 고가이긴 하지만 하루 한번 복용하는게 더 나을지 선택하는데 도움을 줄 수 있다. 사람에 관한 깊은 관심은 공감과 이해의 기초가 된다. 호기심은 관심과 마찬가지로 도덕적 차원을 가지고 있다. 환자의 욕구, 원하는 것들, 선호도, 가치 등을 존중하고 고려하는 치료를 고취시킨다.[8]

퍼지 추적

일차 의료에서 환자는 전형적으로 질병의 초기에 애매한 증상을 나타내어 진단하기가 좀 더 어렵다. 충수돌기염의 초기 단계 증상으로 일상적인 위통과 비슷한 증상을 보일 수 있다. 폐렴과 심부전은 서로 구별하기 쉽지 않을지도 모른다. 과민 반응과 포도상 구균 피부 감염이 비슷하게 보일 수도 있다. 어떤 질환에서는 초기의 징후와 증상을 찾아내기가 애매하기도 하지만 나중에 후향적으로 보면 명백한 차이가 있다. 때때로 진단이 좀 늦어져도 별 문제가 되지는 않지만 다른 경우에서는 초기 진단이 아주 치명적일 수 있다.

가정의로서 나는 종종 바이러스에 희생된 감기 걸린 많은 아이들을 진료실에서 본다. 그렇지만 가끔씩 감기 바이러스에 걸린 아이들과 증상이 비슷한 데 좀 더 위중한 폐렴, 뇌수막염, 백혈병에 이르는 질병들도 본다. 그런 상황에서 가끔 어떤 것들은 나에게 아주 옳다고 느껴지지 않는다. 나는 불편감을 느낀다. 나의 대뇌는 아주 긴장이 고조되어 각성되어 있지만 동반된 느낌은 내장에서 나오는 무어라 표현하기 힘든 것이다. 나는 그저 내면이 편하지가 않다. 때때로 한 밤중에 일어나 걱정한다. 아마도 나는 아이의 엄마에게 1주일 있다가 다시 오라고 이야기 했었는데 지금 그 시간이 너무 길게만 느껴진다. 이러한 내면의 느낌들이 밀려오면서 철학자 Michael Polanyi가 우리가 알고는 있지만 기술하기 어렵다는 것을 표현한 "암묵지식"[9)]과 심리학자인 Valerie Reyna가 기억들은 어떤 상황의 요점을 가져오지만 구체적인 것들에는 불분명하다라고 이야기한 "퍼지 추적"(fuzzy traces)을 알려준다.[10)]

그 다음에 일어나는 것들은 특별히 중요하다. "그 느낌"을 무시해 버리고 너무 쉽게 다음 일로 넘어 갈 수도 있다. 그러나 나는 환자가 "아파 보이면" 호기심을 갖는다. 그것을 탐색하고 분석하며 좀 더 자세히 검사한다. 아마도 아이가 나의 예상보다도 더욱 엄마에게 칭얼거리고 다소 창백해 보이기 때문이다. 아마도 나는 엄마가 대개 진료 시간에 정확히 맞추어 오며 정말 큰 일만 없으면 방문하지 않는다는 것을 알기 때문이다.

호기심 상태에서의 불편한 감각들은 환자에 대한 나의 관심을 불쾌하게 만든다. 나는 아마도 소믈리에(sommelier, 역자 주: 식당의 포도주 담당 웨이터)가 훌륭한 와인을 처음으로 찾아낼 수 있고 나중에 그것을 기술하는 형용사를 찾아내는 방식과 마찬가지로 그 이유의 특징을 묘사하기 전 가끔씩 좀 더 깊이 분석해 보는 방향으로 조율해 본다. 명백하게 나의 임상 전문성은 초기 진단을 알려 준다. 소믈리에가 다른 종류의 포도와 다른 스타일의 와인숙성 방법들을 구별하는 어휘들을 배울 필요성이 있는 것처럼, 나는 의과대학 가기 이전엔 "아픈 것"과 "정말 아픈 것"과의 정확한 구별을 할 수 없었다. 호기심은 안목으로부터 나오고 그때 더욱 커다란 안목을 갖게 된다. 호기심은 단순한 경험 그 이상이며, "나는 불편함을 느끼고 있어"라는 자기 각성, "이런 상황은 위험해"라는 지식, 그리고 "나는 무엇이 일어나고 있는지 궁금해"하며 탐색하는 과정에서 아주 깊은 관심과 연결되어 있다.[11]

나쁜 날

우리는 정신이 없거나 일에 빠져 있을 때 호기심은 더욱 더 일어나지 않는다. Alexis Brown과 나는 이전에 한번 만난 적이 있었다. 3주가 안되었고 그녀가 심근 경색으로 입원 한 바로 직후였다. Alexis는 겨우 42살 밖에 되지 않았고 자신이 아주 건강하고 원기 왕성하다고 생각하고 있었다. 오늘 그녀는 종합 검진을 받기로 예정되어 있었다.

방문해서 인사를 하고 그녀의 관심사에 대한 일반적인 질문들로 시작되었다.

"다 괜찮아요."

"심장 마비에서 회복 중이었는데 지금은 어떠신가요?"

"나는 심장 마비가 온 적이 없어요."

나는 깜짝 놀라 "이해가 안 돼요. 우리가 심장마비에 관해 곰곰이 살펴보고 있었다고 생각했어요."

"그들은 처음 검사를 했을 때는 정상이라고 했다가 몇 시간 지나지 않아 이상소견이 있다고 말했어요. 그리고 나서는 심상 혈관의 막힘이 없다고 말했어요."

갑자기 나는 멈추어서 기억을 의심하기 시작 했다. "내가 심장내과의사의 기록을 한번 살펴볼게요." 나는 의심이라기보다는 확인하고 싶어서였다.

나는 심장내과의사의 기록을 보았다. 확실히 EKG기록은 심근 경색의 특징적인 ST 곡선의 변화를 보여주고 있었다. 혈중 troponin 레벨은 처음엔 정상이었다가 4시간 이후에는 상승해서 심장의 손상을 의미했다. 지금까지는 심장 마비의 아주 전형적인 소견이다. 심장조영술에서는 관상동맥의 어느 부위에서도 고정된 막힘의 소견을 보이지 않았다. 이런 소견은 흔치 않고 놀라운 일이었다. 그렇지만 검사하는 동안 우측 관상동맥의 수축을 보이고 일시적으로 혈류의 흐름이 차단되는 Prinzmetal 증후군의 특징을 보였으며 아주 드문 상태로 한층 더 희귀한 심장 마비의 원인이 된 것이다. 나는 마지막까지 Ms. Brown에게 이러한 병에 관한 모든 사실들을 이야기한 것을 기록해 두었고 그녀는 이해하는 것처럼 보였다. 나는 내가 옳았다고 확신했다. 그러나 지금은 이전의 대화는 일어나지 않았던 것 같이 보인다.

나는 운동에 관해 물었다.

"난 운동 안 해요."

"왜요?"

"그들은 재발을 방지하기 위해 내가 할 수 있는 것들에 대해 이야기를 해주지 않아요."

"그럼 약물은요? 그들이 앞으로 심장 손상을 방지하는 lisinopril과 metoprolol을 처방하는 걸로 알고 있어요."

"나는 부작용을 읽어보고 그 약을 먹지 않고 있어요."

나는 슬며시 화가 나고 좌절감을 느꼈다. 우리는 그녀의 검사결과를 다시 확인해 보았다. 콜레스테롤은 좋았다. 병원에서 금연한 이후 현재 금연 상태다.

술은 끊었다. 나는 애를 쓰기 시작했다.

"그럼, 신체검사를 하는 것이 좋겠어요, 여기 가운이 있어요. 난 2분 후에 다시 올게요."

"나는 오늘 신체검사를 생각지도 않았어요."

"좋아요, 당신이 원할 때까지 기다릴게요. 나는 당신의 의무기록을 쭉 살펴보았는데 독감 예방 주사기록이 없어요. 주사 한 대 놓아드릴까요?"

잠시 주저하면서 "아니요, 난 맞고 싶지 않아요."

"이유를 물어봐도 될까요?"

"내기 감기 걸릴 것이라고 생각하지 않아요"

그녀가 항변하면 할수록 나는 주사에 대한 좋은 점을 이야기 하고 추천을 하며 더욱 더 거세게 밀어붙였다. 나는 그녀가 왜 그런 반응을 보이는 것에 대해선 아무런 관심도 없었다.

"난 그저 주사 맞기를 원치 않아요."라고 그녀는 말했다.

지금 나는 공격을 받고 있다고 느껴졌다. "그렇다면 도대체 왜 오늘 왔단 말인가? 나를 괴롭히려고 왔나?" 나는 이미 늦게까지 일을 했고 내가 원하는 방향의 진행을 방해 한 것들에 대해서 인내할 수 없었다.

아마 당신들은 그 당시 내가 했었던 것 보다 좀 더 명확하게 그 상황을 볼 것이다. 나는 그녀의 의향이 그다지 마음에 들지 않았다. 그녀의 비협조적인 면에 짜증이 났고 나의 짜증은 책임자로서 권위에 대한 요구의 이면이란 사실을 보고 있지 않았다. 나는 단지 나의 의견을 관철시키기를 원했으며 그런 방식으로 점점 더 불편한 그녀와의 진료상황을 극복하려고 했다. 그녀는 첫 방문에는 아주 합리적으로 보였고 지금은 이렇다. 지배권을 다시 주장하기 위해 나는 조용한 광란을 시작하였다. "나는 당신 몸이 완전히 좋아지기 위해 진료 받으러

온 것에 우린 같은 마음이라고 생각했는데 아닌가요..."라고 내가 말하다가 다 이야기를 할 수도 없어 갑자기 입을 다물고 어색한 정적이 흘렀다.

그 때 나는 내 자신에게 미소를 지었다. 그녀가 나를 화나게 만들었던 것이 아니라 면전에 있는 사람이 고분고분하게 나를 따르는 내가 바라던 환자가 아니었기 때문에 나의 마음이 화난 감각을 만들어 내었다는 사실을 깨닫게 되었다. 이것을 마음챙김의 순간이라고 부른다. 조용한 평온함으로 나는 그녀가 내 말대로 하게 밀어붙이려 했고 특별한 프로토콜을 따르는 진료를 해야 한다는 내 개인의 욕구에 충실했던 것이라는 사실을 깨달았다. 나의 호흡은 얕아지고 한숨을 쉬려는 지칠 줄 모르는 욕구가 올라왔다. 나는 빗장을 지르는 준비를 하는 것처럼 두 다리에 긴장을 잔뜩 하고 있었다. 나는 그 곳에서 나가고 싶었다. 나는 Alexis Brown이 필요하다고 느끼는 것이 무엇인지, 그 상황을 어떻게 바라보고 있었는지 여기에 대해선 아무런 호기심도 가지질 않았다. 나는 우리 소통의 붕괴에 대해 그리고 그녀의 경험에 대해서도 검토해 보는 것에 아무런 관심을 갖지 못했다.

여기서, 불편한 감각은 마침내 나의 호기심을 일으켰다. 나는 그녀가 어떤 반응을 보일지 전혀 알 수가 없어서 물어 보았다. "여기서 우리가 어떻게 해야 되는지 물어도 될까요? 나는 오늘 당신이 원하는 것이 무엇인지 잘 모르겠어요."

"우리는 잘 하고 있어요."

또 다른 침묵이 흘렀다. 이번에는 덜 어색하고 앞으로 그녀의 반응에 좀 더 기대가 되었다.

"나는 여기서 잘 관리하고 있어요. 내 몸에 대해서 잘 알고 신체검사는 필요 없어요."

"그것은 아주 중요하지요. 당신은 잘 관리하길 원하니까요. 나는 무엇이 일어나는지 알아서 건강을 책임질 수 있게 하려는 것으로 이해해요. 아 그래요?"

"예" 우리는 어딘가에 도착했다. 그녀는 병과 치료와 관련된 몇 가지 질문을 하였다. 나는 여전히 불편감이 지속되었다.

"그럼 어떻게 마무리를 할까요? 정상적으로 나는 입원한지 첫 몇 주 동안 두어 번 다시 만나야 합니다. 그렇지만 이건 당신한테 달려 있죠. 당신은 한 주, 한 달 후에 다시 올 수도..." 나는 그녀가 필요할 때 전화한다고 말하기를 기대 했었고 나는 그녀를 다신보고 싶지 않았다.

"한 2주 후면 어때요."

나는 정신이 멍해졌다.

"당신은 처음으로 병에 대해 설명한 의사 선생님입니다."

"그렇게 하도록 하지요, 하지만 진료를 그만 둘 때는 나에게 알려주셔야 합니다." 나도 그녀의 도움이 필요했다는 것을 그렇게 말했다.

"알았어요, 나중에 뵐게요."

다음 주 심장내과의사의 기록에는 그녀가 호전이 되어가고 있고 투약하는 것에도 만족하고 있었다고 기록 되었다.

함께 다니는 여행과 홀로 실습

호기심은 가끔 자발적으로 이루지는 반면에 때때로 노력도 필요한데 특히 일이 잘 풀리지 않을 때 그렇다. Ms. Brown과의 대화에서처럼 소통이 끊긴 상태에서는 호기심을 원하지 않는다. 나는 그저 그곳으로부터 빠져 나오고 싶은 심정뿐이다. 생리적 갈등의 스트레스는 호기심 스위치를 켜는 것이 아니라 투쟁, 도피, 동결 등 3가지 방식을 활성화 시킨다. 나는 잘못된 그녀와의 대화에 대하여 비난받아 마땅하고 책임지기를 원한다. 해결되지 않고 단절된 관계를 그대로 남겨 둔 상태로, 심한 질병이 아직 치료되지 않은 상태에서 그녀가 "부정하지 않는다" 또는 "순응하지도 않다" 말할 수 있다는 게 어디 쉬운 일인가. 나는 나 자신을 현재 상태에서 좀 더 생산적인 방식으로 그녀와 관계 맺는 것이 필요했다. 이것은 몇 분 또는 두 시간정도 시간이 더 필요하고 부가적인 정신적 노력을 들여야 되는 과정이지만 장래에는 몇 시간을 절약할 수도 있다.

나는 무엇이 일어났었는지 자세히 분석해 보기로 했다. 내 호흡이 얕아지면서 다리가 긴장이 되는 것을 자각하게 됨에 따라 나는 "퍼지 추적"에 따르는 순간이 있었는데 뭔가 불쾌한 것이 있었지만 그것을 손으로 정확히 가리킬 수는 없었다. 그때 나는 안절부절, 좌절된 느낌 같은 연관된 감정들을 알아 차렸다. 처음엔 이런 감각과 느낌들을 없애 버리려고 했는데 그때 그것들이 쓸모 있는 신호라는 것을 알아차리게 되었다. 내가 하고 있는 것은 일하고 있는 것이 아니라는 사실이었고 그 실마리는 내 몸의 느낌으로부터 나왔다. 나는 비록 짜증스러운 느낌이 있었지만 느긋하게 더 깊게 살펴보기 위해 내부로부터 나오는 신호에 귀를 기울였으며 이 신호를 좀 더 호기심 있는 상태로 만드는 촉발 요인으로 이용하였다. 그것이 더 일찍 일어났을 수도 있었다. 나는 여러 가지 다른 방법들을 한 후에야 호기심 있게 되었다! 이런 미묘한 전환은 긍정적 결과를 성취하는데 아주 중요한 요소였다.

불편함을 호기심으로 변환시키는 것 같은 전환과정이 진료실에서나 일상에서도 다 가능하게 되었다. 특히 유용했던 한 가지 방법은 "바디 스캔(body scan)"이었는데 Jon

Kabat-Zinn이 마음챙김에 근거한 스트레스 완화 프로그램(Mindfulness-Based Stress Reduction program)으로 인기 있었던 것이다. "바디 스캔"은 이완 실습이 아니고 오히려 각성 실습이다.[12] 참가자들은 몸의 각 부분을 자각하도록 가이드 되는데 각 부위의 공간적 위치, 긴장도, 이완 상태나 기분 좋거나 좋지 않은 감각들에 집중해 알아차려 보는 것이다. 가슴과 배를 "스캐닝"할 때는 숨소리나 내장의 움직임, 심장의 움직임에 주의를 기울여 본다. 예를 들어 나는 습관적으로 오른쪽 보다 왼쪽 어깨를 좀 더 구부린다는 것을 처음으로 알게 되었던 것처럼 때때로 익숙하지 않은 것이나 새로운 이상한 감각을 경험하게 될 것이다. 신체 감각을 단순히 알아차려 보고 탐색해 보는 과정은 그것들을 왜곡시키려고 하지 않으면서 당신이 좀 더 충분하게 관찰하게 한다. 역설적으로, 아무것도 하지 않는 것을 연습한다는 것이 곧 행동을 이끌어 낼 수 있다. 그 날 진료실에서, 연습한 알아차림 훈련이 좌절감에서 의문으로 바꾸는데 아주 핵심적이었다는 사실을 짤막하게나마 경험했다.

훌륭한 임상 진료팀은 또한 호기심을 증진 시킬 수 있다. 완화치료(palliative care) 간호사-의사팀은 하얀 가운을 똑같이 입은 상태에서 같은 그룹이 되었을 때 의례적으로 환자에게 "우리는 보호하기 위해 무리지어 여행한다."[13]라고 설명한다. 이것이 잠재적으로 위협적인 상황에서 벗어나오려는 유머일 수도 있겠지만 그 속엔 몇 가지 진실이 들어 있다. 기능이 훌륭한 팀에서는 눈과 귀의 여러 세트가 모든 개인의 이성과 감성을 확장 시킨다. 팀 구성원은 "그녀가 약간 누렇게 보이지 않나요"라던가 "그녀는 어제 보다 좀 더 혼란스러워 보여요" 또는 "난 우리가 모두 이해하고 있는 내용이 같다고 생각하지 않아요"라고 말 할 수도 있다. 그때 새로운 관찰은 의문을 갖게 하고 다시 생각하고 우리의 임상적 진단을 다시 바꾸어 볼 수 있도록 이끌어 준다. 관찰하는 팀은 전염성 있는 호기심을 자극하고 있다.

그렇지만 임상의로서 우리는 이따금 혼자 진료한다. 병원에서 조차도 회진 후 나는 환자를 혼자 만나러 간다. 가정의 진료실로 환자가 들어오고 문이 닫힌다. 가족들 한 두 명 정도 있을 수 있지만 보통은 환자와 나만 있다. 아무도 보는 사람이 없다. 가끔씩 학생들을 제외하고는 30년 간 거의 아무도 직접적으로 내가 진료하는 것을 보지 않는다. 이러한 상황에서는 호기심이 나에게로 향하기 시작한다. 만약 내가 마음챙김 상태라면 환자에 대해 호기심 있고 나 자신의 경험에 호기심을 보인다. 유익하고 제멋대로 하지 않는 방식으로 나는 나의 일을 시작하면서 즐거운 것 인지 그렇지 않은지, 흥미로운 것인지 짜증나게 하는 것인지 무엇을 발견하게 될까 나의 주의를 끄는 것들을 알아차린다. 나는 "예상하지 못할 것에 대하여 미리 준비하고" 있다. 나는 Ellen Langer가 "유연한 각성(soft vigilance)"라고 부른 개방적이고 수용적 알아차림 상태에서 능동적으로 새롭고, 예상하지 못하거나 흥미로운 것을 찾아다니는 것을 연습한다.[14] 유연한 각성은 이완된 알아차림이다. 이것은 매 순간 모든 구체적인 것들에 집중하려는 과잉각성 상태와는 다르다. 과잉각성은 소모적일 수 있으나 유연한 각성은 활력이 넘친다. 유연한 각성은 나에게 뭔가 다르고 좀 더 개방된 방식으로 주의를 기울이게 준비하고 정보를 준다.

의심을 추적하기

만일 호기심 그 자체로 보상이라면 우리는 의사를 포함한 모든 사람들이 좀 더 자주 호기심을 드러낼 것이라고 예상이 된다. 아직까지 호기심은 자신의 안전지대 밖에서 일어나고 있으며 없애버릴 수 없는 불확실성이 증가되는 것과 연관이 되기 때문이다. 이것은 현실이 사전에 어떨 것이라고 생각하는 것과 맞아 떨어지게 하려는 인간의 경향과는 반대 방향으로 가는 것이다. 호기심을 가진 상태는 상황이 생각만큼 깔끔하게 정리되지 않은 것을 자각하는 상태도 포함한다. 이렇게 뭔가 의심한다는 감각은 의사와 환자를 불안하게 만드는데 특히 위험성이 높을 때 그렇다.[15] 암 수술을 받는 환자는 의사에게 "나는 그걸 모두 해냈어."라고 듣기를 원하고 의사는 그렇게 말하기를 원한다. 환자와 의사는 진단이 확정적이고 한 치의 의심도 없이 이루어 져야 되고 치료는 가장 최선의 방법으로 되기를 원한다. 때때로 우리는 확실한 믿음을 갖기도 하지만 그보다 더 많은 경우에서는 잠정적이거나 불완전하거나 앞으로 변할 수 있어서 확실함을 갖기 어렵다. 조직 검사가 "당신은 암에 걸렸습니다."라고 증명할 수 있는 반면 그것은 당신이 얼마나 오래 살 수 있을지 치료에 효과가 있는 바로 그 사람이 될지 그렇지 않을지 확실하게 말해 줄 수는 없는 것이다. 마음챙김 상태란 불확실함이라는 느낌을 외면하지 않고 마음속에서 일어나는 부정적인 감정들에 매달리지 않으면서 불확실함을 느끼는 것을 의미한다.[16]

호기심은 다음과 같이 외부세계 뿐만 아니라 자신의 내부 경험에 주의를 기울이는 것을 말한다. "내가 피곤한가?" "내가 자신에게 너무 확신을 갖고 있나?" "내가 너무 서두르고 있나?" "여기는 뭐가 새로운 것이지?" 임상의가 환자와 관계를 맺고 있는 상황에서도 호기심을 갖도록 도움을 줄 수 있다. "정말 환자에게 중요한 것들을 잘 지적해 주었는지 난 궁금해. 내가 뭘 잊어버린 것은 없을까? 당신은 나에게 말하고자 하는 것이 더 있는가?" 나는 나 자신에게 묻는 습관을 만든다. "이 환자에게 흥미로운 것은 무엇인지?" 그리고 "무엇을 아직도 모르고 있는지?" 등등과 같이 자기기만과 섣부른 결정을 피하기 위한 그러나 극히 간단한 것은 아닌 습관적 방식으로 묻는다.

호기심은 단지 환자 진료에만 도움이 되는 것은 아니다. 건강을 다루는 전문가에게도 도움이 된다. 환자와의 관계를 돈독히 하고 더욱 효율적으로 느낌으로써 그들과의 게임에서 더욱 타당성 있게 일을 하고 있다고 느낀다.[17] 최근 연구에서 호기심이라는 한편과 불안, 방어, 경직됨이라는 다른 한편에서 서로 피드백 루프를 이루고 있다는 것이 제시 되었다. 수년 동안 심리학자들은 우리가 불안이나 방어적이거나 경직된 상태가 덜 할 때 호기심이 많아진다는 것을 이미 알고 있었다. 주로 학교 현장에 있는 대부분의 연구들과 새로운 연구에서도 호기심은 다른 방식으로 작용하고 있다는 것으로 제시되었다. 심리적 스트레스 상황에서 호기심이 더욱 더 많아질수록 불안, 방어 작용, 경직성 등이 줄어든다는 내용이다. 심리학자인 Todd Kashdan은 흥미로운 실험을 했는데 여기서 참가자들에게 불치병에 걸려 곧 죽게 될 것이라고 상상해보고 그들의 죽음에 대해 한번 생각해 보라고 하였다. "공포 관리 이론(terror management theory)" 그리고 일반 상식에서 예측 되었듯이, 참가자들은 방어적이 되었다. 그들은 죽음과 관련된 생각들을 떨쳐 버리려고 했으며 익숙한 믿음이나 사람들과 주변 환경들에 집착하는 경향을 보였다. 연구자들은 또한 마음챙김의 요소인 주의력과 호기심에 대해서도 측정을 했다. 주의를 기울이고 호기심 있는 사람들은 주의를 똑같이 기울이나 호기심이 덜 한 사람들에 비해 불안과 방어적인 모습이 적었다.[18]

어떤 사람들은 새로운 것을 추구하는 성격들이 있다. 그들은 모험을 좋아하고 위험을 회피하지 않다. 그들은 새로운 것에 대한 도전에 두려워하지 않고 흥미로워 한다. 이러한 경향은 초기 아동기 때부터 나타나는데 대뇌의 화학적 물질, 유전적 인자와 사회적 환경 등이 작용했을 것으로 추측 된다.[19] 호기심은 신경전달 물질인 도파민의 방출과도 연관이 있어서 대뇌 고유의 보상회로를 활성화 시키는데 관여한다.[20] 이러한 도파민 회로는 특히 감각적 경험 같은 새로운 경험들에 의해 촉발 되는데 만약 그 경험들이 놀라운 것이거나 약간의 위험성이라도 연관된다면 더욱 증폭된다. 지금의 청소년들을 생각해 보라! 도파민의 방출은 기분을 좋게 만들며 손에 만져지는 외부의 보상 없을 때조차 호기심을 유지시킨다. 호기심을 표시하는 심리적 지표 점수가 높은 사람들은 특히, "개방성"이 높은 사람들에 있어서는 생화학적으로 그 또래와는 다르다. 그들의 도파민 수용체는 더욱 많으며 유전자 조절 기전들도 다르다.[21] 호기심 있는 경향성은 어느 정도 유전자 내부에 부호화 되어있다.[22]

호기심은 단지 유적적인 것만은 아니다. 양육적 사회 환경에서도 성장된다. 아이들의 "탐험 행동"은 성인에 있어서 더욱 중요하고 미묘한 차이를 보이는 호기심과 유사하다. 부모나 다른 어른들에 대한 감정적 애착반응이 안정적인 아동들에서 더욱 더 많이 표출된다. 지지적 환경에서 자란 아동들은 애정 어린 양육 환경에서 자라지 못한 아이들에 비해 작은 위험에 처해도 더욱 안정감을 느끼며 미지의 것을 탐색한다. 호기심은 생생한 감을 이끌어간다. 아이들은 세상을 "생동감 있게" 느끼고, 충만하고 행복한 감각을 가져다준다.[23] 그들은 더욱 더 깊이 탐색하기를 원하고 관심 범위를 넓혀 나간다. 이와 반대로 학대 받고 무시당하는 환경에서 자란 아이들은 좀 더 두려워하고 불안하거나 회피적 애착 반응을 보이며 친숙한 것에만 집착한다.[24] 그들은 주변의 세상을 탐색하거나 살펴보려고 하지 않는다. 거절과 실패를 두려워한다. 성인이 되었을 때 똑같은 요인들이 진실이 되어 버린다. 어린 아이들처럼 성인도 의심스러운 것, 발견한 것 그리고 작은 불행한 일들을 안전하게 서로 공유할 수 있고 질문을 이끌어 내는 지지적 환경에서 좀 더 호기심 있게 된다.[25] 그러나 임상의들은 그들의 진료 환경을 특별히 지지적이라고 평가하지 않는 경향이 있다. 그들은 종종 진료환경 밖으로부터 지지를 받는 관계에 의존하고 있다.[26]

과거에는 사회적/인지적 환경과 유전학에서 인간 행동의 설명을 서로 반대 입장에서 바라보았던 반면에 비교적 새롭고 흥미로운 행동/사회적 후성유전학에서는 사회적 환경은 개인의 유적적 소질이 실제적으로 표현되는 방식에 영향을 미치고 있다고 한다.[27] 만약 사회적 환경이 안정적이고 지지적이라면 도파민 수용체를 부호화한 유전자가 활성화 된다. 이 수용체가 많아질수록 호기심과 발견으로부터 오는 내적인 보상 감각이 더욱 더 커진다. 반대로 만약 환경이 학대하고 일관성이 없다면 같은 유전자라 하더라도 작동을 하지 않는다. 간단히 말하자면 유전자는 심리적 상태와 사회적 상호관계에 영향을 미치고 역으로 사회적 환경과 함께 내적 심리 상태는 같은 유전자를 조절한다. 호기심에 대한 "천성"적인 경향이 낮게 태어난 사람일지라도 자신을 성찰하고 자각할 수 있는 아주 건강한 관계와 고무적인 지지적 환경에 놓인다면 좀 더 호기심 있게 될 것이다.

호기심은 의학의 사회적 자본의 일부분이다. 어린 아이들 같이 호기심 많은 의학적 임상의는 더욱 더 생생함과 활력이 넘친다. 그들은 일에 더 만족하고 환자에게 좀 더 몰두하고 더욱 훌륭하게 치료를 하게 된다. 잠시 동안 의료기관은 실제로 건강에 좋은 배움의 환경을 지지할 수 있어야 한다는 근원적인 생각을 품어 보자. 임상의는 동기 부여가 되어 있는 편이 현명하다. 그들은 환자의 질병과 고통에 좀 더 깊숙이 의문을 가지고 좀 더 의미 있는 관계를 형성하고 더욱 더 커다란 자신감을 가짐으로써 아주 훌륭한 의료의 질을 증진시킬 수 있다.

4장
초심자의 마음: 진료에서의 선

나는 19살 때 3개월 동안 샌프란시스코에 있는 젠 센터에서 보냈다. 그곳에서 그 센터를 설립한 원장님인 Shunryu Suzuki Roshi가 쓴 Zen Mind, Beginner's mind(역자 주: '선심초심'으로 번역되었다)라는 책을 읽었다. 곧바로 "게스트 스튜던트(guest student, 역자 주: 센터에 정규로 소속되지 않아도 수강 할 수 있다는 뜻이다)"를 신청했다. 이 책에서 Suzuki Roshi는 마음챙김 삶의 핵심적 원칙과 명상 훈련에 대하여 간단한 언어로 기술해 놓았다.[1] 그것은 나를 "사막으로 된 섬에 좌초시켜버린" 책들 중 하나였고 나는 그 작은 책을 집어 드는 매순간 새로운 지혜를 발견하였다. Suzuki Roshi는 "초보자의 마음에는 가능성이 아주 많고 숙련된 전문가의 마음에는 가능성이 별로 없다"라고 말하였다. 이것에 의하면 전문 지식은 당신을 깊은 통찰을 할 수 있도록 이끌 수 있지만 당신의 마음을 호기심 있고, 개방적이고, 창조적인 상태와 같은 본연의 자연 상태에서 멀어지게 할 수도 있다는 것을 의미하고 있다.[2] 그 때 나는 초보자였으므로 이 말이 나를 안심시켜주었다. 그러나 초보자의 마음은 전문가들에게 요구되는 훨씬 더 중요한 것이다.

내가 의과대학 재학 시절 같은 반 친구 하나가 모양세포성 백혈병(hairy-cell leukemia) 환자를 배정 받았는데 이 질병의 유전적 원인이 최근에 밝혀졌었던 것이라 그녀를 치료하는 담당 의사에게는 아주 흥미로운 질환이었다. 현미경으로 보면 세포의 형태 때문에 "털 모양"이라고 표현 했다. 그녀는 "연구하기 좋은 훌륭한 사례"라고 생각했다. 그녀의 질병에 대해서 우리는 아주 자세하게 이해를 하고 있음에도 불구하고 우리가 할 수 있는 치료가 회복을 보장해주지는 못 했다. 내 친구와 지도 전공의와 함께 회진을 도는 중에 힘없이 침대에 누워 이는 여자를 보게 되었는데 가족은 보이지 않고 방에 쾌유를 비는 카드가 걸려 있었다. 아무도 그녀의 통증이나 혼자 있는 것에 관심을 보이는 사람이 없는 것처럼 보였다. 내 친구는 그 환자가 불편해 보이고 외로워 보인다고 임상 진료 팀에게 곧바로 이야기 했다. 일단 관심이 가게 되면 팀은 특별한 주의를 기울이게 되고 안정과 품위 유지에 초점을 맞춘다. 그들은 진통제 약물 투여를 하고 목사가 침대 옆에 올 수 있도록 배정하였다. 내 친구의 지도의사는 분명 친구보다 훨씬 더 숙련가임에도 그녀를 "훌륭한 사례"로만 보았다. "병을 앓고 있는 사람"으로 그녀를 바라보는 초보자의 눈이 필요했던 순간이었다.

지금 나는 임상 진료 팀에서 선임자이지만 그 어느 때보다도 의과대학생의 의견에 가치를 두고 있다. 가끔 팀에서 "왜 당신은 그렇게 하고 있어요?"같은 단순한 것으로 핵심적 질문을 하는 사람이 학생일 수 있다. 명석한 의과대학생들의 순진한 질문들은 때때로 화가 나기도 하지만 경험이 풍부한 임상의들의 관점을 심각하게 변화시킬 수 있다. 최근 학생들은 사회사업가가 당뇨가 있는 노인환자를 옮기는데 도움을 줄 수 있는지 나에게 물어 보았다. 그가 물어볼 때 까지도 나는 그 환자가 진료예약 시간을 빈번하게 왜 못 지켰는지 그 이유에 대해 생각하지 못했다. 결국 제 시간에 진료실에 올 수 있는 믿을만한 방법이 없었던 것이며 당뇨병이 잘 조절되지 못했던 이유가 되기도 하였다. 돌이켜 생각해보면 그것이 확실한 것 같다.

Suzuki Roshi는 초심자 마음을 이야기 할 때 초심자에게 또는 초심자에 대해서 이야기 하지만 숙련된 경험자에게 그의 메시지는 더욱 중요하다. 숙련된 전문가들은 완강하게 그들의 전문지식을 붙잡고 있다. 그들은 능력과 경험들을 숙달하기 위해 융합한다. 마침내 우리는 현재 전문가가 되기 위해 힘들게 노력을 해왔지만 이렇게 어렵게 습득된 전문지식을 한쪽으로 치워놓아야 한다는 급진적 주장을 제안해 본다. 그러나 전문가들은 얼마나 전문지식들이 그들의 이해능력을 제한시키고 있는지 항상 알지 못하고 있다. 전문지식의 모델을 발전시킨 캘리포니아, 버클리 대학의 교수인 Dreyfus 형제의 견해에 따르면 전문가들은 정답을 알고 있지만 오직 통달한 마스터만이 그 중요한 질문을 알고 있다고 한다. 전문가들은 그들이 알고 있는 지식 내에서 흥청거리며 놀고 있지만 마스터는 그들이 알고 있지 않은 것에 관심을 두고 있다.[3)]

전문지식은 의사들을 그들이 알 수 없는 것들을 알게 하도록 이끌어 줄 수 있다. 예를 들면 의사들은 가끔 환자의 통증을 아주 정확하게 진단할 수 있다고 느낀다. 백업된 연구 자료에 의한 환자의 기록들을 보면 그와는 다르게 우리가 물을 때까지 환자의 고통에 대해 정말 잘 알지 못한다는 것을 알 수 있다. 내과 의사들은 환자의 통증 레벨을 평가하는 데에 있어

가끔씩 운에 따르는 확률보다 나을게 없기도 한데 이것은 우리가 종종 부적합하거나 불필요하게 과다한 진통제를 투여한다는 것을 의미한다. 심리학자인 Cleve Shields는 환자와 의사간 소통에 대한 연구를 하였다. 그는 진료실에서 이루어진 통증에 관한 의사-환자 간 대화 녹음 복사물을 읽었다. 의사는 "확정적인 단어"를 사용하고 있었으며 그들 스스로 한 치의 의심도 없이 확신에 찬 의미를 함축하고 있는 단어들이었으며 환자의 통증에 대해 질문을 별로 하지도 않았다. 통증이 무엇과 같은지, 무엇이 도움이 되는지, 무엇이 그렇지 않은지 등등 질문은 거의 없었다. 의사들의 주제넘은 자신감은 훌륭한 진료를 하는데 방해가 된다.[4] 수련과정을 거치면서 의사들은 가끔 질병에 대한 환자들의 주관적 경험들을 이해하는 것이 점점 악화되어 간다. 바로 의사들의 전문지식이 고통 받는 환자의 경험에 눈을 멀게 하고 그들에 대한 공감을 저하시키고 있다.[5] 그들은 환자로부터 얻어진 주관적 정보에 대하여 환자에 대한 객관적 정보를 제공하는 특권을 갖고 있다. 그들은 환자를 진단명으로서, 단지 목적물로 대하기 쉽다. 신경영상 연구에서 내과 의사들은 일반 사람들에 비해 통증을 겪고 있는 환자에 대한 감정적인 반응이 덜한 것으로 나타난다. 그것은 의사들을 감정에 너무 압도되는 것으로부터 보호한다는 점에서는 좋은 점이나 때때로 그들이 환자를 사물화 하고 그들과는 많은 거리를 둔다는 점은 나쁜 점이 되고 있다.[6]

초심자의 마음은 개인의 현재 경험으로부터 전문지식을 분리시킨다. 그것은 세련된 단순함이며 책, 논문들, 선생님들과 늘 새로운 마음으로 그 상황을 보았던 과거의 경험들로부터 습득된 지식과 선입견들 곁에 의도적으로 준비한 세팅이다. 나는 그것을 쉽게 이용하고 손이 닿을 수 있는 상상속의 선반에 "전문가적 자기(expert self)"에 한동안 비치해 놓았다고 생각했지만 좀 더 직관적이고 전체론적 존재 양식이 되는데 짐이 되지 않을 정도로 충분하다. 나는 "이 환자가 오늘 가장 필요로 하는 것이 무엇일까?"라는 것을 생각한다. 그때 나는 내가 처음 생각했던 진단이 맞는지 틀리는지 그 증거를 찾는다. 단순히 나의 "전문가적 자기" 옆에 초심자의 마음을 세팅해 놓는 것은 내가 새로운 가능성을 고려할 수 있게 도움을 준다.

Johann Sebastian Bach는 "문제는 멜로디를 찾지 못하는 것이 아니라, 아침에 일어나서 침대에서 나왔을 때 떠오르는 멜로디를 무시해버리지 않는 것이다"라고 말했었다고 전해진다.[7] 바흐는 아마도 역대 가장 위대한 작곡가로서 완전히 통달한 전문가였으며 그는 끊임없이 엄격한 작곡 규칙 전통범위 내에서 창조적이고 독창적이었다. 그렇지만 창조적이 되기 위해서 그는 새롭고 신선하면서도 정형적이지 않은 음악을 만들어 낼 수 있다는 선입견들을 곁에 항상 준비하고 있었다. 몬테베르디(Monteverdi), 베토벤, 바그너, 쇤베르크(Schöbeg, 역자 주: 오스트리아 작곡가로 12음 기법을 창안하였다)와 케이지(Cage, 역자 주: 미국의 전위 작곡가)와 같은 새로운 음악적 언어를 만들어 내는 위대한 작곡가들에서도 역시 같았다. 이와 유사하게 의학에서도 초심자의 마음은 직관력을 이끌어내고 그때 직관력은 나의 이해력에 영향을 미치고, 자유롭게 떠돌아다니던 이전의 나의 생각들, 성공과 실패들을 다시 생각하게 한다. 전문지식 단독으로는 Dittersdorf [8]는 되겠지만, 바흐가 되기는 어렵다. 의학에서도 전문지식만으로는 모든 대답을 하는 것처럼 보이는 사람을 만들어낼지 모르나 그들은 올바른 질문을 하지는 않을 것이다.

바람에 나부끼는 깃발

내 친구 Gary는 몇 년 전 방광암 진단을 받았다. 다행스럽게도 서서히 자라는 치료 가능한 암이었다. 그는 방광경 수술을 받고 도뇨 삽관한 채로 집으로 돌아갔다. 며칠 후 도뇨관은 제거되었으나 오줌 눌 때 무척 아팠고 요폐증(urinary retention)이 생기는 등 문제가 생겼다. 도뇨관을 며칠간 다시 꽂아 놓았다가 다시 제거하였는데 그때가 목요일 오후였다. 금요일에 그는 하루 종일 점점 강도가 심해지는 복통이 시작되었다. 그가 다니는 비뇨기과 진료실은 문을 닫은 상태여서 지명도가 있는 번잡한 캘리포니아 병원 응급실을 찾았다. 진료한 의사는 Gary가 소변이 나오지 않는 것을 알게 되어 정맥주사를 놓기 시작하였다. 아마도 Gary가 탈수된 것으로 추정하고 있었다. 그는 다른 의사에게 인수인계를 하였는데 그 의사는 Gary가 아직 소변을 보지 못하는 것을 알게 되고 정맥주사 속도를 더 높여 빨리 들어가게 하였다. 그들은 밤새도록 정맥주사를 놓았다. Gary의 부인은 그 다음날 일찍 나에게 전화를 하였다. Gary는 계속 통증을 느끼고 있었다. 나는 그의 병동 간호사에게 비뇨기과 전공의가 좀 봐줘야한다고 요청을 했다. 전공의가 오기 전에 간호사는 Gary의 복부를 살펴보더니 "어머 세상에 방광이 터질 것 같아요."라고 말했다. 간호사는 새로운 도뇨관을 삽입하여 2리터의 소변을 뽑아내었다. 결과적으로 좋아졌지만 이틀을 더 병원에 입원 해야만 했다. 예방할 수도 있는 콩팥 감염때문에 열이 났기 때문이었다.

어떤 의미에서 보면 이번 사례는 상상하기 어렵다. 재발된 요폐증으로 대안적 그리고논리적 설명이 의학 수련과정을 받지도 않은 누군가에게도 완전하게 명백한데 어떻게 훌륭한 자질을 갖춘 의사와 간호사가 잘못된 방법을 지속하고 있었을까?. 이것은 인지적 경직의 놀라운 사례다. 개인의 생각이나 신념을 변화하는데 대한 저항으로 한 가지 현실에 완강하게 집착하고 있다. 모든 임상의들은 이와 같은 덫에 빠지게 될 때 시간을 갖고 생각해 볼 수 있다. 의학에서, 질병의 발현 증상은 여러 가지 의미를 갖고 있어 여러 가지 경우들로 해석해 볼 수 있기 때문에 임상의들이 습관적으로 잘 빠지는 인지적 덫에 걸리도록 만들고 있다. 몹시 곤란을 겪을 때면 임상의들은 첫 번째를 발견하고 생각하기를 멈추려 한다. 그러면 상황에 대해 여러 가지 해석을 해야 하는 최선의 노력을 할 필요가 없게 된다. 인지 과학자들은 이것을 "검색 만족(search satisfaction)"이라고 부른다. 그 때 그들의 해석은 경직되어 잘 부러지고 부서지기 쉬운 허술한 "진실"로 되어 간다.[9]

소설가인 F. Scott Fitzgerald는 "일등급 지능을 알아보는 것은 마음속의 서로 상반된 두 개의 생각들을 동시에 붙들고 있는 능력이며 여전히 기능을 할 수 있는 능력을 유지하고 있는 것이다."라고 말한 적이 있다.[10] 같은 맥락, 장면, 특징으로 볼 때 사람은 두 개의 완전히 다른 희곡을 쓸 수 있다는 것이다. 여기, Gary를 치료했던 의사들은 탈수 이야기와 요폐색 이야기라는 두개의 다른 이야기가 있을 가능성에 대해 고려하고 있지 않았다. 그들은 두 이야기중 하나에 안주하고 있었고 탈수 이야기가 맞지 않은 이야기임에도 불구하고 그것을 사실로 생각했다. 한 때 의사들이 하나의 관점에 전념했었기 때문에 더 잘 맞는 것이 있을 때조차도 특별하게 다른 것을 생각해 보려 하지 않는다. 마음을 바꾼다는 것은 놀라움의 근원으로 생각하기 보다는 수치스러운 일로 생각한다. Gary의 상황은 오히려 경이로울 정도인데 왜냐하면 치료 처음부터 모든 지표들이 치료가 기대하는 효과를 가져 오지 못하고 있다는 것을 알려주고 있었고 탈수된 사람이 2리터의 물을 그의 몸에 주입한 후에도 배뇨가 안 되고 있다는 것은 이상스러운 일이었기 때문이다. 임상의의 이러한 인지적 경직은 감염성이 있는데 실제적으로 다수의 건강 전문가들 사이에 망상을 공유하게 한다. 정신이상에 대한 하나의 정의는 되풀이 하며 같은 행동을 반복하면서 다른 결과를 기대하는 것이다.[11]

문제의 한 부분은 임상적 의료 환경의 빠른 변화이다. 임상의들은 진단을 내리고 치료계획을 세우고 다음 환자를 진료해야 되는 압박감을 느끼고 있다. 비록 빨리 생각해내는 것 같은 것들은 의사들에게 있어서 흥분되는 일이긴 하지만 압박감의 한 부분은 내면적인 것이다. 임상의들은 이해가 국소적이고 불완전하여 전문지식이 그들을 나쁜 길로 이끌어 갈 수 있는 가능성에 대해 경각심을 가질 필요가 있다. 그들은 침착해야만 할 때 차분하게 도울 수 있는 계기들을 필요로 한다.

의학의 빠른 행보는 단지 문제의 일부분에 불과하다. 다음과 같은 두 가지의 서로 반대되는 생각들을 같이 염두에 두는 노력을 해야 한다. 한 가지는 환자는 훌륭한 사례이며 고통받고 있는 사람이라는 사실을 동시에 고려하는 것이다. 다른 한 가지는 환자의 경험과 당신 자신의 진단 과정의 타당한 관련성을 보아야 한다는 것이다. 애매모호함을 인내하는 능력과 인내를 넘어 포용하는 정도에 이르는 능력은 훌륭한 진단을 할 수 있는 사람이 되는데 핵심적인 부분이다. 임상의로서 마스터는 모순되어 보이는 관점들을 계속 변화하는 상황에 적절히 설명할 수 있으며 그들의 생각이 더 이상 쓸모가 없을 때 그 생각을 과감히 놓아 버릴 수 있는 인지적 융통성을 가지고 있다. 그들은 바이러스에 의해 우리 몸의 면역 시스템의 장애로 어떻게 질병이 발생되는지 알 수 있다. 그러기 때문에 더 넓은 범위에서 치료 방법을 선택할 수 있다. 그들은 규칙적으로 당뇨약물을 복용하지 않는 환자들이 "순응하지 않는 환자" 일 수도 있고 "그가 할 수 있는 최선을 다 하고 있는 투쟁을 하고 있는 환자"일 수도 있다는 것을 알 수 있다. 환자가 생활을 잘 하도록 격려하는 한편 임상의들이 지지를 움직일 수 있는 방법이다. 마음챙김 임상의들은 의심을 갖고 있는 한 자신감을 느낄 수 있다. 최근에 신생아에 대해서 내 동료에게 간단한 질문을 한 적이 있었다. 나는 더 이상 진료를 많이 할 기회가 없었다. 그런데 너무 당혹스러웠다. 어떤 것들은 어느 인턴정도라도 알 수 있는 것이었고 내가 이미 알고 있었으나 그것이 맞는지 확인해 보려는 것이었기 때문이다. 부가적인 전문지식을 새로 배운다는 것은 수치스러운 일인 것이다.

여기 선 이야기가 있다.

> 두 명의 스님들이 바람에 펄럭이는 깃발을 보고 있었다. 한 스님이 다른 스님에게 말했다. "깃발이 움직이네. 다른 스님이 대답했다. "바람이 움직이고 있는 것이네" 그들의 스승인 혜능 선사가 이것을 들었다. 그가 말하길 "깃발도 아니고 바람도 아니다. 마음이 움직이는 것이야" [12]

어떤 상황을 서로 다른 두 가지 관점으로 동시에 본다는 것은 좀 더 심오한 진실을 드러내게 할 수 있다. 물론 깃발이 움직이고 바람이 불고 있다. 우리가 항상 인정하지 않고 있는 것은 우리 마음이 세상에 대한 두 가지 이상의 많은 견해들 사이에서 왔다갔다 움직인다는 사실이다. 서로 모순되는 관점을 동시에 잡고 있는 능력은 위대한 임상의라는 표식이 될 뿐만 아니라 훌륭한 과학자의 특징이 되기도 한다. 물리학자인 Niels Bohr는 "사실의 반대편은 거짓이지만 심오한 진실의 반대편은 확실히 또 다른 심오한 진실일지도 모른다."라고 말했다고 알려졌다. 그에게 있어서는 빛은 입자이면서 동시에 파동이라는 사실을 생각한다는 것이 직관적이지 않은 일이었다. 상상을 놀라게 하는 역설이다. 아직 과학적 증거는 다른 설명을 허용하지 않고 있다.

전문지식을 가볍게 잡기

Gary치료진의 실수는 한 가지 관점 이상을 생각하지 못했던 것인데 "알지 못함(not-knowing)"이라는 입장을 취할 수 없어서 생겨난 것일 수도 있다. 그들의 전문지식 또는 전문지식의 잘못된 적용은 잠정적인 진단이 불변의 사실이라고 생각하도록 과도한 확신과 거만함을 이끌어 주었던 것이다. 나는 단지 그 당시 치료진의 마음에 일어났었던 일들에 대해 추측해 볼 뿐이다. 서두름과 인지적 과부하가 작동하고 있었던 같지만 그보다 다른 많은 요인들이 있었을 것이다.

"알지 못함"은 게으름과는 같지가 않다. Suzuki Roshi의 말에 따르면 "알지 못함은 모른다는 것을 의미하지 않는다." "알지 못함"은 알고 있는 것이 방해가 되지 않는 것을 의미한다. 당신이 알고 있는 것을 가볍게 쥐고 다르게 될 준비를 하고 있는 상태를 의미한다.[13) 이런 방식으로 생각해 보면 "앎"과 "알지 못함"은 서로 모순되지 않는다. 그들은 같은 동전의 양면인 것이다.

매 순간을 살아간다는 것은 우리가 이해하는 것이 불완전하다는 사실을 인식해 나가는 과정은 쉽지 않은 일이다. 빠르게 변화하고 정보의 과부하가 걸려 있는 임상의학의 세상에서 "끝나지 않음"의 감각을 유지해야 한다. 내가 진단을 할 때면 나는 다른 방식으로 정보를 보는 경향이 있다는 것을 안다. "진실"이라는 감각들과 갈등을 만드는 그 어떤 것들도 나를 불편하게 만든다. 심지어는 그 진실을 누군가에게 알려줘야 되는 상황에 처했을 때는 더욱 더 그렇다. 당신이 틀렸더라도 불확실해 보이는 상태에 있는 것보다 확실한 상태에 있는 것이 더 낫다고 생각하는 것은 위험하다.

당신이 이미 가지고 있었던 신념, 생각, 가치나 행동들과 갈등을 일으킬만한 새로운 정보를 접했을 때 일어나는 불편감으로 "인지적 부조화"가 있다. 이것은 당신이 확실하다는 감각이 무너질 때 증폭된다.[14)] 인지적 부조화와 직면 될 때 우리는 붕괴되는 감각을 약화시키기 위해 일관성을 찾으려는 경향이 있다. 전통적으로 심리학자들은 인지적 부조화를 받아들이는 두 가지 기본 양식을 알아내었는데 그 한 가지는 새로운 정보를 수용하여 우리의 생각, 가치, 신념 등을 변화시키는 것이며 다른 한 가지는 원래 가지고 있는 생각을 확인해주는 정보를 선호하며 그렇지 않은 정보를 무시하거나 합리화하는 방향으로 진행 한다.[15)] 우리는 자주 사실을 우리의 신념에 일치하도록 모양을 만들어 간다. 질환이 적힌 환자의 장부에는 서로 모순된 부분이 아주 많지만 차트 기록에 겉보기에는 진단을 확인해주는 이야기들로 일관성 있게 채워져 있다. 마스터 급의 임상의들은 그들의 견해를 변경하거나 망상에 젖어 있지도 않은 제3의 다른 통로를 발견한다. 그들은 역설을 수용하며 진료에 임한다. 그들은 최소한 그 순간만큼은 그 상황에 대한 견해를 균등하고 적당하게 두 가지 방향으로 생각해 볼 수 있도록 수용하고 있다. 때때로 이런 역설은 그 상황이 진행되거나 새로운 정보를 알게 됨으로서 해소가 될 수 있다. 어떤 경우에는 임상의들이 결코 해결되지 못할 수도 있는 불확실성을 배울 필요가 있다.

의학에서는 환자가 의사에게 이야기 하는 증상의 3분의 1이상에서 진단을 하려고 우리가 의도하는 것으로는 설명하기 어려우며 올바른 검진과 검사를 다 했다 하더라도 환자의 고통을 일관성 있게 설명할 수 없다.[16] 일차 진료의사는 환자가 다리 붓는 정도를 점수로 표시한 것을 보는데 이것은 혈전증이나 심부전 같은 때때로 생명을 위협하는 상황일 수도 있으나 거의 대부분 해가 없는 상태다. 심장내과 의사들이 진료하는 가슴의 통증을 호소하는 환자들의 3분의 1이상에서 심장 질환이 발견되지 않는다. 신경과 의사들의 진료실에는 어지럼증 환자로 가득치 있다. 그러나 자세한 검사를 해 봐도 분명하게 진단을 알아내지 못한다. 그러한 경우 훌륭한 임상의들은 몇 개월 또는 몇 년에 걸쳐 "아직 끝나지 않음"의 감각을 갖고 진료를 지속한다. 그들은 다음번 같은 환자가 증상을 호소할 때 그것이 심각한 것이라고 생각할 수 있다. 그렇지만 임상의들은 환자들을 심각한 질환이 있는 환자와 "기능적인" 고통이 있는 환자군으로 나누어 생각하기 쉽다. 몇몇 질환들은 서양 의학 진단 범주에 맞지 않기도 하며 마음-신체 질환으로 보이기도 한다. 그러나 "기능적인"것으로 고통의 형태를 분류한다는 것 또한 하나의 덫이 될 수 있다. 즉, 임상의들은 위중한 뭔가를 표현하는 증상들을 겉보기에 비슷하다고 놓쳐 버릴 수 있다. 예를 들어 내 환자 중 하나는 수 년 동안 설명할 수 없는 만성적인 복통에 시달려 왔다. 그녀는 광범위한 진단적 검사를 다 받아 보았으며 어떠한 치료도 도움이 되지 않았다. 그녀의 통증은 우울해 지면서 더욱 악화되었다. 나는 그녀를 금요일에 진료했는데 비록 그 날 다른 통증을 호소했었지만 수 년 동안 호소해 왔던 통증과 같은 것이라고 확신을 하고 있었다. 3일 후 그녀는 내 파트너에게 진료를 보게 되었는데 그는 그녀에게 초음파 검사를 하러 보냈다. 담석이 있었던 것이다. 나는 완전히 기회를 놓치고 만 것이다. 수술 후 그 통증은 사라지게 되었다. 그러나 그녀는 여전히 설명할 수 없는 만성 통증을 호소하고 있다. 그녀는 설명 할 수 있는 것과 없는 통증을 다 가지고 있었다. 이러한 역설은 두 가지 비슷한 통증을 호소하며 흔히 있다. 심장 발작 이후 환자들은 흔히 위험하지 않은 가슴의 통증 같은 후유증을 보인다. 류마티스성 관절염환자들은 가끔 관절의 손상과 연관성이 없는 근육통을 보이는 섬유통증 증후군과 동반되기도 한다.

공에 대한 과감한 언급

"선"에는 주의를 환기시키는 주옥같은 지혜의 이야기들로 가득 차 있다. 주옥같은 이야기의 하나가 "공(空)"에 관한 것이다. Suzuki Roshi가 설명했듯이 "만약 당신의 마음이 공 하다면 그 어떤 것에도 준비가 되어 있는 것이다." 이러한 공에 관한 생각은 아주 근본적이며 약간 혼란스럽기도 한 개념이다. 여기 "선"에 대하여 질문을 하러 일본인 "선" 마스터를 방문했던 한 교수의 아주 대중적인 선 이야기가 있다.

> 그 마스터는 교수가 철학적으로 자세히 설명하고 있는 동안에 차를 대접하고 있었다. 방문객의 찻잔이 가득 찼는데도 마스터는 계속 차를 붓고 있었다. 차는 컵에서 넘쳐 테이블이 온통 젖게 되었다. "컵에서 넘쳐흐르고 있네요." 교수가 말했다. "더 이상 계속 붓지 마세요!" 마스터는 말했다. "이 컵과 같이 당신은 당신 자신의 견해와 추측으로 가득 차 있군요. 당신이 이 컵의 처음처럼 텅 비어 있지 않으면 내가 당신에게 어떻게 선을 보여드릴 수 있겠어요?"[17)]

한편으로 이러한 선이야기와 공에 관한 개념은 우리가 새로운 생각을 받아들일 준비를 하고 좀 더 효율적으로 제한된 인지 능력을 사용하도록 내면의 공간을 만들라는 것이다.[18)] 교육학자이며 철학자인 John Dewey는 20세기 초 이러한 개념을 이해했다. Dewey는 마음 비우는 것을 "지적인 옷 벗기(intellectual disrobing)"라고 일컬었다. 그는 "우리는 영원히 우리의 지적인 습관들을 벗어 버릴 수 없다. 그러나 문화를 지적으로 깊은 수준으로 들어가려면 지적 습관의 일부라도 벗어 버리는 것이 요구되며 그렇게 되면 우리는 냉철하게 지적인 옷들이 무엇으로 만들어져 있고 그들을 입고 있는 것이 우리에게는 무슨 의미인지 알 수 있는 것을 탐구 하게 된다. 우리는 원초적인 순진함(primitive naïveté, 역자 주: 경험에 물들지 않은 순진함)로 다시 돌아갈 수는 없다. 그러나 눈, 귀와 생각을 훈련함으로서 연마하여 얻어질 수 있는 순진함에 도달 할 수는 있다." [19)]

바로 30년 전까지만 해도 몇몇 심리학자들은 이러한 선 이야기는 말도 안 되는 넌센스라고 믿고 있었다. 왜냐 하면 그들은 우리가 컵에서 넘쳐흐르는 위험성이 없다고 믿고 있었는데 대뇌의 기능은 거의 한계가 없는 것이며 우리는 일상생활에서 너무나도 대뇌의 작은 부분만 사용하고 있다고 믿고 있기 때문이었다. 우리는 고작 대뇌의 10%만 사용하고 있다는 생각은 확실한 근거가 없는데도 사실인 것처럼 사람들 사이에 퍼지는 이야기인 도시형 전설을 만들어 내고 대중 매체와 대중 심리학 발간물에서도 사실인 것처럼 계속 이야기 되어왔다.

그렇게 대중의 관심을 끄는데도 불구하고 10%를 사용한다는 생각은 틀렸다는 것이 증명되었다. 즉 연구에서 우리는 대뇌의 모든 부분을 사용하고 있고 대뇌는 집중력, 기억, 문제 해결 등의 능력에 한계가 있다는 사실이 반복적으로 제시되었다. 다른 높은 수준의 기능을 하는 전문가들처럼 의사들은 복잡한 문제들이 얽혀져 있는 환자의 문제를 해결하기 위해 그들이 갖고 있는 인지기능의 모든 것을 그리고 나서 어떤 것들을 필요로 한다.

그렇지만 대뇌는 과부하에 대한 준비가 되어 있다. 당신의 뇌는 항상 가장 지름길을 찾아 사용하려 한다. 당신은 분류작업을 하고, 요약하고, 유사한 것들을 알고, 정보를 종합한다. 이런 방식으로 경제적으로 정신 작용을 성취하고 좀 더 빠르게 좀 더 많은 정보를 처리하려 한다. 그러나 정신 작용의 효율성은 그에 상응하는 대가가 있다. 즉, 환자를 "X라는 예"로 증상들을 어떤 특정한 세트로 특정 지워서 그 환자만의 독특한 양상을 놓쳐 버릴 수 있다. 나는 이 장에서 의사 결정에 관하여 더욱 깊이 언급하겠지만 효율성이라는 것은 복합적 문제를 피상적으로 해결하는 결과를 초래 할 수 있다.

공은 과도하게 밀집된 대뇌에 빈 공간을 마련하는 단순한 것 그 이상의 심오한 것이다. 공은 이 세상을 이해하는 방식이다. 이 세상의 대상은 실재 하는 것인 반면에 공은 우리가 적용하는 이론들, 범주들, 라벨들 같은 마음의 구조물들 또는 마음의 집합체를 의미하고 있기 때문에 실재하지 않는다. 이러한 개념은 공에 관한 불교 철학에 의거한 것이며 스스로 실용주의자라고 말했던 미국 심리학자의 대부인 William James 또한 이것을 언급하였다.[20] James는 진단 같은 정신적 범주들이 현실적으로 실재하는 것처럼 보이지만 근본적으로 취약하다고 했다. 그들은 설명할 수 있는 힘을 가졌지만 지식의 유용함이 미약하거나 증명되지 않았을 때는 세상을 바라보는 방식에서 기존의 지식들을 한쪽으로 치워놓아야 했다. 전문지식은 공 상태에 도달되었을 때에야 감히 앎이라는 것을 의미한다.

지금까지 진단을 내린다는 것은 임상의들의 생각을 분명히 밝혀주기도 하며 애매모호하게 만들 수도 있다는 것이 명백하다. 내 환자 중 한명은 처음에는 측두엽 간질의 "전형적인" 사례로 생각했었다. 이후에는 경계선 인격 장애, 양극성 정동장애 II형, 외상후 스트레스 장애, 신체화 장애의 "전형적인" 사례로 고려되었다. 아이러니하게도 이들 진단은 그녀의 고통을 설명할 뿐이었고 근본적으로 만족할 만한 진단이 되지 못했다. 환자는 이들 진단 모두에 속할 수 있기도 하지만 이들 진단 어디에도 속하지 않을 수도 있었다. 이러한 변화의 유동성은 의학 모든 영역에서 사실로 나타난다. 위궤양의 근본 원인이 박테리아 감염이라는 증거가 수년간 있었음에도 불구하고 의사들은 위궤양의 원인이 영양 부족, 스트레스, 위산 과다 등으로 생각했던 그들의 견해를 포기하기를 꺼렸다. 이와 유사하게 의사들은 심부전환자에게 베타 차단제를 사용하라는 증거를 기반으로 한 가이드라인에 따르는 데도 수년이 걸렸다. 1990년대 까지 우리는 모두 베타 차단제가 심장을 강화시키지 못하고 약화시킬 것이라는 전통 지식을 배웠다. 그렇게 배웠던 의학 전문가들이 새로운 세상에 대한 견해에 완전히 적응하기까지 수십 년이 필요했다.

의사들은 범주들에 의거하여 생각하도록 훈련을 받는다. 의과대학 시절 나의 교수님들 중 한 분이 10,000가지의 질병들이 있다고 말씀하셨다. 그것은 1984년까지의 일이다. 2015년 현재 국제 질병 분류(ICD-10)에 의하면 17만 가지의 다른 진단 코드가 열거되어 있다. 의과대학 시절 학생들은 아픈 사람들을 어떻게 돌봐야 하는 것을 배우기 이전에 특정 질환의 사례에 대하여 배운다. 우리는 질병들을 마치 진단들이 식탁이나 콩팥 같이 세상에 실재하는 "사물"처럼 "진단적 독립체"로 명명 할 수 있도록 배운다. 당신은 당신의 눈앞에 살아있고 숨쉬고 있는 인간을 차트에 기록된 진단 코드명과 혼동하고 있는 것이다.

두 종류의 지성

두 종류의 지성이 있다. 한 가지는
학교의 아이들이 사실과 개념을 기억한다.
책과 선생님의 말씀으로부터
전통적인 과학에서 뿐만 아니라
새로운 과학에서 모아진 정보로부터

그 같은 지성으로 세상에서 자라난다.
순위가 남보다 앞에 또는 뒤에 있으며
정보를 보유한 능력을 평가받는다.
이런 지성은 지식의 영역 안과 밖에서
언제나 더 많이
책상에 표시하고 있다.

또 다른 종류의 책상이 있다.
당신 안에 이미 완성되어 보존하고 있다.

봄 상자에 봄이 넘쳐난다.
가슴 한 가운데가 신선하다. 또 다른 지성은
노랗게 변하거나 고여 있지 않다. 흐른다.
밖에서 안으로 움직이지 않는다.
배관공사 학습처럼 만들어지지 않는다.

두 번째 앎은 샘물이다.
당신 안에서 우러나온다.

– Jellaludin Rumi(1207–1273)
Coleman Barks 번역

시인 Rumi는 초심자의 마음을 아주 흥미롭게 기술하고 있다. Rumi는 13세기 페르시아에 살았고 그의 작품들은 과거 수 십 년에 걸쳐 르네상스에 훌륭한 영향을 끼쳤다. 그의 말은 가끔 너무나도 놀라울 정도로 꼭 들어맞는다. 가끔 인용되는 Rumi의 시에서[21] 우리에게 친숙한 분석적 지식과 우리 내면으로부터 분출되는 "흐르는" 지식과 "신선함" 같은 또 다른 지식을 이야기 하고 있다. 이 다른 지식은 1인칭의 "앎"이다. 이런 종류의 지식은 교과서보다는 경험적 이야기로부터, 분석보다는 관조로부터, 분류에 의한 것 대신에 즉각적인 것으로 나타난다. Rumi가 이야기하는 "신선함"은 초심자의 마음이다. 이론, 사실, 관념들에 의해 가려지는 것을 피해 그것을 단지 기술하는 것이 아니라 진실 속에 살아가는 것이다. 800년 후에야 인지과학은 Rumi의 통찰을 보게 되었고 지금 의학 교육자들과 심리학자들은 이러한 두 가지 접근방법이 서로 공존할 수 있고 상호보완적이며 훌륭한 임상적 판단에 필요하다는 사실에 동의하고 있다.[22]

20세기 이전까지 의사들은 흔히 사람을 진단하는 것에 논의를 해 왔다. 나중에서야 질병을 진단하는 것에 논의하게 되었다. 고대 그리스와 전통적 중국 의학에서 질병은 시시각각 변하는 체액의 역동적인 부조화라고 생각했다.[23] 나는 고대 의술이 비록 몇 몇에서 효과적일 수 있지만 현대 의학을 포기하라는 것은 아니다. 오히려 고대 의학에서 사람을 역동적으로 생각했고 증상이나 경험은 변화하고 있으며 질병들은 궤적을 그리고 있다는 것을 인식하고 있었다는 점에서 우리는 오래된 전통으로부터 배울 수가 있다. 이런 점에서 임상의들은 그들 자신에게 "오늘날 이 환자를 다루는데 새로운 것이나 다른 어떤 것이 있을까?"라고 묻게 만든다.

불행하게도 역동적 방법으로 사람들을 진단한다는 것은 최근 임상에서는 적용되지 않고 있다. 의학에서 금액을 청구 하는 원동력은 부호화된 진단이다. 슬프게도 금액 청구 범주인 셈이다. 초심자의 마음이 건강 관리기관의 지지를 받을 때까지는 이렇게 작용한다. 나는 나중이라도 적용되리라고 믿는다. 결코 사소하고 힘이 적게 드는 일은 아니지만 우리의 내부로부터 나오는 것을 필요로 한다.

물 항아리 테스트

명상을 하는 사람들은 그렇게 함으로서 초심자의 마음을 향상 시킬 수 있다고 주장한다. 문제는 그것을 어떻게 증명해 내는가에 있다. 심리학자들은 초심자의 마음과 그 반대 경향인 아인슈텔룽 효과(역자 주: 더 나은 대안이 있는데도 익숙한 방식대로 생각하고 행동하는 것이다. 아인슈텔룽은 마음의 경향, 처지 또는 태도다)는 경직된 사고 유형이 문제를 해결하는 좀 더 창의적이고 적응하는 양식을 찾아내는 과정에 방해가 된다는 것이다. 그래서 "경험에 의해 가려진" 마음의 경향을 측정하고 관찰하려는 방법을 찾아야만 한다고 했다.

아인슈텔룽 효과를 측정하는 방법을 찾으려는 한 이스라엘 연구팀은 아인슈텔룽 물 항아리 테스트(water jar test)를 찾아내었다.[24] 전형적으로 물 항아리 테스트는 두 단계를 거친다. 이 실험에서 피검자들은 여러 문제를 풀도록 훈련 받는다. 서로 다른 크기의 여러 항아리에 다른 방식으로 물을 나눈다. 각 항아리에는 같은 복합 양식을 적용했다. 그 때 피검자에게 새로운 문제가 주어지게 되는데 이것은 훨씬 단순한 방법으로 문제를 해결할 수 있는 것이다. 이전에 마음챙김 수련경험이 있던 사람들에서 좀 더 빠르게 더욱 간단한 해결책을 찾아낼 수 있었다. 그렇지만 연구자로서 나는 아직 확신하진 않는다. 예를 들어 명상 수련을 수행한 것 같은 질적인 다른 방법들 또한 그 검사에 좋은 결과를 이끌어 낼 지도 모르기 때문이다.

그 때 연구자들은 어떤 종류의 묵상적 훈련, 명상 또는 집중 훈련 등을 해 본적이 없는 사람들을 선택했으며 그들을 무작위적으로 훈련을 받은 중재군과 대조군으로 나누었다. 7주 이상의 18시간 중재 프로그램으로 호흡에 집중, 바디 스캔, 자유로운 알아차림, 걷기 명상, 자애 명상 등 5가지 서로 다른 훈련을 통해 시행되었고 다양한 각성 연습, 대화기법과 숙제 등이 부가적으로 시행되었다.[25] 중재군의 검사 상 점수가 높은 사람들에서 경험에 의해 눈이 가려질 가능성이 적고 더욱 간단하고 창의적인 해결방법을 찾을 가능성이 높은 것으로 나타났다. 이것은 그들이 초심자의 마음을 취하는 것을 배웠던 결과이다.

진료실에서

수년 동안 나는 어떤 환자의 방에 들어가기 전에 순간적으로 멈추는 습관을 발전시켜 왔었다. 문의 손잡이를 손으로 잡은 상태로 환자를 만나기 전 내가 좀 더 현실에 있는데 도움이 되도록 조용히 숨을 깊게 쉬어 본다. 나는 정신적으로 환자와 있었던 모든 일들을 잠시 옆으로 치워 놓는다. 나는 그저 그 날에 일어난 일들을 보는 것을 끝내고 다른 사건들도 끝내는데 이렇게 해야 나는 새롭게 진료를 잘 할 수 있는 준비를 하게 된다. 이것은 불과 1-2초 정도 걸리는 과정이고 Rumi가 이야기 한 신선함을 가져다준다.

나는 마음챙김 행동을 성취하려는 방법을 발견한 유일한 사람이 아니다. Virginia 대학의 동료 의사인 Julie Connelly는 시가 얼마나 초심자의 마음을 발전시키는지에 대해 아주 역력하게 기술하고 있다.[26] 마음의 개방상태를 불러일으키는 Rumi의 시와 다른 시들은 지금 내 컴퓨터 화면 보호기에 있어 나의 모든 지식, 전문지식들과 경험들을 동원하여 분석적 렌즈를 통해 봄으로서 오는 환자들 마다 내 견해의 형평성을 맞추는데 항상 상기시켜 주고 있으며 내면의 "신선함"을 배양하는데도 도움이 되고 있다.

관조적 질문들은 나를 순조롭게 이끌고 문제가 없도록 한다. 나는 습관적으로 나 자신에게 묻는다. "이 상황을 바라보는 또 다른 방법은 없는가? 진실이 아닐 수도 있도록 생각하게 하는 것은 무엇일까? 내가 이 상황을 바라보는 견해에 영향을 끼쳤던 이전의 경험이나 예측들은 무엇이었을까? 믿을 만한 동료들이 뭐라고 이야기 하겠는가?" 이런 "마음을 터놓는" 질문들은 나의 인지적 경직성을 발견하는데 도움을 주고 보지 못하고 있는 맹점들을 알게 하며 그것들 중 몇몇은 내가 노력해서 발전시킨 전문지식의 결과이다. 관조적 질문은 사실을 회상하는 것 보다는 자각 상태를 증가시키고 의구심을 불러일으키며 불확실성에 노출시킨다. 복잡한 환경에서 일하지 않은 사람이 있겠나마는 어떤 사람들도 이런 종류의 질문들이 훨씬 더 많은 마음챙김 상태로 이끌어 주는 질문들이라는 것을 깨닫게 될 것이다. 나는 학생들과 동료들에게도 같은 질문을 사용한다. 비록 내가 학생들에게 관조적 질문을 이야기 하는 것은 매우 드문 일이긴 하지만 관조적 질문은 교육가인 Donald Schön이 행위 중 반영 [27]이라고 일컬었던 것을 증진시킨다. 그들은 여기저기에서 몇 초정도 시간이 걸리지 않고 결국에는 많은 시간을 절약하게 된다. 질문에 대한 대답을 찾는 것을 잘하고 있지만 내가 옳은 질문들을 하고 있다는 것을 아는 것이 더욱 더 중요하다는 사실을 기억하는 방식이다.

5장
현존

나는 가정의학 의사의 한 업무로 여러 해 동안 아기들을 분만 시켰다. 처음에는 분만의 강렬함을 경험하고 있는 여성의 얼굴을 직접 마주하는 것에 어려움이 있었다. 반사적으로 시선을 피하려고 했다. 있는 그대로의 여과되지 않은 고통을 지켜보는 것으로 인해서 불편함과 부적절함을 느꼈다. 태아 전자 모니터를 확인하고, 환자들의 가족 및 간호사와 대화하느라 바쁘게 시간을 보냈다. 약을 처방하거나 신생아가 세상으로 나오는 것을 돕는 등의 일을 할 때 차분함과 자신감을 느꼈다. 하지만, 행동이 요구되지 않거나 행동하지 않도록 요구되는 상황일 경우 무너졌다. 아마 환자들은 알아차린 경우도, 그렇지 않은 경우도 있었을 것이다.

나는 현존(presence)하는 수련에 착수했다. 환자로부터 눈길을 돌리려는 충동에 저항하는 것을 인식하면서, 의식적으로 각 환자의 얼굴을 들여다보기 시작했다. 내 자신의 시선과 표정을 알아차리게 되었고, 내가 물러나려고 할 때에 주목하였다. 관찰(observing)이 꼭 보는 것(seeing)만을 의미하는 것은 아니라는 점을 발견했다. 여성을 보지 않고도 그 사람의 분만을 관찰할 수 있었다. 관찰은 철학자 Michel Foucault가 환자를 질병, 진단, 임상 문제 같이 한 명의 사람보다 약간 더 작은 무언가로 보았던 방법인 “진료적 시선(clinical gaze)”과 매우 흡사하다.[1] 대조적으로, 단순히 관찰하는 대신에 보는 것을 통해서 현존하는 것이 나에게 어떤 것인지를 탐구할 수 있었다.

점차적으로 더욱 편안해졌다. 육체적인 거리와 심리적인 거리가 모두 희미해지는 것 같았다. 더 이상 내가 잠겨있다고 느끼지 않았다. 환자의 불편을 덜어줄 수 있는 방법을 찾는데 더욱 도움을 줄 수 있었다. 그것은 진정한, 친밀한 느낌이었다.

처음에 현존은 나에 대한 내적 경험이었다. 나중에는 그것이 공유되어 있다는 것을 알아차렸다. 현존해 있을 때 환자들은 다른 반응을 보였다. 그들은 뒤돌아 보았고, 내 손을 잡았다. 현존은 여성의 출산을 돕는 동안 나를 음악 연주가처럼 느껴지게 하였다. 현존은 내가 분만을 시키는 것에 대해 영향을 주었다. 좋은 조산사가 늘 알고 있는 것처럼 여성이 출산 과정을 겪는 동안, 당신은 "말할 수 있다"는 점을 발견하게 되었다. 이 "말하기"는 현존에 따라 좌우된다. 나는 행동하기 전에 더 잘 기다릴 수 있게 되었다.

형언할 수 없는 것

가장 기본적으로 현존은 임상의가 좋은 시선 접촉을 하거나, 환자의 걱정에 대해 반응하거나, 대화가 끝날 때까지 일어나거나 떠나지 않는 경우에 나타날 수 있다. 그러나 환자들이 자신의 의사가 "정말로 거기 있었다"라고 말할 경우, 대부분은 존재의 질에 대해 언급하고 있는 것이다. 현존은 일관성과 침착함을 느끼는 것이다. 내과 의사인 Tony Suchman은 그것을 치료의 "연결(connexional)" 차원이라고 불렀으며, 종종 무언의 상태에 해당된다.[2)] 현존은 중단하지 않고, 해석하지 않으며, 판단하지 않고, 축소하지 않는 특징적인 듣기이다. 당신이 알아차리지 못한다면, 의사들이 이것을 잘 하지 않는 것이다. 심리학자 Kim Marvel과 내가 일차 의료 진료실 방문과 관련된 음성 녹음을 분석했을 때, 우리는 고작 평균 23초 동안 환자들이 말한 후에 어떻게 의사들이 불안해지고 이를 통제하는지를 보았다.[3)]

철학자 Ralph Harper는 '현존(On Presence)'[4)]라는 그의 책에서 현존을 두 사람이 서로 접촉하고 조화를 이루는 "결합된 공명(bonded resonance)"이 되는 것이라고 하였다. Harper에 따르면 현존은 "경계 상황(boundary situation)"에서 특히 중요하다. 이는 사람들이 취약함을 느끼고, 삶이 특히 불확실하며, 의미를 찾기가 힘이 드는 시기를 의미한다. 의학에서는 환자들이 심각한 질병과 기능의 상실에 직면하거나, 그들 및 사랑하는 사람들이 두려움에 빠지거나, 예기치 못한 재난이 있을 때가 여기에 해당된다. 현존은 환자들이 그것을 가장 필요로 할 때 위엄과 존경의 선물이 된다. 또한, Harper는 현존이 항상 실제 또는 상상의 다른 사람들과 공유된다는 점을 지적했다. 현존은 증인을 필요로 하며, 심지어는 증인이 자신의 다른 부분을 관찰하는 자기가 될 수도 있다.[5)] 나는 심지어 환자가 자신에 대해 말할 수 없을 때에도 그런 식으로 환자와 함께 현존할 수 있다.

나는 현존을 특성화하고, 형언할 수 없는 것을 보이게 하고, 경이롭게 두려고 하는 과정에서 조금 위압감을 느낀다. 현존은 역사적으로 시인, 철학자, 신비주의자들의 영역이었다. 하지만, 그것은 건강 관리의 핵심에 위치한다. 임상의들이 현존에 대해서 기술할 때, 임상적 언어를 사용하는 경우는 거의 드물다. 그들은 이야기를 쓴다.[6] 외과 의사, 내과 의사, 가정의학 의사, 그리고 정신과 의사들은 당신이 존재로서 현존하는 것을 강요할 수 없으며, 그것이 신뢰성 있게 발생하지도 못한다고 기술하였다. 당신은 현존이 나타날 수 있도록 공간을 만들어야 한다. 그러한 의미에서 현존은 사람, 일 또는 당신 스스로의 일부와 더욱 직접적으로 연결되기 위해 공(空)의 상태로 당신 스스로를 나오게 할 수 있다. 이것은 부처님이 "원숭이 마음"이라고 불렀던 내면의 수다를 옆으로 치우는 것에 좌우된다. 사회적으로, 우리는 그 어느 때보다 스스로 현존하는 것을 갈망하고 환자 및 임상의를 포함한 다른 사람들과 현존을 공유한다. 우리는 같은 조합의 신경 경로들에 대해 경쟁하게 되는 여러 일들 사이에서 주의가 점점 더 분산됨에 따라 전체가 되는 느낌을 유지하기에 너무 많은 조각들로 나뉘어지게 된다. 매일 우리의 현존감은 소모적인 전망 속에서 끊임없이 부서지고 고쳐지고 있다. 컴퓨터에 자료를 입력하는 동안 의미있는 대화를 하려고 시도해보자. 적어도 당신의 문장 구조는 흐트러질 것이고, 생각의 흐름을 잃게 될 것이다.

시간의 현재성

때로는 간단한 행위와 적절한 단어 몇 개가 현존을 알릴 수 있다. 하루는 병원에서 회진을 돌면서 병실로 들어가는 중에, 우리의 완화 의료팀에 속해 있는 Laura Hogan이라는 간호사가 환자에게 세 단어를 말했다: "꽃이 정말 아름답네요!" 환자는 꽃을 바라보았고 미소를 지었다. 전날에 그 환자는 자신의 암이 진행되었는지를 알기 위해 조직 검사를 받았었고, 그 결과를 계속 기다리고 있는 중이었다. 우리 모두는 나쁜 소식이 있을까 두려워 했었다. Laura의 말은 비참한 상황에서도 아름다움을 볼 수 있고 환자를 사랑하고 돌보는 사람들을 존중할 수 있다는 것을 알려주었다. 그녀는 혼자가 아니었다. 현존은 부드러운 시선, 촉감의 특징, 형식적이지 않고 진심으로 느껴지는 악수, 환자들의 부드러운 배에 대한 다정한 검사 등에 의해 종종 비언어적으로 전달된다.

또한 현존은 시간의 "현재성(presentness)"과 관계가 있다. 환자를 치료하는 동안 내가 현존해 있음을 느낄 때, 시간은 확장되거나 가만히 있는 것처럼 보인다. 수년 전, 나는 Chick

Corea 일행들의 재즈 공연에 갔다. 오프닝 부분 동안 각각의 음악가들이 즉흥 연주를 할 기회를 얻은 후에, 음악은 휴식 지점에 이르렀고 침묵이 아마도 2초 정도 지속되었다. 공연이 3천석 규모의 공연장에서 이루어졌음에도 불구하고, 모든 사람들은 그 침묵 속에서 같은 친밀감과 연결성을 느끼는 것처럼 보였다. 그 순간은 마치 외부의 세상이 사라진 것처럼 매우 아름다운 광활함을 가졌다. 그 광활함은 오로지 음악가들이 음악의 새로운 부분을 위해 동시에 화음을 울릴 때만 풀어졌다. Martin Luther King Jr.나 Mahatma Gandhi의 연설들을 생각해보자. 당신은 사로 잡혔고, 도취되었고, 무아지경에 빠졌으며, 시간은 멈춰있거나 완전히 중단되어 있는 것처럼 보인다.

의사들이 현존할 때, 환자들은 그 광활함을 느낀다. 나는 내가 환자로서 처음 느꼈던 것을 기억한다. 10대 후반이었고 한 달이 넘도록 건강이 좋지 않았다. 인후통과 두통이 있었고 기운이 없었다. 약했고, 피곤했으며, 열이 났다. 잠시 동안 좋아지다가도 다시 아픈 상태로 돌아갔다. 나는 막 소아과 의사로부터 졸업하여 내가 잘 모르는 새로운 "성인" 의사에게 진료를 보게 되었다. 그는 나의 귀, 목과 목구멍, 가슴, 복부를 검사하는 동안 철저하며 온화했다. 나는 신체검사가 정상이며 큰 문제가 없다고 추정했다. 그것은 그가 이미 내린 진단을 확인하는 것이었다.

시간은 여전히 멈춰있는 것처럼 보였다. 나는 걱정이 되었고, 그는 대단히 침착했다. 그는 나보다 나이가 훨씬 많았지만, 그것은 문제가 되지 않았다. 그는 따뜻했으며 그의 눈은 부드러웠다. 나는 그가 나와 나의 상황을 이해했음을 느꼈고, 우리 사이의 거리가 가까워지는 것을 알 수 있었다. 그는 이러한 증상들을 본 적이 있으며, 아마도 바이러스에 의한 것으로 시간이 지나면 회복될 것이라고 말했다. 그는 확인을 위해 혈액 검사를 처방했다. 그것이 내가 필요한 전부였다.

이것이 내가 의사에 의해 이해와 치료를 받는다는 느낌이 든 첫 번째 경험이었다. 집에 가서도 그가 나와 함께 현존해 있음을 느꼈으며, 그의 현존이 조용히 나를 안심시켜주는 것을 알았다. 나는 혼자 걱정하지 않았다. 몇 주 후에 나는 내 자신을 더 잘 느끼기 시작하였다. 수 년이 지나서 의과 대학을 가려고 생각했을 때, 그리고 그 이후에 박테리아의 이름을 외우거나 감별 진단을 외우는 것이 전부라고 생각했던 어두운 순간 동안에 그의 이미지는 나에게 다가왔다.

그 후에도 여전히 나는 그런 식으로 현존할 수 있고 현존을 환자들과 공유할 수 있음을 발견했다. 나는 수련 과정에서 Haqim이라는 16세의 근육질이고 자신감이 있으며 강건한 새로운 환자를 만나게 되었다. 그는 등과 어깨에 여드름이 있었다. 그는 호르몬과 어떻게 그것들이 피부에 영향을 주는지, 그리고 왜 그것들이 사람들을 매력적이지 않게 만드는지, 각각의 약물들이 어떻게 작용하는지, 동시에 두 가지의 약물을 시도할 수 있는지, 돌기와 낭종이 사라지는데 얼마나 시간이 걸리는지에 대해 질문을 연발했다.

그는 매우 걱정했다. 나는 해석이나 반영 없이 단지 듣고, 또 들었다. 그에게 시간이 지나면 회복될 것이며, 몇 가지 크림과 약들의 도움을 받을 수 있다고 설명했다. 약들이 실제로 어떻게 작용하는지에 대한 몇 가지 질문을 한 뒤, 그는 편안해 했고, 심지어 미소를 지었다. 우리는 15분 동안의 방문 중에 남아있는 5분을 그의 가족에 대해 이야기하는데 사용했다. 그 이후로 Haqim은 나에게 몇 번이나 의사가 되고 싶다고 말했었다.[7]

시간과 친밀감

진료실 방문이 겨우 15분에서 20분 또는 그보다 짧게 제한되어 있는 경우인데도 현존이 어떻게 일어날 수 있을까? 경과 시간은 의사가 통제할 수 없지만, 지각된 시간은 언제든지 만들어질 수 있다. 나는 의사들에게 환자와 이야기하는 동안 서있기보다는 앉으라고 가르친다. 빠른 병원 회진이 이루어지는 외과 의사들에 대한 연구에서, 환자들은 경과 시간이 같다고 할지라도 의사가 서있는 것보다 앉아있을 때 실제로 더 많은 시간을 보냈다고 느꼈다.[8] 연구 동료인 Kathy Zoppi는 부모님들이 소아과 의사가 그들과 더 많은 시간을 보냈다고 인지할 때 더 만족한다는 사실을 발견했다. 실제 경과 시간은 그다지 중요하지 않았다.[9] 때로는 침묵을 통해 시간이 만들어진다. 침묵은 음악에서의 음표와 같은 절묘한 아름다움을 가질 수 있으며, 환자와 의사 사이의 관계를 더 깊게 만들 수 있다. 의사가 거기에 있고, 듣고, 주의 집중을 하고, 서두르지 않는다는 것을 환자에게 안심시키는 데에는 불과 몇 초가 걸리지 않는다.[10] 침묵을 효과적으로 사용하는 것은 병원이나 진료실을 방문하는 것처럼 많은 행정적 명령으로 가득 찬 상황에서 더욱 중요하다.

음악가들은 현존과 그것의 부재에 대해서 안다. 당신이 자신의 생각에 휩싸여 있고 단지 기계적인 삶을 살고 있을 때, 직장 동료들은 당신이 "최소한의 노력만 하고 있다"고 말할 것이다. 그리고 당신은 "나는 좋은 공연을 했었어. 계속 그랬더라면 좋았을 텐데."라고 생각할 것이다. 이것은 의학에서도 동일하다. 당신이 현존해 있을 때 또는 당신이 최소한의 노력만 하고 있을 때, 환자들은 이를 알고 있으며 당신도 알고 있다. 나의 멘토인 George Engel은 환자들이 알고 이해하고 싶어 하며, 알고 이해한 것에 대해 느끼고 싶어 한다고 말했다. 단지 환자에 "대해서" 아는 것과 환자를 하나의 사람으로 "아는 것" 사이에는 차이가 있다. 사람으로 아는 것은 훨씬 더 개인적이며 친밀한 것이다. 수련 중에, 지도 교수와 동료들은 환자에게 너무 연루되는 것의 위험성에 대해서 나에게 경고를 했다. 환자들은 사망하며, 그들은 말할 수 없는 비극, 약탈, 학대에 의해 유린된다. 이 소용돌이의 가장자리에 너무 가깝게 접근하는 것은 위험하다고 느껴진다. 당신은 관점을 잃어버리고 감정적 젤리 덩어리로 전락하는 것에 두려움을 느낀다. 분명히, 경계 상황들은 더 큰 현존감을 필요로 한다. 오직 근본적으로 완강하게 공유된 현존만이 임상의가 고통받는 환자와 진정으로 함께 있는데 필요한 친밀감을 유지할 수 있게 해준다.[11] 의학에서, 수련생들은 이것을 하는 방법에 대해 거의 듣지 못한다. 냉담하게 객관적으로 머무르는 것이 더 안전하게 보인다. 이러한 것의 위험도 있다. 의사들은 가끔 생존 전략의 하나로 스스로와 감정적으로 거리를 두어야 하지만, 이는 임상 의료의 풍부함과 의미를 멸균시킨다. 나에게, 현존은 환자에 대한 나의 시각, 그의 임상적 상황, 우리의 관계들을 분명히 하는 방법을 통해 나 자신 및 다른 사람들에게 감정적으로 다가갈 수 있는 가장 좋은 지점을 향해 나아가는 것을 의미한다.

Dirk는 20년이 넘도록 나에게 진료를 받고 있는 70세의 편집형 조현병 남성이다. Dirk는 그의 성인기 거의 대부분을 정신 병원과 공동주거시설에서 보냈다. 그는 보통 우리의 진료 동안에 말수가 적은 편이었다. 나는 질문을 하고, 그는 한 두 단어로 대답했다. 지난 해 동안, Dirk는 몇 차례 의식을 잃거나 잃을 뻔한 삽화가 있었다. 그의 혈압은 낮았으며, 정신과 약물의 부작용에 의한 것일 수 있었다. 그의 상처들 중 심각한 것은 없었지만 걱정이 되었다. 어떤 하루는 Dirk가 평소와 같이 감정적으로 평평했던 날이었다. 나는 그가 무슨 생각을 하고 있는지 알 수 없었다. Dirk는 그가 전화번호 목록을 읽을 때처럼 똑같이 단조로운 목소리로 자신이 계단통에 빠져있다고 이야기했다.

그 다음 나는 "걱정이 된다"고 말했고 기다렸다. 놀랍게도 Dirk는 좀 더 말수가 많아졌다. 그는 본인도 역시 걱정이 된다고 말했다. 우리는 그의 약물 용량을 줄이는 것에 대한 위험성과 이득으로 의식을 잃는 것에 대해서는 도움을 줄 수 있겠지만, 그의 정신과적 상태를 악화시킬 수 있다는 것에 대해서 이야기를 했다. 그리고 그는 정신 질환에 대한 낙인이 얼마나 자신을 다르게 느끼도록 하는지에 대해서 이야기를 했다. 말문이 막혔다. 나는 그의 병식을 완전히 과소평가했었다.

이 짧은 교감은 우리의 긴 관계에서 새로운 장을 열었다. 과거에 나는 우리가 어떤 종류의 연결도 성취했다고 느끼지 못했다. 이 순간이 나타나기까지 20년이 걸렸다. 그리고 지금 그를 전체적인 한 사람으로 볼 수 있다. 그것은 상호적이다. 그는 이제 나를 단지 "의사"일

뿐 아니라 한 사람으로써 본다는 느낌이 들었다. 나는 내가 습관적인 의료 행위를 하는 질문, 간섭, 자극, 조언 등을 통해 그에게 기회를 주지 않고 있는 것이 아닌지 자주 생각해본다. 아마 무심코 그를 침묵시켰을 것이다. 이제 우리는 함께 그의 약물 감량에 대한 더 나은 결정을 내릴 수 있는 기회를 얻었다. 그를 좀 더 지지할 수 있고, 그의 거주와 약물의 필요성 및 사회적 활동에 대해 더 잘 대처할 수 있다. Dirk는 천천히 자신을 더 많이 공유하고 공개하게 되었다. 나는 그가 두려워하는 것, 필요로 하는 것, 그가 즐기는 것, 그리고 그가 누구인지에 대해 더 잘 이해하고 있다.

풍랑이 거센 바다

Laura Kerner는 70세이며 폐렴, 패혈증(혈류 감염), 폐혈전으로 인해 심장 마비가 오기 전까지는 자신의 은퇴 생활을 잘 즐기고 있었다. 집중 치료에도 불구하고, 병원에 있는 4주 동안 쇠퇴해졌다. 심장은 충분한 여력이 없었고, 산소가 부족해서 숨을 쉬기가 힘들었으며, 간과 콩팥은 부전이 진행되었다. 죽어가고 있었다. 그녀는 자신이 계속 생존하지 못할 것 같은 경우에는 생명 유지 장치를 사용하지 않겠다고 이전에 말했었다.

며칠이 지나면서, Laura는 점점 제 정신이 아닐 때가 많았고 초조해지고 섬망에 빠지는 경우가 증가했다. 구강 분비물을 흡인하여 기침이 잦아졌다. 채혈도 여러 번 요구되었다. 심지어 침대에서 몸을 움직이는 것조차 숨을 가쁘게 만들었고, 수액줄을 뽑지 못하도록 강박되어 있어야 했다. 고통스럽게도, 중환자실 팀은 혈압이 내려가는 것을 우려하여 진통제와 진정제를 보류해야만 했다. 의미 있는 회복의 가능성이 줄어들면서, 의사와 간호사들은 점점 더 괴로워했다.

나는 완화의료 자문가로서 Laura, 가족, 중환자실 팀이 치료에 대해 중요한 결정들을 내리는 것을 돕는 일을 했다. 하지만, 어떤 것에 대해서도 동의할 수 있는 사람은 아무도 없었다. 어떤 가족들은 Laura가 호스피스 치료를 원할 것이라고 생각하는 반면, 다른 사람들은 비록 이런 상태일 지라도 "모든 것"이 이루어져야 한다고 요구했다. 매일 가족들은 점점 분열되어갔다. 아들은 "의사들이 어머니를 죽이려 하고 있어." "당신들은 단지 포기하고 있잖아." "그녀는 언제나 강했었는데 당신이 그것을 빼앗아가고 있어."라고 말했다.

설명하고, 의견을 제시하고, 지시하는 것 등은 이미 역효과를 낳았었다. 나는 그들에게 무엇을 해야 하는지 명확하게 말하지는 않았다. 할 수 있는 모든 것은 주의를 집중하고 현존하는 것이었다. 나는 가족들의 동기 (그들이 무정한가?), 능력 (편집증적인가? 정말로 이해하고 있는 것인가?), 도덕성 (무책임한가?)에 대한 나의 판단과 내가 느끼는 짜증 및 분노에 대해 충분히 쉽게 알아차릴 수 있었다. 이러한 것들을 제쳐두고, 그들의 질문을 환영하며 그들의 입장이 되어보는 것은 또 다른 일이었다. 그들의 동기를 오해하고 한쪽의 편을 들게 되면서 이 엉망인 상황에 대해 내가 일부 기여했을 가능성을 고려해야 했었다. 나는 환대감(sense of hospitality)을 키워야 했다.

게스트 하우스 (THE GUEST HOUSE)

사람은 게스트 하우스와 같다.
매일 아침 새로운 도착이 있다.

기쁨, 우울, 하찮음,
어떤 찰나의 알아차림은
예측하지 못한 방문객으로 등장한다.

그들 모두를 환영하고 즐기자!
그들이 한 무리의 슬픔들이라서
당신의 집안 가구들을 격렬하게 휩쓸고 가버린다고 하더라도,
계속해서, 손님들을 훌륭하게 대하자.
그는 새로운 기쁨을 위해
당신을 치우고 있을지도 모른다.

어두운 생각, 부끄러움, 악의,
문 앞에서 그들을 만나서 웃고 안으로 초대하자.

무엇이 오든지 감사히 여기자,
그것들은 저 너머에서 길잡이로서 보내졌으니까.

– Jellaludin Rumi
Coleman Barks번역

내가 찾고 있던 현존이 "게스트 하우스"[12]라는 시에 묘사되어 있었다. 시인인 Rumi는 우리에게 가능하고, 열려있으며, 수용적이고, 흥겨운 방법으로 어두운 생각과 혼돈, 혼란, 무력감에 대한 알아차림을 환영해야 하며 신중하게 반응해야 한다고 말했다. 말하기는 쉽지만 행동은 어렵다는 생각이 들었다. 긴장을 풀려고 시도했다. 내가 분노하거나 성급하게 반응하지 않으며 그들과의 미약한 관계를 끊지 않는다는 것을 확실히 하기 위해 반응 전에 숨을 들이쉬고 기다렸다. 그들도 긴장을 풀고 느긋해질 수 있도록 권유했다. 결정을 빨리 서둘러야 한다는 압박감에도 불구하고, 그들이 편안하다는 것을 확인할 수 있도록 몇 분 더 시간을 가질 것을 조언했다. 결국, 그들도 마찬가지로 더욱 현존하는 것처럼 보였다. 그들은 마침내 "Laura 및 당신의 가족들을 위해서 지금 당장 제일 바라고 있는 두 세 가지 것들이 무엇입니까?"라는 질문에 신중하게 답변할 수 있었다. 며칠이 지나서, 그들은 우리에게 진통제의 제공을 허락해주었고 그들의 밀접한 관찰 아래서 Laura가 편안해지게 힘쓸 수 있도록 해주었다. 그들은 그녀가 더욱 평화롭고, 편안해 하는 것을 알아차릴 수 밖에 없었다. 놀랍게도, 그녀가 사망하고 며칠이 지나서 가족들은 우리 팀의 치료에 대해 감사를 표시했다.

공간 만들기

인지 신경과학자들은 뇌에서 어떻게 현존 및 그것의 개인적 경험이 나타나는지를 고려하기 시작했다. 당신이 상상하는 것처럼, 현존을 연구하는 것은 신경과학의 어려운 문제 중 하나이다. 이는 너무 주관적이기 때문에 주의, 기억, 지각에 대해 연구하는 것보다 훨씬 힘이 든다. 현존에 대한 빈약한 연구들을 찾아보다가, 내가 발견한 것에 대해 놀라게 되었다. 나의 탐구는 비디오 게임과 가상 현실에 대한 연구로 이어졌다. 그것들은 때로는 현실보다 더욱 진짜 같아서 사람들이 완전히 몰입될 수 있는 환경들이었다. 플레이어는 마치 그들의 "동반자"가 살아있는 것처럼 현존을 공유하는 느낌을 경험하면서 휴머노이드 아바타들과 관계를 맺는다. 전자 매체와 그것의 모든 인위성은 외견상에서 사라지고, 사람들은 이탈리아의 신경과학자 Giuseppe Riva가 "체화된 몰입(embodied immersion)"[13]이라고 불렀던 것을 성취하게 된다. 이는 스스로 녹아 드는 것과 관련된 당신의 감각으로, 아마도 음악가나 선생님, 의사들이 그들의 게임에서 최고의 위치에 있을 때 느끼는 현존감과 비슷한 것이다.

비디오 게임이 어리석고 임상 진료와 멀리 떨어져 있다고 생각한다면, 다시 생각해보자. 그것들은 그렇지 않다. 이제 컴퓨터 프로그램들은 아바타를 가상 의사나 심리치료사로 사용하며, 이는 매우 효과적이다.[14] 환자들은 심리치료사와 연결되는 것과 같은 방법으로 컴퓨터의 인물에 감정적으로 애착을 가지게 된다. 감금된 상태에서 철사와 천으로 만들어진 무생물의 "어머니"에게 애착을 가지게 된 Harry Harrow의 원숭이들과 같이, 사람들은 다른 사람들이나 심지어는 실제가 아니라는 것을 알고 있음에도 그들이 사람이라고 상상하는 것과 자연스럽게 유대감을 형성한다. 그것은 우리의 뇌가 애착과 관계를 촉진하도록 프로그램되어있기 때문이다.[15]

사회적 현존 또는 공유된 현존은 의료에서 중요하다. 내 생각에 각 환자를 완전한 인격체로 보는 의사의 능력은 어려운 시기에 있는 환자를 도울 수 있는 신뢰와 이해의 기초라고 할 수 있다. 그것은 학습된 기술이며, 마음의 습관이다. 그것은 내가 어떻게 공연을 준비했는지를 떠올리게 한다. 예행연습실에서 잘 연주하는 것은 단지 그것의 일부일 뿐이다. 나는 기교를 부릴 것이고, 음악이 말을 하게 할 것이다. 하지만, 내가 무대에 올랐을 때 나를 긍정적이거나 비판적으로 평가할 것으로 상상되는 사람들이 나의 모든 행동을 보는 것을 대비하기 위해 추가적인 연습이 필요했다. 마찬가지로, 임상의는 고통, 갈등, 불확실성 등이 있을 때 그들의 편한 영역 바깥에 이것들을 둘 수 있도록 준비해야 한다.

인간이 함께 현존하고 서로를 이해하게 되는 것이 간단하게 보일 수도 있다. 어차피 우리는 언어를 가지고 있으며, 이를 통해 우리에게 중요한 것들을 전달할 수 있다. 하지만, 공유된 현존은 언어를 초월한다. 철학자와 인지 과학자들은 자신의 마음을 읽는 것도 충분히 어려운데 어떻게 우리가 다른 사람들의 마음과 의도를 이해하게 되는지에 대해 탐색했다. 그들은 우리가 사회적 존재로서 협동하고, 협력하며, 의사소통하고, 생존하기 위해 다른 사람들의 내부 경험을 이해할 필요가 있다는 것을 강조한다. 최근까지 인간의 이해는 우리가 끊임없이 다른 사람들에게서 일어날 일에 대해 가설을 세우는 것과 관련된 "마음의 이론(theory of mind)"을 포함하고 있다고 생각되었다. 마음은 그들이 알고 있는 것과 생각하는 것, 그리고 느끼는 것을 의미한다. 때때로 우리는 "마음의 이론"이 맞는지를 검증하려고 시도하기도 한다. 자폐증이나 조현병을 가진 환자들과 같이 마음의 이론이 부족한 사람들은 이런 점들이 특히 손상되어 있다.

우리가 어떻게 서로를 이해하는지에 대해 자주 언급되는 이론 중 하나는 체화된 시뮬레이션이라고 불리며, 우리가 자신의 몸과 마음 속에서 다른 사람의 행동과 추정된 의도들을 되새겨 보도록 제안한다. 예를 들어, 나는 분만을 시킬 때 여성들이 진통을 경험하는 동안 함께 숨을 멈추고 안간힘을 쓰고 있는 나 자신을 발견할 수 있다. 나는 의식하지 않고 그것을 할 것이며, 그러면 의식에 스며든다. 나는 대리적이지만 원초적이고 관능적인 경험으로 들어갔다. 또한 동시에 나의 "의사다움(doctorly)"에 대한 준거 틀을 알아차릴 수 있었다. 스스로에게 "내가 숨을 멈추고 안간힘을 쓸 때는 아마도 환자가 분만 2기로 들어서는 것을 내가 알기 때문이다."라고 말했다.

최근에 사회 신경과학자, 심리학자, 철학자들은 한 걸음 더 나아갔다. 마음의 이론과 체화된 시뮬레이션은 우리가 별개의 독립체이며, 다른 사람의 완전한 별개의 마음을 이해하는 하나의 마음이라고 이야기한다. 이것은 일부만 사실이다. 연구 결과에 따르면 우리의 마음들은 서로 얽혀있어서, 완전히 우리 자신의 것은 아닌 것처럼 보인다. 우리의 인지적 및 정서적 삶, 그리고 정체성들의 일부분은 다른 사람들과 공유된다.[16] 나는 환자의 경험에 대해 단지 초연하게 관찰만 하는 사람은 아니다. 어느 정도는 참가자라고 볼 수 있다. 그런 면에서, 현존은 상호주관적이다. 그것은 나와 당신의 경계를 흐리게 만든다.[17] 직관적으로 이는 의미가 있다. 우리는 항상 공유된 정신 과정들 속에 참여한다. 결혼한 부부들은 보통 이심전심으로 서로를 알고 있으며, 의사와 환자들도 무엇인가 잘못되었다는 것을 같은 순간에 함께 인식할 수 있다.[18] 어떻게 집단이 함께 일하는 지와 관련된 "집단 과학" 분야의 전제는 집단이 정신 모델을 공유한다는 것이다.[19] 과학은 마음에서 일어나는 것들이 어떻게 공유되는지 심리적이고 신경생물학적으로 막 설명하기 시작했으며, 그 의미는 지대하다.[20] 나는 우리가 어떻게 현존이 일어나는지 그래서 공유된 마음이 서로에게 나타날 때를 이해하는 중요 지점에 있다고 믿는다.[21]

나와 같은, 나와 다른

불행하게도 현존은 당연히 민주적이지 않다. 인간들은 사회적 유기체일 뿐 아니라 부족의 일원이기도 하며 이것은 더 좋을 수도, 더 나쁠 수도 있다. 우리는 우리 자신과 비슷하다고 인식되는 사람들과 더 쉽게 연결된다. "부족(tribe)"은 우리가 정의하는 것에 따라 무엇이든지 백인의 부족, 포르투갈어를 가용하는 부족, 환자의 부족, 가난한 사람들의 부족이 될 수 있다. 당신은 자신을 한 번에 여러 부족의 구성원으로 생각할 수도 있다. 흔히 무의식적인 부족 소속의 결과로 사람들은 세상을 특별한 렌즈를 통해서 보는 경향이 있으며, 의식적이거나 무의식적으로 세상을 "나와 같은" 사람들과 "나와 다른" 사람들로 구분한다.

의사도 부족의 구성원이다. 아마도 그것이 의사가 자신이 아플 때 환자가 되기 위한 준비가 부족한 이유일 수 있다. 의사가 아프게 되면, 그들은 그것을 정말로 싫어한다. 의사들은 단지 그들이 알고 있는 것 (이제 나에게 이런 것을 할 거야) 때문에 취약함을 잘 느끼지 않으며, 문자 그대로 자신에게 낯선 사람이 되어버린다.[22] 마치 의사와 환자가 서로 다른 부족에 속한 것처럼 보이지만, 의사가 아프게 될 때 그들은 양쪽의 비자발적인 구성원이 된다.

부족주의의 긍정적인 면은 소속감과 교감인 반면에, 어두운 면에는 편향이 있다. 이는 누군가에 대한 검증되지 않고 선입견에 의한 일련의 가정들로, 종종 우리가 특별한 집단에 속해있다고 생각하기 때문에 발생한다. 모든 사람들은 인종, 민족, 성별, 체형, 성적 행동 또는 다른 어떤 것들에 대해서 편향을 품고 있다.[23] 다른 사람들처럼 의사도 사람들에 대한 다양한 가정을 한다. 뚱뚱한지 말랐는지, 남자인지 여자인지, 흑인인지 백인인지, 어떤 언어를 사용하는지, 그리고 무수한 임상적으로 관련되거나 관련되지 않은 요소들에 따라서 가정이 이루어진다. 이러한 편향들은 대개 암묵적이며, 알아차리기 어렵다.

이러한 편향들은 환자가 받는 치료에 영향을 준다.[24] 의사들의 부족 연합이 우세하게 되면, 편향의 씨앗들이 수 놓아진다. 표면적으로는 그들을 치료하는 의사들과 매우 비슷한 잘 교육받았고, 주로 백인이며, 전반적으로 건강한 남성들이 "골칫거리"가 되었던 에이즈 전염의 초기를 보자. 그들은 자신들의 병에 대해 비난 받았고, 때로는 인간보다 못한 취급을 받았다. 직원들은 병실에 들어가기가 두려워서 환자들의 문 앞에 식사를 뒀다. 의사들은 HIV가 성적인 접촉이나 혈액을 통해서만 전염되는 것을 알게 되고서도 오랫동안 그들에게 손을 대는 것을 피했다. 그들은 따돌림 당했고, 그 중 일부는 임상의들의 두려움과 연관된 낙인, 전염성, 성행위나 약물 사용에 대해 이야기하는 것, 그리고 죽음 때문이었다.[25] 지금은 다행히도 의사가 HIV에 감염된 환자들의 치료를 거부했다는 이 지독한 이야기들이 미국 대부분의 지역사회에서 잘 정리되었다. 하지만, 이러한 역동은 세계의 많은 지역들에서 계속되고 있다.

부족주의는 어떤 사람이 우리 부족의 구성원이라고 느끼면 다르게 반응하게 되는 뇌의 특정 부분, 특히 배내측 전전두엽 피질과 연결되어 있다. 부족주의는 우리의 호르몬들을 통해 표현된다. 옥시토신 호르몬은 진통과 모유 생성을 촉진하며, 또한 부족 내에서의 사랑과 양육을 증진시킨다. 하지만 부족이 아닌 외부인에게는 옥시토신이 반대의 효과를 가진다. 그것은 공격성을 촉진시킨다. 왜 엄마 곰과 새끼 사이에 들어가는 것이 좋지 않은 일인지 생각해보자.[26] 당신이 배회하고 있는 경우에 남자도 옥시토신을 가지고 있으며 같은 심리적 효과를 나타낸다. 부족의 이러한 경향들은 진화론적으로 어느 정도는 생존 전략에 해당된다. 우리는 항상 누가 친구이며 적인지를 빨리 평가할 수 있어야만 했다.[27]

1990년대 거울 뉴런의 발견은 인간 이해에 대한 기전을 제공함으로써 신경과학에 혁명을 일으켰다. 거울 뉴런은 우리가 목표물에 도달하는 것과 같은 목표지향적 작업을 수행중인 다른 사람들을 관찰할 때 활동한다. 초창기의 실험들은 원숭이가 음식을 구하러 가는 것을 목격하고 있는 다른 원숭이를 이용했다. 이 신경 세포들은 운동 피질로 우리의 움직임을 조절하는 뇌 부분의 주변에 위치하고 있으며, 그것들이 활성화될 때 우리의 뇌는 다른 사람이 특정 행동에 참여하는 것을 시뮬레이션해서 그 사람의 의도와 목표에 대한 결론을 도출해낸다. 최근에 과학자들은 뇌의 일부 영역들은 다른 사람들의 신체적 행동뿐만 아니라 관련된 감정들까지 해석한다고 짐작하고 있다. 이러한 감정 공명 시스템은 감정 지능 및 사회지능의 기초라고 생각된다. 그러한 영역들 중 하나인 전측 대상회는 마음챙김 훈련에 반응하여 성장하고 발전하는 것으로 보인다.[28]

내가 "나와 다름"으로 인식하는 환자와 함께 현존하는 것은 정체성을 공유하고 있는 다른 사람들과 함께 하는 것에 비해 처음에는 자연스럽지 않게 느껴졌다. 우선 정신적으로 어려움이 있는 사람이거나 전쟁 중인 제3세계 국가 출신의 난민보다는 동료 전문가와 더 쉽게 관계를 맺는다는 것을 인정해야 했다. 다른 사람들의 경험에 공명하기 위해서는 노력과 상상이 필요하다. "어떤가요?"라고 물어야만 하며, 대답을 듣는 것은 대개 나를 더 기본적이고 공유된 인간적 경험으로 연결시킨다. 나의 뇌는 그와 내 삶의 간격을 메우기 위해 바뀔 필요가 있다.[29]

고요함 실습

나에게는 현존하는 실습이 나 자신과 다른 사람들에게 여유로워지는 것을 연습하고, 마음을 평온하게 하는 것을 수련하는 것이다. 여유로워진다는 것은 말과 몸짓을 통해 환자들이 그곳에 공간이 있다는 것을 알도록 보여주고 허용해주는 것이다. 환자들은 그들이 "바쁘신걸 알고 있지만..." 이나 "귀찮게 해서 죄송하지만..."이라고 말할 필요가 없다고 느낄 때 현존을 알아차릴 수 있다. 나를 포함한 임상의들은 너무 여유로워지는 것에 대해서 두려움이 있다. 임상의들은 환자가 밤낮으로 그들을 불러서 개인적인 삶이 침해될까봐 걱정한다. 현실적 위험성이 있는 것을 알고 있지만, 더 많이 여유로워지는 것이 때로는 시간을 절약할 수 있음을 스스로에게 상기시켜야 한다. 진료실 방문이 끝나면, 보통 한 달마다 추적 방문을 하도록 하지만, 그들은 더 일찍 돌아올 수 있다. 그들은 아무 말도 하지 않지만, 그곳에 공간이 있는 것을 알고 있다. 때때로 나는 걱정되거나 심하게 아픈 환자들에게 나의 집 전화번호를 알려

준다. 환자들은 30년 동안의 진료기간 동안 거의 전화를 하지 않았으며, 부적절하게 전화를 했던 환자들은 손에 꼽을 수 있을 정도로 적었다. 나에게 다가갈 수 있다는 것을 알게 되는 것이 그들에게 내가 현존한다는 것을 느끼게 해준다. 그들은 진료를 덜 찾게 되었으며, 자신들의 걱정을 반복하거나 증폭시킬 필요를 느끼지 못했다.

마음을 평온하게 하는 것은 임상의에게 공간을 만들고 개방을 촉진한다. 그것에 끌리는 사람들에게 정좌 실습은 마음을 평온하게 만드는 하나의 방법이며, 혼자서 다른 사람들과 함께 존재함으로써 현존이 이루어진다. 고요함을 위해 시간을 보내는 의사들 중 거의 모두는 명상, 성찰, 알아차림 등의 관상 수련에 대한 시간이 곧 명료함이 증가되며 회복되었다고 느낀다. 현존의 목적이 꼭 효율성일 필요는 없지만, 효율성은 종종 현존에서 생기게 된다.

모든 관상 수련들은 고요함을 실습하는 방법들을 제공한다. 하지만 이러한 실습들은 강한 감정에 대한 면역을 부여하지는 않는다. 오히려 그 반대이다. 수천 시간을 명상한 사람들조차도 다른 사람들처럼 스트레스에 같은 종류의 반응을 보인다.[30] 그들은 심장이 빨라지고, 불안과 두려움을 느끼며, 도덕적 분노를 경험하게 된다. 연구에 따르면 이러한 즉각적인 감정적 반응들은 적어도 어떠한 관상 수련도 해본 적이 없는 사람들만큼 경험이 풍부한 수련가에서도 강력하다. 수련가는 스트레스 반응들이 빨리 줄어드는 것이 차이점이다. 그들은 반향을 계속하지 않는다. 오히려 수련가는 감정과 경험들 중 "그들의 것"과 다른 사람에게 속해있는 것을 더 빨리 알아차린다. 즉, 그들은 자기-타인 구별에 능숙하다. 그들은 본인의 감정들을 느낄 수 있으며 동시에 자신의 바깥에 있는 것처럼 스스로를 관찰할 수 있는 "탈중심"에 대한 기술을 가지고 있다.[31] 그들은 심리학자들이 정신화라고 부르는 능력을 개발한다. 이것은 자신이 왜 그렇게 느끼는지에 대해 깨닫지 못하거나 혼란에 빠지기 보다는 스스로의 정신 상태에 대해 이해하려고 하는 것이다. 그들은 정신 상태를 그들이 통제할 수 있는 어떤 것으로 보는 법을 배웠다. 그들은 이러한 상태가 일시적이고 지속되지 않으며, 밀려갔다 밀려오는 것임을 알고 있다. 예를 들어 통제할 수 있는 감정으로의 분노와, 분노가 정체성의 일부인 사람에서의 분노를 그들은 더 쉽게 구분할 수 있다. 그들은 즉각적인 반응들을 제쳐두는 것을 통해 더욱 마음을 챙긴 채로 반응할 수 있다는 것을 배운다.[32] 이러한 기술들은 현존을 위한 공간을 열어준다. 생리학적으로, 명상가들은 감정을 조절하는데 역할을 하는 신경전달물질인 세로토닌, 도파민, 뉴로펩티드 Y 등 뿐만 아니라 우리가 흥분하거나 불안해할 때 몸 속을 흐르게 되는 스트레스 호르몬들인 에피네프린, 코티솔 등에 대한 수용체의 숫자와 종류에 영향을 주는 특정 유전자들의 발현을 조절하는 것을 배운다.[33] 당신이 강렬하고 때로는 괴로운 느낌을 갖지 않는다는 것이 아니다. 그것들의 즉각적 작용을 느끼면

서, 당신은 그것들에 의해 소모되거나 마비되지 않는 방법을 배우게 된다.[34]

내 발이 어디에 있나?

당신은 현존을 실습할 수 있다. 그 중 한가지 방법은 "내 발이 어디에 있나?"라고 불리는 실습이다. 언뜻 보기에는 이것이 너무 단순해 보일 수 있다. 당신 스스로에게 "내 발이 어디에 있나?"라고 질문해보고, 자신의 발을 느낄 수 있는 순간을 주도록 하자. 바닥에 딱 붙는가? 양쪽 발에 체중이 균등하게 있는가? 불편함은 없나? 신발 속에 있는 발을 느낄 수 있나? 그것들은 튼튼하고 믿을 수 있을까? 당신이 경험할 수 있는 모든 감각에 주의를 기울이자. 당신은 서있거나 앉아있을 때 이 작업을 해볼 수 있다. 일단 당신이 그것을 할 줄 알게 되면, 스트레스 상황에서도 "내 발이 어디에 있나?"라고 질문할 수 있는지 보라. 그것을 현재에 머물 수 있는 방법으로 사용해보자. 발은 우리의 뿌리이며, 안정의 원천이고, 기동의 엔진이다. 그것들은 우리의 균형을 유지시키고, 정지하게 하며, 앞으로 가게 만든다. 안정, 힘, 균형의 신체적 태도를 취함으로써 당신은 생각, 느낌, 감정에 대해 관심을 끌면서 동시에 안정시키게 된다.[35] 당신의 신체적 현존은 마음을 안정시킨다.[36]

공유된 현존은 깊은 듣기를 통해 길러진다. 나는 워크숍에서 참가자들에게 일이 잘 풀리지 않았을 때 그들의 작업 환경, 그 시간들에 대한 의미 있는 경험들에 대해 써보도록 자주 요청한다. 참가자들은 짝을 이루고 각자의 내용을 읽거나 말로 이야기 할 시간이 주어진다. 하지만, 이것은 사회적 대화가 아니다. 주의와 호기심, 초심자의 마음을 가지고 하는 깊이 듣는 연습이다. 무엇이 일어났으며 다른 사람이 어떻게 느끼는지에 대해 명확하게 질문하고 적절한 때에 이해나 공감을 표현하는 것은 괜찮을 수 있지만, 듣는 사람들은 동료의 이야기를 해석하고, 비판하며, 판단하고, 검토하려고 하는 충동을 알아차리도록 주의를 해야 한다. 또한 그러한 순간에는 이 생각들을 의도적으로 옆에 치워 두면서 현존할 수 있게 된다. 듣는 사람들이 좀 더 마음챙김을 할 수 있도록, 나는 속도를 늦추는 것과 관련된 방법들을 제안한다. 예를 들어 그들이 어떤 훌륭하고 통찰력 있는 말을 하려고 느꼈을 때, 바로 말하기 보다는 천천히 1부터 5까지 센 다음 그 뒤에도 여전히 시급하고 적절하다고 생각되는 경우에만 그것을 공유하는 것이다. 깊은 듣기는 매우 어려울 수 있다. 그것은 어색하다. 우리는 다른 사람들의 말이 끝나기 전에 반응을 생각하는 것에 너무 익숙하다. 우리는 무엇인가를 해야만 하며 그냥 있으면 안된다고 느낀다. 깊이 듣기 실습을 통해, 공유된 현존의 공간에서 다른 사람들이 듣고 이해했다고 느끼게 되면서 대부분의 사람들은 만족을 느낀다.

구글에서 "너의 내면을 검색하라(the Search Inside Yourself), 기술자들을 위한 마음챙김" 프로그램을 만들었던 Chade-Meng Tan은 공유된 현존을 실습하기 위한 다른 방법을 설명했다. 그가 "꼭 나와 같이(Just Like Me)"[37]라고 불렀던 언뜻 보기에 단순한 연습에서는, 당신에게 마음 속에 누군가를 시각화하도록 한 뒤 다음과 같은 문장을 생각하거나 스스로에게 말하게 한다. "이 사람은 꼭 나와 같은 몸과 마음을 가지고 있다. 이 사람은 꼭 나와 같은 느낌, 감정, 생각을 가지고 있다. 이 사람은 꼭 나와 같이 자신의 인생에서 때로는 슬프고, 실망하고, 분노하며, 상처를 받고, 혼란스러웠다. 이 사람은 꼭 나와 같이 자신의 인생에서 신체적이고 감정적인 통증과 고통을 경험했다. 이 사람은 꼭 나와 같이 통증과 고통으로부터 자유로워지기를 소망한다. 이 사람은 꼭 나와 같이 행복해지기를 바란다." 당신은 이 관상 수련을 동료들이 있는 작업장에서 쉽게 실행할 수 있다. 이것은 당신과 의견이 일치하지 않는 사람들에게 특히 유용하다.

현존에 대한 여러 실습들을 통해 당신은 준비가 거의 되어있지 않다고 느낄 때를 대비하여 대화와 이해에 대한 문을 열고, 정신의 근육을 만들 수 있다. 현존하는 실습은 임상의들이 느긋해지고, 더 깊이 듣고, 더 의도적으로 생각하며, 하는 것에서 있는 것으로, 활발함에서 고요함으로 바뀌도록 돕는다. 잠깐이라도 현존을 실습하는 것은 잠재적인 실수를 피하고, 환자가 인정받고, 듣고 있으며, 알고 있다는 것을 느끼기에 충분히 긴 시간일 수 있다.

6장
지도 없이 길 찾기

Richard Grayson은 퇴임한 역학 교수였다. 지난 10년 동안 내 환자였고, 나는 엉망인 그의 이혼 과정 중 유일한 지지자였다. 그는 좋은 음식과 와인을 즐겼지만 이제는 식욕이 없었고 술을 참지 못했다. 수척하고 피곤해 보였다. 몸무게가 9킬로그램이나 줄었고, 피부는 창백한 흰색이었으며, 눈에는 약간 황달이 있었다. 나는 복부 CT 검사를 처방했고, 나쁜 소식이 있을 것을 알고 있었다. 그는 4기 간암이 확인되었다. 이는 담관에서 시작된 것으로 추정되며, 공격적이고 불치병이었다.

Richard는 사실을 알고 싶어했다. 외과 의사는 그에게 수술이 위험하며 생존율이나 삶의 질을 향상시키지 못할 것이라고 조언했다. Richard는 절대로 항암화학요법을 고려하지 않겠다고 말했지만, 나는 일단 종양 전문의를 만나보도록 권유했다. 이것은 그를 혼란스럽게 만들었다. Richard는 항암화학요법이 에너지와 식욕을 개선시키면서 수명을 몇 개월 연장시킬 확률이 약 20%임을 알게 되었다. 아무도 그가 종양이 호전되는 운 좋은 사람들 중 하나가 될지, 아니면 아무런 효과를 보지 못하고 부작용만 얻게 되는 80%의 사람들 중 하나가 될지 알 수 없었다. 그는 다른 종양 전문의와 상담했고, 인터넷을 검색했으며, 세계에서 가장 존경받는 종양 전문의들을 포함한 친구 및 동료에게 편지를 보냈다. 선택지들은 "유망한" 실험적 치료를 포함하여 너무 많고 복잡했다. Richard는 실험적 항암 약물들의 단지 5-10%만 효과가 있으며, 어떤 부작용이 발생할지 아무도 알 수 없다는 것에 대해서 잘 알고 있었다.

Richard는 전 생애 동안 학생들에게 임상 시험을 설계하고 그 결과를 해석하며, 치료들의 위험성과 이점에 대해 평가하는 방법에 대해 가르쳐왔다. 그는 자신과 같은 상황에 대한 통계자료들에 대해 잘 이해했고, 자신의 상황이 어떻게 다른지도 알고 있었다. 연구들에 포함된 환자들은 평균적으로 더 젊었고 종양은 덜 진행되어 있었다. 당신은 더 잘 알고 있는 환자가 어떤지에 대해 상상할 수 없을 것이다. Richard는 더 많은 정보와 통계자료를 얻었지만, 더욱 불안해지고 혼란스럽게 되었다. 약물, 통계, 연구 방법, 확률에 대한 지식은 그를 이끌어왔다. 하지만, 잘 알고 있음에도 불구하고, 이제는 길을 잃었다고 느꼈다.

그의 여정이 시작되기 전에는 쉽게 보였던 결정이 지금은 어려워졌다. 계속 마음을 바꿨고, 두려웠다. 합리주의자인 그는 자신의 논리적이고 분석적인 뇌가 감정에 의해 납치되었음을 느꼈다. 심각하고 복잡한 상황에 직면한 대부분의 환자들과 마찬가지로, Richard는 인지 부하를 겪고 있었다. 판돈은 높았고, 감정은 원초적이었으며, 의학적 증거는 불명확 했고, 위험성과 이점은 완전하게 알려지지 않았다. 그는 이 문제를 정리하기 위해 나를 만나러 왔고, "당신이 나라고 한다면 어떻게 할 건가요?"라고 물었다.

이후에 일어난 일들로 옮겨가기 전에, 나와 함께 잠깐만 시간을 가져보자. 당신은 시험장에 있는 의사이며, 당신의 코트에 이 질문이 넘어왔다고 상상해보자. Richard의 생명을 구할 방법이 없고, 결정을 내리는 것은 그의 짐을 더할 뿐이며, 그는 두려워했고 두려움이 명료하게 생각하는 것을 어렵게 한다는 것을 알고 있다. 결정을 내리는 사람이 누구든지 간에, Richard는 그 결과를 감수하고 살아야만 한다.

의사들은 환자가 "당신이 나라고 한다면 어떻게 할 건가요?"라고 묻는 것을 두려워한다. 당신은 환자가 아니지만 의사이기 때문에 환자들은 당신이 거기에 있어주고, 함께 하며, 결정을 내리는 것을 도와주기를 바란다. 종양학에서 의사들은 무수한 환자들이 항암화학요법을 거부하고, 그 후 죽음의 공포가 짙어지면서 마음이 바뀌는 것을 목격했다. 따라서 의사가 "나는 그 상황에 처해보지 않았다"라고 말하는 것은 어느 정도 이해가 가능하다. 이는 기술적으로는 사실이지만, 감정적으로는 가혹하다. 말기 암환자로부터 이러한 질문을 받는 경우, 의사는 그들의 죽음에 대해 더 깊이 숙고하게 되기 때문에 더 어렵다. 의사들은 환자가 나빠지게 되면 너무 많이 불안해한다. 의사들은 검사, 평가, 치료에 초점을 맞춘 죽음에 대한 직접적인 토론을 피하려고 하는 경향이 있다.[1)]

예전에 의사들이 편하게 가부장적인 역할을 맡았을 때는, 의사들의 임무가 사실들을 조합하여 계획을 세우는 것이었다. "이번 주 금요일에 항암화학요법을 시작해야합니다. 우리 직원이 일정을 잡아줄 것입니다." 환자의 목소리는 부차적인 것이었다. 이제는 상황이 약간 달라졌지만, 크게 바뀌지는 않았다. 환자들은 일반적으로 의사 결정에 있어서 역할을 제공받지만, 의사들은 종종 거절하기 어렵고 선택의 여지가 없는 보기를 제공한다. 그들은 아마 이렇게 말할 것이다. "연구에 따르면 전이성 담관암은 항암화학요법으로 gemcitabine과 cisplatin을 함께 사용할 경우 더 길게 생존할 확률이 높습니다. 이는 당신에게 더 많은 시간을 줄 수 있으며, 대부분의 경우에 그것은 좋은 상태로 보낼 수 있는 시간입니다. 만약 당신에게 이 치료가 효과적이지 않다면, 다른 선택지도 있습니다. 제 이야기가 합당하다고 생각한다면, 우리는 이번 금요일에 치료를 시작할 수 있습니다." 일부 의사들은 환자들의 자신감 형성을 위해 노력할 것이다. "최근 비슷한 상황에서 gemcitabine과 cisplatin을 함께 사용해서 잘 지냈던 두 명의 환자가 있었습니다." 일부에서는 수많은 선택지와 함께 그들의 추천 내용을 기반으로 하는 임상 연구에 대한 정교한 세부사항을 제공한다. 환자의 자율성에 대해 인정하면서, 의사는 이렇게 말한다. "집에 가서 가족과 함께 선택지를 상의해보고 당신이 하고 싶은 것을 알려주세요." 압박을 받는 경우, 심지어 이렇게 말하기도 한다. "나는 당신에게 무엇을 해야 한다고 말하기가 어렵습니다. 사람은 모두 다르며, 선택은 당신에게 달려있습니다." 하지만, 환자에게는 "항암화학요법을 받거나 아니면 죽거나."라고 들린다.

Richard는 일반적인 사람들의 경우와 관련된 위험성과 이점에 대해 더 이상 알 필요가 없었다. 그는 자신의 독특한 상황에 대한 지혜가 필요했다. 나침반이 없이 바다에서 표류하며, 지도 없이 길을 찾는다고 느꼈다. 사망에 대한 확률과 직면했을 때 이 문제를 논리적이나 분석적으로 생각하는 것에 어려움이 있는 경우가 아니라면, 혼자서 이러한 결정을 하고 싶어하는 사람은 거의 없다. Richard는 의사에게 조언 뿐만 아니라, 그가 자신의 가치와 감정에 대해 이해하고, 불확실성에 대해 대처하며, 선택지를 정리하고, 자신의 길을 찾도록 도와달라고 요청했다.

나는 때때로 의사들이 "당신에게 달려있습니다."라고 말하는 것을 듣는다. 이는 그들이 환자에 대해 초연한 자세를 취하고 두려움과 불확실성을 몰아낼 수 있도록 해주며, 환자가 중심에 있었다는 잘못된 인식을 갖도록 한다. 그것은 오히려 그 상황에서 환자들이 받아야 마땅한 친밀한 논의를 촉진하기보다 지원을 빼앗음으로써 환자를 약화시킨다. 그들은 자신의 권리를 단념하게 되었다.[2] 사람들은 의사가 자신의 환자들 중 하나가 사망할 가능성에 직면했을 때 무너지는 것을 바라지 않지만, 고통에 마음이 흔들리지 않는 테플론 코팅이 된 의사도 원하지 않는다. 공유된 의사 결정은 정보만 제공하는 것이 아니다. 불확실성에 대해 함께 직면하는 것이다. 그것이 의사들도 감정적으로 고통스러울 수 있는 이유다. 의사들은 불확실성에 직면했다고 느낄 때 불안과 함께 일해야 하며, 환자와 함께 미지의 세계로 들어가야 한다. Eric Larson은 이를 감정적인 일을 하는 직업으로 "감정 노동"이라고 불렀다.[3]

이런 상황에서 환자들은 들은 것에 대해 발언권을 갖고 싶어 한다. 하지만, 당신이 생각하는 것보다 덜 목소리를 낸다. 여기에는 몇 가지 이유를 상상할 수 있다. 더 큰 선택권은 더 큰 부담의 책임을 갖는 것을 의미한다. 그들은 엄청난 양의 정보에 압도당한다. 의사의 비위를 맞추고 싶을 수도 있다. 박식하며 교육수준이 높은 환자조차도 낮은 수준의 진료를 받을까 봐 의사에게 질문을 하는 것을 두려워한다.[4)]

Richard의 복부를 진찰하면서 이러한 요인들이 나를 짓눌렀다. 생각할 시간이 필요했다. 새로운 어떤 것을 찾으려는 기대는 없었지만, 신중히 검사를 했고 두 가지 다른 목적을 이루었다. 나는 지금 상황에서 접촉이 연대감을 느끼게 하는 것을 알았다. 또한, 그것은 재정비를 하고 무슨 말을 통해 그를 올바른 결정으로 이끌 수 있을지 생각할 시간을 주었다. "당신이 나라고 한다면 어떻게 할 건가요?"라는 질문에 대해 잠시 시간을 가졌다. 단지 의견을 제시함으로써 그의 질문을 위축시키고 싶지 않았다. 그가 정보뿐만 아니라 명료함과 지혜, 이해를 찾고 있다고 생각했다.

나는 "이것에 대해 같이 검토해봅시다."라고 말했다. 많은 질문들을 통해서 치료 선택지와 관련된 좀 더 구체적인 질문에 대한 답을 얻기를 희망했다. "가장 힘든 부분은 무엇인가요? 당신은 그 선택이 옳은 것인지 어떻게 알 수 있나요? 지금 당신의 삶에서 무엇이 기쁨을 가져다 주나요? 어디에, 누구와 함께 살고 싶나요? 당신이 충분히 해봤다는 것을 언제 알 수 있을까요? 돌이킬 수 없는 이 결정에 대해서 더 할 이야기는 없나요?"

각각의 질문을 한 뒤에 나는 침묵했다. 대화를 이끌려고 하지 않고, 그냥 듣고 있었다. 침묵은 불과 몇 초 밖에 되지 않았지만 광활했으며, Richard가 이전에 의사들을 방문했을 때 대부분 이루어졌던 검사, 평가, 약물들에 대한 담론보다 이 토론에 대해 더 깊은 감정적 분위기를 더해주었다. 질문 중 일부에 대해서는 답을 얻지 못했다. 침묵하는 것은 어려웠다. 정보, 권고, 안심을 제공해주는 것이 더 쉬웠을 것이다. 하지만 단순한 답으로 그 자리를 채우는 것보다 질문들과 함께 살아가기를 선택함으로써 다른 일이 일어났다. 5분이란 시간이 우리가 공유된 이해를 더 크게 느낄 수 있도록 이끌어주었다. 단순한 나의 듣기는 단순한 딜레마가 아니라 그의 고뇌에 접할 수 있게 도와줬다. 나는 그를 더 잘 이해했으며 그도 스스로를 더 잘 이해했다.

그는 "고용량의 항암화학요법을 받아볼까 싶어요. 하지만, 저한테 너무 용량이 높을 경우에 저용량으로 바꿀 수 있는지부터 먼저 물어볼 필요가 있겠네요."라고 말했다. 이 결정은 "나의" 결정도 Richard의 결정도 아니었다. 그것은 공유되었으며, 대화와 함께 있는 것을 통해서 나타났다. 그 결정은 협상보다는 길 찾기에 가까웠다. 나는 놀랐다. 그를 오판했다.

왠지 과학자로서 통계적 가능성에 따라 다른 결정을 할 것이라고 생각했었다. 그는 혁신적이고 창의적인 생각을 원했고 고통을 감내하려고 했다.

이것이 그에게는 옳은 선택이었지만, 다른 사람들은 다른 선택을 했을 것이다. 그는 충분한 정보와 조언을 가지고 있었기 때문에, 나는 질문만 했고 권고는 하지 않았다. Richard는 항암화학요법으로 인한 부작용이 거의 없었으며, 6개월 후 종양이 다시 자라기 시작할 때까지 합리적인 삶의 질을 즐겼다. 그는 곧 호스피스 병동에 갔다. 자신의 상황에서 최고의 선택을 했다고 느꼈으며, 후회하지 않았다.

그것은 때와 형편에 달려있다

건강 플래너인 Sholom Glouberman과 Brenda Zimmerman은 결정을 간단, 복잡 또는 복합으로 서술했다.[5] Richard의 결정은 전혀 간단할 수 없었지만, Mary Ann의 결정은 간단했다. 25세의 소프트웨어 엔지니어이며, 요로 감염의 전형적인 증상 모두를 가지고 있던 그녀는 Richard와 같은 날에 나에게 진료를 받았다. 그녀는 작년에도 항생제를 사용한 뒤 하루 만에 회복되었던 경우가 있었다. 진단을 하고 적절한 치료를 처방하는데 많은 시간이 걸리지 않았다. 효과적일 가능성이 있는 2-3가지 항생제 중 비용과 편리성을 고려하여 선택이 이루어졌다. 나는 그냥 기본적인 수준의 처방을 시행했다.

하지만, Mary Ann에게 고열과 허리 통증이 있어서 방광 감염 이상의 질환이 의심되었다면 어땠을까? 당뇨병이나 콩팥놀이 있다고 가정해보자. 또는 임신을 했다면? 이런 경우는 심각해지며, 위험성이 보다 높아진다. 어떤 검사를 해야 하고, 어떤 항생제를 사용해야 하며, 입원이 필요한지에 대한 결정은 집에서 누군가 그녀를 돌봐줄 사람이 있는지, 보험에 가입되어 있는지 등의 무수한 사회적 요인에 따라서도 좌우될 수 있다. 이제 이것은 복잡한 문제이다.

Glouberman과 Zimmerman은 로켓을 달로 보내는 것처럼 복잡한 문제들에 대해서 이야기했으며, 당신은 기본 처방 이상의 어떤 것이 필요할 것이다. 주위 온도, 풍속, 관련 인력의 가용성 등의 무수한 요인들을 고려하기 위해서 지식과 공식 그리고 전문 기술이 필요하다. 목표는 분명하고 확고하다. 여러 가지의 탄도가 있을 수 있지만, 모두 같은 원리의 물리학을 이용한다. 한번 로켓을 달로 보내면, 당신은 다시 그것을 할 수 있다는 자신감이 생긴다.

유방암에 있어서 유방 종괴절제술(유방의 일부를 제거하는 것)과 방사선 치료를 함께 하는 것과 유방 전절제술(유방 전부를 제거하는 것) 사이를 선택하는 것은 전형적인 복잡한 결정이다. 치료들은 동등한 장기생존율을 제공해 주지만, 편리성, 삶의 질, 신체 외형, 재발 위험성 등을 고려해야 한다. 환자들은 다른 사람들이 원하는 것이 아니라, 자신이 원하는 것을 파악해야 한다.[6] 의사는 환자의 선택이 그들이 원하는 것과 다를 수 있다는 것을 인식하여 선택을 도와줄 수 있다.[7]

Richard의 문제는 복잡함(complicated) 이상이었다. 그것은 복합적(complex)이었다. 경제학자인 Charles Lindblom의 말에 따르면, 복합성에 직면한 사람들은 "그럭저럭 어떻게든 해 냈다."[8] 그들은 초기 목표를 설정한 다음, 늘어나는 정보에 기반하여 다시 방향을 정하고 노력을 쏟았다. 이것은 꼭 나쁜 것만은 아니다. 복합성은 예측 불가능하고 경쟁적인 긴급 사항들을 의미하며, 목표는 길이 시작되기 전까지는 명확하지 않을 수 있다. Richard는 병이 시작되었을 때 대부분의 사람들처럼 더 오래 살고, 좋은 삶의 질을 누리고, 존엄성을 유지하고, 가족과 함께 집에서 지내기를 원했을 것이다. 때로는 모든 목표를 달성할 수 있겠지만 심각한 질환을 가지고 있는 사람들은 종종 그렇지 못하며, 항암화학요법의 시작과 같은 결정은 임시적이고 조건부이다. 만약 Richard가 항암화학요법의 1회전에서 나쁜 반응을 보였다면, 치료 방향을 바꿨을 가능성이 크다.

복합적 결정은 항상 의료 행위의 일부였다. 하지만 지난 25년 동안 그 복합성은 급증했다. 1990년에는 에이즈 치료제가 1가지만 있었지만 지금은 25가지 이상의 치료제가 있으며, 암치료에서처럼 다양한 방법으로 조합할 수 있다. 당뇨병, 심부전, 고혈압 등 거의 모든 질병에 대해 가정의학 의사로서 가능한 치료 선택지가 기하급수적으로 늘어났으며, 이들을 간소화하기 위해서 진료 지침들이 끊임없이 변화되고 있다.

복합성에도 불구하고 마음은 효율성을 위해 노력한다. H. L. Mencken의 말에 따르면, 우리는 너무 자주 "명확하고, 단순하게 그리고 틀린" 답을 찾는다.[9] 대조적으로 마음챙김은 재앙 전체를 받아들이고, 지나치게 단순화하기를 주저하는 것을 의미한다.[10] 당신은 프로토콜과 진료 지침을 사용하지만 그것들에 의해 제약되지는 않는다. 애매모호함이 만연할 때 확실성의 착각에 빠지지 않도록 하자. 진단을 내리고 열린 마음을 계속 유지해야 한다. 당신은 언제 규칙을 깨야하며 그것이 어느 정도인지를 안다. 더 나은 선택을 위해 환자들의 의견을 구해야 하는 시기에 대해서도 알 것이다.

나는 가정의학 및 완화 의료와 관련된 내 직업에 지도가 있다는 점이 좋다. 하지만 초기 탐험가에 의해 작성된 항해도의 뚜렷하지 않은 지역들처럼, 그 세부 내용은 충분하지 않다.

내가 인도에서 산 요리책의 조리법에는 "입맛에 따라 아위(asafetida, 역자 주: 유황냄새를 포함한 악취가 특징적인 향신료)를 추가하세요." 그리고 "맛있어질 때까지 조리하세요."라고 되어있어, 당신이 이전에 인도 요리를 해본 적이 없다면 이 지시는 별로 도움이 되지 않는다. 때로는 임상 진료에서도 비슷하게 느껴질 때가 있다. 흔한 질환에서조차 대답은 종종 "...에 따라 좌우될 수 있습니다."가 된다.[11] 복합성을 가지고 일하는 것은 Viliam James가 "까다롭게 많은 지인들"이라고 불렀던 것처럼 환자들 삶의 세부 사항을 알아야 한다. "종종 추상적 공식을 얻는 것보다 우리를 현명하게 만든다. 그러나 깊다." [12] 내가 매일 다루는 세부 사항들은 각 환자를 하나의 사람으로 대하기 위해서 알아야만 하는 것들이다. 여기에는 환자의 유전력과 습관, 질환에 대한 반응, 함께 살고 있는 사람, 없으면 안되는 사람, 그의 결정에 영향을 미치는 소망과 열망이 포함된다. 무엇이 환자를 움직이게 만드는지 찾아내는 것은 인문과학에서 인류학자와 취재기자가 하는 일종의 수사 업무와 같다. 당신은 모든 환자들이 어느 정도는 대조 집단이 없는 "한 사람만을 위한 임상실험(n-of-1 study)"에 참여되어 있는 것을 인식하고, 직관력과 직감에 의존해야한다. 환자와 당신의 세계가 어떻게 교차하는지를 알 필요가 있다.

실제적인 현명함

의학은 질병, 진단, 진료 지침, 임상 증거에 대한 지식으로 이끌어왔다. 당신은 의사를 선택할 때 아리스토텔레스가 "프로네시스(phronesis)" 불렀던 것을 가진 사람을 원할 것이다. 이는 쉽게 말해서 "실제적인 현명함"으로 번역될 수 있다. 프로네시스는 지금 환자에게 가장 최적으로 제공될 수 있는 행동이 무엇인지를 결정하는 것과 관련이 있다. William James는 이렇게 말했다. "모든 인간의 사고는 근본적으로 두 종류이다. 하나는 추론이며, 다른 하나는 서술적이고 묘사적이며 관상적인 사고이다."[13] 좋은 결정자는 두 가지 모두를 사용한다.

복합성에 직면할 때의 현명한 결정은 모든 마음을 필요로 한다. 여기에는 논리적/분석적 마음뿐만 아니라 생각하는 마음, 감각적 마음, 감정적 마음이 포함된다. Richard가 복합적인 상황에서 그의 길을 고민했던 것처럼, 나도 내 길을 고민할 필요가 있었다. 논리만으로 충분하지 않았으며, 단순히 계산적인 방식으로는 결정할 수 없었다. 결정은 관계적이었다. 우리는 혼란스러운 정보들에 대해 종합적으로 이해했으며, 이를 위해서 나, 종양학 전문의, 가족, 그 자신으로부터 다양한 관점에서 접근을 시행했다. 우리는 질문을 했고, 다양한 선택이 어떻게 변해왔는지에 대해 이야기를 만들었으며, Richard가 자신의 가치와 목표, 선호도를 명확하게 해서 자율성을 행사할 수 있도록 동반자 관계를 형성했다. 이것은 단순히 애매모호함을 참는 것이 아니라 안고 가는 친밀한 프로젝트였다.[14)]

공유된 마음

우리는 Richard의 방문을 통해 때로는 머뭇거리고 때로는 곧장 내가 부르는 공유된 마음에 가까워졌다.[15)] 공유되었지만 아직 누구에게도 소유되지 않은 "마음"에 대한 이야기는 더 이상 과학소설의 영역이 아니다. 5장에서 설명했던 것처럼, 공유된 마음은 사회신경과학 연구의 최첨단에 있다. 사회신경과학자들은 이제 어떻게 두 마음이 협력하고, 우리를 둘러싼 사회적 관계와 생각, 감정, 감각이 끊임없이 형성하는지를 기술할 수 있다. 그렇게 많은 생각들이 공유될 수 있다고 기술하고 있다. 두 사람이 작업을 공유하고 의사소통하는 동안 뇌를 스캔하는 "하이퍼스캐닝" 연구에서 두 사람 모두에서 뇌의 동일한 영역이 놀라운 수준으로 활성화되는 것을 보여주고 있다.[16)]

나는 신경영상연구가 대인관계 마음챙김을 위한 장을 마련할 수 있다는 점에서 도발적이라고 생각한다. 자기성찰 마음챙김이 의도, 열망, 목표, 약점 등 스스로의 마음을 아는 것과 관계된다면, 대인관계 마음챙김은 다른 사람들을 아는 것과 관계가 있다. 인간은 모든 상호작용에서 서로의 의도, 감정, 생각, 즉 마음을 읽는다. 의사들도 그러하며 환자들도 마찬가지이다. 하지만 마음 읽기는 까다롭다. 우리는 의식적으로 보거나 듣는 것 외에 일상생활에서 의식되는 것 이상의 정보들까지 고려하여 다른 사람들의 생각에 대해 추론한다. 심지어 미소의 기색, 목소리의 어조, 짧은 눈짓으로도 관계를 구축하거나 약화시킬 수 있다. 의심스럽다면, Austen(역자 주: 영국의 소설가)이나 Proust(역자 주: 프랑스의 소설가)의 글을 읽어보라. 또한 사람들은 서로의 페로몬(역자 주: 동물에서 동류에게 위험 또는 성적 유혹을 알리는 분비물)을 "읽고" 응답한다. 우리가 풍기는 이 냄새는 매력, 불안, 분노에 대한 잠재 신호를 제공한다.[17)] 후각 신경 경로는 코에서부터 뇌의 감정을 감지하는 편도체 등까지 직접적으로 이어져 있어서 기분과 결정에도 영향을 미칠 수 있다. 이러한 신경전달물질의 혼잡함 속에서 복합성과 강력한 감정들에 직면하여 함께 결정한다는 것은 하나 이상의 마음을 필요로 한다. Richard는 결정을 내리기 위해 추가적인 도움을 필요로 했다. 이 경우 하나보다 두 마음이 더 낫다.

뻣뻣한 목

내가 소아 응급실에서 인턴으로 일할 때였다. 추운 1월의 한밤중에 어린 아이가 고열을 주소로 방문했고, 부모님은 당연히 걱정스러워 하는 상태였다. 당시에는 호흡기 바이러스가 돌고 있었다. 그게 전부이길 바랬다. 짜증을 내며 울고 있는 아이를 검사했다. 나는 "짜증을 부리며 울고 보채는 것"이 입원과 동등한 상황이라고 배웠으며, 어머니가 몇 분 후에 아이를 달래는 것을 보고 안심하게 되었다.[18)]

아이는 만졌을 때 후끈했으며 39.5도의 열이 확인되었다. 프로토콜에 따르면 이러한 상황에서는 열의 원인을 찾기 위해 면밀한 신체 검사를 시행해야 하며, 원인을 찾을 수 없으면 척추 천자를 하도록 되어있다. 아이의 고막은 약간 붉었고, 감염에 의한 것이 아니라 울어서 그런 것 같았다. 기침은 했지만 폐렴의 징후는 없었다. 검사에서 다른 특별한 점은 드러나지 않았다.

이후 아이의 목이 뻣뻣한 지 유연한 지를 검사했다. 아이는 어머니의 팔에서 나오는 것을 싫어했고, 조심스럽게 그의 목을 구부렸지만 울면서 어머니에게로 갔다. 어머니의 무릎에 아이를 눕힌 채로 다시 시도했더니 조금 나았다. 그의 목은 뻣뻣하다고 느껴지진 않았다. 뻣뻣하다고 하기에는 불충분했다. 하지만 그렇다고 유연한 것도 아니었다. 나는 그가 엉덩이를 굽히지 않았다는 것을 생각하면서 다시 그의 목을 구부렸다. 만약 그의 엉덩이가 굽혀졌다면 뇌수막염의 전형적인 징후였을 것이다. 약간 안심했지만, 완전히 마음을 놓지는 않았다. 여전히 아이가 괜찮을 것이라고 나를 납득시키는 것이 필요했다. 피를 뽑아서 검사실로 보냈고, 몇 분 후 백혈구 수는 정상이라는 결과가 도착했다. 그것이 결정적인 역할을 했다. 나는 그제서야 척수를 얻지 않는 것을 정당화 할 수 있었다. 아이를 집에 보내며 부모님에게 몇 시간 뒤 아침에 다시 외래 진료를 보라고 말했다.

당직실로 돌아갔지만, 잠이 잘 오지 않았다. 이는 무엇인가 아직 해결되지 않았다고 느껴질 때의 징조이다. 돌이켜보니 그들이 겪을지도 모르는 일에 대해 생각하기보다는 "괜찮다"고 하기 위해 자신을 납득시켰다는 것을 알게 되었다. 새벽 4시의 이 일들이 모든 것을 바꿔놓았다. 척추 천자를 위해서는 지도 전공의를 깨울 필요가 있었다. 그는 다소 상냥하지 않은 사람이었다. 그는 밤중에 깨는 것을 "신경 쓰지 않는다"고 말했지만, 나와 다른 사람들은 그렇지 않다는 것을 알고 있었다. 그래서 깨우지 않았다. 새벽 4시가 아니라 오후 4시였더라면, 척추 천자를 했을 것이다. 다행히도 몇 시간 만에 아이는 호전되었다. 그러나 굴욕의 가능성에 직면하지 않고 싶어서 척추 천자를 하지 않았다는 것은 여전히 잘못된 선택이었다. 이번에는 내가 운이 좋았던 것이고, 아이도 마찬가지였다. 똑같은 증상과 검사 결과를 가진 다른 아이는 뇌수막염에 걸렸을 수도 있다. 위기 일발이었다. 다음 번에는 그렇게 운이 좋지 않을지도 모른다.

이 모든 것을 넓게 보았을 때, 나는 혼자가 아니다. 종양학 전문의인 Ranjana Srivastava의 최근 논문은 그녀가 폐암에 대한 계획 수술의 안전성에 대해 어떻게 말하지 않게 되었는지를 잘 기록해 두었다.[19] 그녀의 직감은 외과 의사와 접촉하라고 말했지만, 유명하고 존경받는 외과의사는 자신이 무엇을 하는지를 잘 알고 있다고 생각했기 때문에 그렇게 하지 않았다. 그녀는 옳았고, 외과 의사는 틀렸다. 환자는 사망했다. 다른 세 명의 의사들은 의심을 품긴 했지만 잘못되었을 수 있기 때문에 말하지 않았다고 나중에 이야기했다. 외과 의사는 다른 사람들이 자신을 겁주는 사람으로 인지하는 것에 대해서 진저리 쳤다.

복합적 결정의 발생은 응급실이나 암 수술, 말기 질환에만 국한되지 않는다. 나는 일차 진료에서 조절되지 않는 2형 당뇨병 환자가 경구 약물을 지속하는 것보다 인슐린 주사를 시작해야 하는 시점에 대해 종종 결정해야만 한다. 겉보기에는 이와 관련된 임상 진료 지침이 있기 때문에 간단한 문제로 보일 수 있다. 하지만, 임상 진료의 진짜 지혜는 언제 규칙을 깰지를 아는 것이다. 최근 2년 동안, 나는 당뇨병에 대한 규칙을 여러 번 깼다. 성공적으로 체중 감량을 시행했으며 계속 지속한다면 당뇨병이 호전될 것으로 생각되는 비만한 남성, 진행중인 전이성 유방암을 앓고 있는 여성, 바늘을 생각할 때 공황 발작이 있으며 자살 시도의 과거력을 가진 노숙자 청년, 당뇨병의 장기적인 결과를 겪을 만큼 오래 살지 못하는 연약한 80세의 할머니, 원거리에 혼자 살고 있어서 인슐린에 대한 반응이 있을 경우 더 도움을 받기가 힘들어질 수 있는 여성에 대한 것이었다. 이 각각의 상황들은 세부 사항의 공감에 기반한 프로네시스(phronesis)를 요구했다. 더 많은 사실을 모으고 가능성을 계산하는 것은 날카로운 칼로 날달걀을 썰어서 나누려고 하는 것처럼 내과 전문의인 Faith Fitzgerald가 말한 "무정형의 꼼꼼한 정량화"[20]에 해당될 수 있다. 칼이 아무리 날카로워도 결국 엉망이 된다. 칼은 좋은 도구이지만, 옳은 도구는 아니다.

그럼에도 불구하고, 의사들은 이제 그 꼼꼼한 정량화에 의해 판단된다. 만약 내가 인슐린을 처방하지 않았고 환자의 혈당 조절에 약간 문제가 생긴다면, 실제로는 더 엄격한 조절이 환자의 건강을 악화시킬지 모른다고 해도 나의 치료는 부적절한 것으로 고려될 것이다.[21] 환자는 이제 "통제되지 않는 당뇨병"을 앓고 있는 것으로 간주된다. 내 사무실의 의료 보조자들은 차트에 특별한 주의가 필요하다고 표시하고, 보험 회사는 "질"에 대해 금전적 상여금을 거부하는 것을 정당화하는 흠집으로 간주할 것이다.

Glouberman과 Zimmerman은 복합적인 문제들을 다루는 것을 아이를 키우는 것과 같다고 언급했다. 우리의 목표는 건강한 결과이며, 반드시 예측 가능하거나 동일할 필요는 없다. 만약 당신이 둘 이상의 자녀가 있다면, 심지어 동일한 사랑, 양육, 인도, 보살핌, 인내를 제공하더라도 아이들은 각각 다르게 자랄 것이다. 당신이 운이 좋다면 아이들은 충만한 삶을 살겠지만, 각각 다르고 예측할 수 없는 방식을 따르게 된다. 육아 서적과 조언은 도움이 되지만 일부일 뿐이다. 그 뒤에는 어떻게든지 해내야 한다. 숙달감을 느끼자마자 새로운 단계가 생겨서 다시 당신을 준비되지 않은 상태로 만들 것이다. 명확한 길은 없으며 때로는 지도조차 없는 경우도 있다.

결정 과학

의학에서의 의사결정은 1960년대 직감과 경험의 영역에서 출발해서 현재 결정 과학(decision science)이라고 부르는 것까지 발전했다. 1970년대까지 전문가들은 의학적 결정이 임상적 근거에 기반하여 이루어져야 한다고 주장했다.[22] "혈전과 뇌졸중을 유발할 수 있는 비정상적인 심장 리듬인 심방 세동을 가진 100명의 환자를 고려해봅시다. 뇌졸중의 위험이 연간 약 5%라고 가정한다면 이를 2%로 줄이기 위해서 몇 명에게 혈액 응고억제제 치료를 해야합니까?"와 같은 임상적 질문들은 정량적으로 받아들여질 것이다. 아무도 뇌졸중을 원하지는 않겠지만, 혈액 응고억제제에도 단점은 존재한다. 출혈의 위험뿐만 아니라 약물의 용량 조절을 위해 1-2주마다 혈액 검사를 받아야하는 성가심도 있다. 균형이 필요하다. 균형을 맞추기 위해 연구자들은 뇌졸중의 위험이 적은 삶이 가지는 가치, 혈액 응고억제제를 복용하면서 빈번하게 채혈하는 것의 성가심, 뇌출혈로 인해 삶의 질이 떨어질 가능성의 정도를 정량화하는 "유용성(utilities)"이라는 개념을 개발했다. 이러한 접근은 종종 다양한 선택 가지를 가진 결정 분지도로 표현되며, 각 선택 가지는 개인의 위험 수준에 따라 특정 상황에서 궁극적으로 "올바른" 결정을 이끌어냈다.

결정 알고리즘 지지자들은 알고리즘이 잘 쓰이지 않는 것에 대해서 의아해했다. 그들은 임상의와 환자들이 그렇게 생각하지 않았고 원하지도 않았다는 것을 알게 되었다. 특히 모든 환자들이 동일한 "유용성"을 가질 것이라는 생각은 주제넘은 것이었다. 환자 개인은 집단 전체에 비해 가치와 선호도가 다를 수 있으며,[23] 복합적 결정에 직면한 개인의 불안정한 선호도를 빠르게 모형화하는 것은 때때로 통계적 악몽이 된다. 이러한 모형들은 인간이 합리적 의사 결정자인 것처럼 만드는 경향이 있으며, 이는 매력적이면서도 터무니없는 제안이다. 모형들은 우리의 기본 가치가 결정에 반영될 가능성을 높여주기 때문에 매력적이고, 너무 많은 비합리적 요인들이 우리가 결정한 선택에 영향을 주기 때문에 터무니없다. 예를 들어, 심리학자 Daniel Kahneman(역자 주: 이스라엘-아메리카인, 심리학과 경제학 전공. 2002년 노벨 경제학상 수상)과 Amos Tversky(역자 주: 이스라엘 인지심리학자)는 이득이 필요한 상황에서 손실을 피하기 위한 결정이 어떻게 다양한 선택을 야기하는지 설명했다.[24] 그들의 실험은 심지어 논리적으로 행동하는 것처럼 보일 때에도 인간이 얼마나 합리적이지 않은지, 그리고 결정을 유도하는 편향과 어림짐작이 종종 인식 수준 이하에서 이루어지는 것에 대해서 탐구했다. 만약 친한 친구가 특정 약물로 인한 합병증을 앓고 있다면, 합병증이 백만 분의 일 확률이라고 하더라도 당신은 그 약물을 복용하는 것을 조금 더 꺼려하지 않았을까? 그리고 만약 당신이 그 친구의 주치의였다면, 똑같은 사건이 두 번 일어날 확률은 거의 없다는 것을 알면서도 그 약물을 처방하는 것을 더 주저했을 것이다. 환자와 의사가 다른 사람들처럼 무의식적인 편향에 취약하다는 것을 알게 된 결정 과학자들은 "제한된 합리성(bounded rationality)"의 모형을 채택했다.[25] 하지만 우리가 완전하게 합리적이지 못하고 편향들은 인식 수준 이하에서 이루어진다면, 이것들을 어떻게 감시할 수 있을까? 여기서 메타인지가 주목받게 되었다. 이는 말 그대로 당신의 생각과 감정에 대해 생각하고, 내적인 운영 체제를 조절하며, 응급의학과 의사인 Patrick Croskerry의 말처럼 스스로의 "마인드웨어(mindware, 역자 주: 문제해결 또는 의사결정에 사용되는 정신적인 지식과 과정)"를 통제하는 것이다.[26]

Croskerry가 지적한 것처럼 좋은 결정은 대부분의 임상의가 아직 받지 못한 일종의 교육을 필요로 한다. 이는 자신의 마음이 어떻게 작동하는지에 대한 것으로, 마음의 편향을 평가하고 정정하기 위한 전략을 수립하는데 도움을 준다. 이 "교육"은 신경심리학에 관한 책을 읽는 것 이상의 의미가 있다. 그는 편향 제거가 기대, 해석, 미숙한 판단과 자신의 관찰을 분리하는 것을 포함한다고 덧붙였다. 또한 좋은 결정은 정신적 안정, 감정의 조절, 목표의 명확성을 필요로 한다. 한 마디로 말하자면, 마음챙김이다.

이제 연구들은 어떻게 주의 훈련과 연민 훈련이 우리 자신의 편향들을 더 잘 알아차리도록 하며, 의사 결정에 미치는 영향을 감소시킬 수 있는지를 보여준다.[27] 편향을 포함한 암묵적인 정신적 과정은 훈련을 통해서 더욱 쉽게 알아차릴 수 있다. 당신은 반응하기 전에 한순간 망설인다. 이를 통해 더 분별력을 가지게 되고 관측(당신이 보는 것)으로부터 기대(당신이 볼 것이라고 생각하는 것)를 분리할 수 있게 된다. 다시 생각해보는 것이다.

직관

우리는 의과대학에서 피부 상태를 진단하기 위한 프로토콜을 배웠다. 병변의 위치, 색깔, 경계가 매끄럽거나 지저분한지, 표면이 부드럽거나 거친지, 솟아 있거나 편평한지 여부를 설명했다. 이러한 특징들을 바탕으로 추정 진단들의 목록을 제안하고, 가능성에 따라 순위를 매기고, 가장 그럴싸한 것을 선택하는 것을 배웠다. 이것은 충분한 것처럼 보이지만, 실제로 숙련된 피부과 의사가 피부 병변을 진단하는 방법과는 다르다. 숙련된 피부과 의사가 의대생의 프로토콜을 따르기에는 어려움이 많다. 대신 그들은 첫인상에 의존한다.[28] 마찬가지로 숙련된 의사들은 환자의 이야기가 단지 "앞뒤가 맞지 않은 것"인지 무엇인가 정말로 "맞지 않은 것"인지를 안다.

처음에 결정 과학자들은 직관을 포기하려고 했다. 이것은 이해할 만한 일이다. 그들은 자신의 치료가 동료들의 것보다 좋다고 믿으며 자신의 견해를 지지하기 위해 일부 일화에만 의존했던 이전 세대 의사들의 지나친 오만을 바로잡으려고 했다. 그러나 결정 과학자들은 너무 열의가 넘쳐서 의사 결정이 분석적 사고에 의해 완전히 지배될 때 다른 종류의 곤경에 빠지게 되는 반대 문제에 대해 눈이 멀었다. 의사 결정 과정을 완전히 이끌지는 않지만 안내할 수 있는, 정보에 근거한 직관을 기르는 것이 필요하다.

직관은 흐리고, 본능적이며, 인상적이고, 비합리적이어서 서술하거나 연구하기가 어렵다. 하지만 직관은 복합적인 상황을 이해하는데 필수적이다. 현 세대의 결정 과학자들은 직관을 중요하게 생각하지만, 여전히 그것이 무엇이며 어떻게 작동하는지 기술하는 것에 어려움을 가지고 있다. 왜냐하면 직관은 하나의 것이 아니라 직감, 빠른 사고, 어렴풋한 추적, 제1형 처리 등의 다양한 이름들로 나뉘어 존재하기 때문이다. 이들은 생각, 감정, 본능적 감각, 기억 중 어디에 중점을 두는가에 따라서 조금씩 다르다.[29] 직관의 일부 유형들은 피부과 의사의 패턴 인식과 같이 익숙한 문제들을 만났을 때 적용될 수 있다. 반면에 다른 유형들은 의사 결정자가 이전 상황을 통해 유추하거나 유사성을 볼 수 있도록 돕는 것을 통해 새로운 상황에 대한 지침으로 쓰이거나, 다른 사람들을 알고 상호작용하는 방법과 관련된 감정 및 사회적 지능에 관여하게 된다.

20세기의 마지막 수십년 동안, 신경과 의사인 Antonio Damasio의 획기적인 연구는 현명한 선택을 하는 능력이 자신과 다른 사람들의 감정을 알아차리는 것에 달려있다는 것을 보여주었다. 이러한 관점은 그 당시에는 연구 심리학자와 인지 과학자들에게 급진적인 것으로 간주됐었다. Damasio는 데카르트의 오류(Descartes' Error)라는 책에서 알아차림을 부여하고 감정을 조절하는 뇌의 일부분인 전두엽 피질에 심각한 뇌 손상을 입은 Phineas Gage라는 불행한 사람에 대해 이야기했다. Gage는 부상에서 살아 남았고, 뇌의 나머지 부분은 놀랄 만큼 온전했다. 기억과 추상적 논리는 좋았으며 정상적인 대화를 이어갈 수 있었다. 그는 얼마 동안은 직업을 유지할 수 있었다. 하지만 그 당시 주치의의 말에 따르면, Gage의 성격이 바뀌었다. 동료들에게 거의 경의를 표하지 않았고, 자신의 욕망과 충돌할 때 이에 대해 억제하거나 조언 받는 것을 참지 못했으며, 때때로 집요하게 고집을 부리다가도 변덕스러움을 보이며, 미래에 대한 많은 비현실적 계획들을 고안했다.[30] 그는 전두엽 피질이 손상되면서 자신의 감정을 인식하고 조절하며, 자신의 행동 결과를 예측하거나 실수로부터 배우는 능력을 잃어버렸다. 결과적으로 그의 개인적 결정들의 대부분은 처참했다.

감정과 직관이 삶의 선택을 하는데 중요하다는 것은 이치에 맞는 말이다. 그렇지 않은 경우를 상상해보자. 삶의 동반자를 선택하기 위해 각 유력한 후보자의 특성 목록부터 시작해서 체크리스트를 점검하며 가장 많은 점수를 받은 후보자가 승리할 때까지 기다리는 사람은 거의 없을 것이다. 대부분은 우리를 사랑 이야기 속으로 빠지게 하는 심장과 위장의 메시지를 들으면서 유력한 동반자의 특성 목록을 고려할 것이다. 이는 복합적인 의학적 결정에서도 마찬가지일 수 있다. 임상적 근거는 단지 우리를 데려갈 뿐이며, 심장과 위장의 이야기가 반드시 필요하다.[31]

만약 감정, 사회적 인지, 직관이 의사 결정에 필수적이라면 그것들을 어떻게 양성할 수 있을까? 임상의가 이러한 정신적 작업에 참여하려고 하는 경우에는 두 가지의 중요한 과제가 필요하다. 조각난 마음에서 전체적 마음으로, 개별화된 마음에서 공유된 마음으로 이동하는 것이다. 여러 근거들이 사람들마다 전체적 마음과 공유된 마음에 대한 잠재력이 타고났다는 것을 보여준다. 하지만 의사의 전문적 훈련은 이러한 역량들을 희석시켜준다.

아니라고 말하기

Stu Farber라는 나의 동료는 67세에 급성 골수성 백혈병으로 사망했다. Stu는 완화의료 의사였고 어렵고 희귀한 진단을 받았다. 이 질환은 환자의 4분의 1만이 5년을 살 수 있고, 치료는 그보다 더 소수에서만 가능했다. Stu가 사망 전에 쓴 글에서,[32] 폐렴으로 입원했다고 적혀있었다. 항암화학요법은 예상대로 그의 면역 체계를 억제했었다. 감염 질환 자문 의사는 Stu의 폐렴이 바이러스에 의한 것일 가능성이 높으며 자연적으로 해결되리라 예상되지만, 어쩌면 에이즈 조기 사망의 대부분을 차지하는 폐포자충(pneumocystis) 같은 더 치명적인 감염일 수도 있다고 했다. 바이러스와 폐포자충을 구별하기 위해서는 진정제를 투여하고 침습적 폐 조직검사가 필요하지만, Stu의 몸 상태를 고려했을 때 시술과 관련된 합병증의 위험이 높았고 회복하는 데에도 최소한 며칠은 걸릴 것으로 생각되었다.

Stu는 자신이 죽어가고 있다는 것을 알았지만, 만약 이것이 폐포자충이라도 그의 삶은 치료로 인해 연장될 수도 있었다. 여러 의사들은 시술을 하지 않는 것은 생각도 할 수 없는 일이라고 넌지시 말했지만, 호흡기내과 의사는 여전히 "당신은 어떻게 하고 싶으신가요?" 라고 물었다. Stu는 임상의로서 친숙하게 지냈던 세상과 새롭고, 낯설며, 환자가 되는 새로운 세상 사이에 잡혀 있었다. 다행히도 Stu는 지금 편안하며 사태를 더 악화시키고 싶지 않다고 말할 정도로 마음의 침착성을 찾았다. 그는 조직검사를 원하지 않았으며 자신의 운을 시험해보기로 했다. 그러자 놀랍게도 주치의는 "그것은 제가 하려고 했던 것과 같은 선택입니다."라고 말했다.

이 이야기에서 다른 사람들이 놀라워하고 좋아하는 부분은 의사들이 그들의 환자에게 치료를 추천하는 것과는 다르게 자신의 문제로 닥쳤을 때는 매우 다른 선택을 할 수 있다는 것이다.[33] 의사들은 환자에게 가장 적극적인 치료법을 추천하는 경향이 있으며, 이는 그 치료가 더 많은 불편함과 장애를 초래할 수 있는 경우에도 마찬가지이다. 하지만 의사들 스스로가 마지못해서 아픈 사람들의 부족에 들어가게 되는 경우, 그들은 덜 적극적인 생명 연장 조치를 원하며 자신의 편안함과 존엄성에 더 초점을 맞추려 한다.

어떻게 이렇게 될 수 있었을까? Stu는 생의 마지막 몇 주 동안에도 영리했으며, 의사들이 환자의 입장이 되어보는 것이 쉽지는 않지만, 프로토콜과 냉정한 논리를 넘어서 환자의 관점을 이해할 수 있다는 것을 알게 되었다. 하지만, 특별히 명석하고 좋은 식견을 가진 환자가 이를 촉발시켜 주어야 한다. 여기서 Stu의 의사는 많은 다른 의사들과 마찬가지로 Stu가 공격적인 치료를 포기하고 편안함에 집중하기로 결정했을 때 안도의 한숨을 내쉬었다. 그것은 결정을 내려야하는 의사의 부담을 덜어주었다. 그러나 의사의 권고에 의문을 제기할 정도의 지식과 명확성을 갖춘 환자는 거의 없으며, 자명해보이는 결정을 할 때 초보자의 마음을 적용하려는 의사의 노력이 도움될 것이다.

의사가 되는 것과 환자가 되는 것

내가 콩팥 결석 발작에서 회복하면서, 일차 진료 의사는 초음파 검사를 통해 콩팥에 남아 있는 돌이 있는지 확인하자고 했다. 나는 이전에도 결석을 가진 적이 있었고, 많은 초음파와 CT검사 보고서가 의료 기록에 있었다. 초음파검사자는 친절하고 수다스러웠으며, 결석이 있었던 왼쪽 콩팥과 오른쪽 콩팥을 확인하는 동안 화면에서 몇 가지 해부학적 구조를 찾아낼 수 있어서 즐거워했다. 그녀는 오른쪽에서 특히 긴 시간을 보냈으며 많은 스냅 사진을 찍는 것 같았다. 이후 그녀는 침묵했다. 나는 그녀가 콩팥, 요관, 방광에서 꽤 위쪽에 머무르고 있다는 것을 알아차렸다. 우리는 간 영역에 있었다. 아마도 그녀는 담석을 발견한 것 같았다.

나는 무슨 일인지 물었다. 일반적으로 검사자들은 영상의학과 전문의에 의해 확인될 때까지 검사 결과를 밝히지 않아야 하지만, 그녀는 내가 의사이고 화면을 보고 있다는 것을 알고 있었다. 그녀는 처음에는 말이 없더니, "영상의학과 전문의와 함께 확인해야 할 흥미로운 점이 있습니다."라고 말했다. 의학에서는 흥미로운 것이 결코 좋은 일이 아니다. 영상의학과 전문의는 "초음파검사자가 요로를 확인했을 뿐만 아니라, 간에서 어떤 일이 일어나고 있는 것을 발견했습니다."라고 설명했다. 그녀는 이전에는 아무도 보지 못했던 야구공 크기의 우연종(incidentaloma)를 찾아냈다. 나는 전혀 흥미롭지 않았다. 그것은 환영 받지 못한 손님이었다.

나는 지난 20년 동안 여러가지 우연종에 대해서 알게 되었다. 의학적 속어에서, 우연종은 기본적 평가, 엑스레이, 스캔, 초음파 등의 영상 검사 또는 수술 중에 예기치 못하게 식별된 병변이나 덩어리를 말한다. 원래 이 용어는 완전히 무해한 부신의 양성 종양을 말했던 것인데, 지금은 당신이 찾고 있지 않은 모든 덩어리에 사용되고 있다. 우연종은 단순한 상황을 복잡하게 만든다. 일반적으로 우연종은 임상적 의미가 없다고 하지만, 항상 그렇지는 않다. 가끔은 암일 수도 있다.

영상의학과 전문의는 부지런했다. 그는 7년 전부터의 CT검사를 확인했으며, 거기에 우연종이 있었다. 따로 찾고 있지 않았기 때문에 아무도 그것을 알아차리지 못했었다. 그들은 간암을 찾을 이유가 없었다. 나의 훈련받지 않은 눈으로도 그곳에서 미묘한 음영을 볼 수 있었다. 영상의학과 전문의는 CT검사 이후 7년 동안 직경이 1밀리미터 증가했다고 추정했다. 그는 그것이 자랐다고 확신했으며, CT검사는 꽤 정확한 편이었다. 그는 검사 장비가 더 정교해지고 초음파검사자들이 더 능숙해질 때까지 감지되지 않았던 무해한 양성 결절성 과증식(nodular hyperplasia)으로 보인다고 말했다. 나는 빠르게 몇 가지 계산을 해봤다. 1밀리미터는 많은 것처럼 들리지 않지만, 모양이 둥근지 불규칙한지에 따라서 10% 이상의 부피가 증가할 수도 있었다. 그것의 속도는 여전히 느렸다. 당시 나는 52세였으며, 속도가 두 배로 증가한다고 해도 90세에 간의 일부가 침범되지 않고 남아있을 것이라고 계산되었다. 하지만, 이것은 많은 위안을 주지는 못했다.

선택지는 아무것도 하지 않고 위험을 감수하는 것, 정확한 진단을 위해 조직검사를 시행하지만 출혈이나 감염의 가능성을 동반하는 것, 지속적인 MRI검사를 통해 자라는 정도를 확인하는 것이 있었다. 하지만 7년에 1밀리미터만 자란다고 할 경우, 오랜 시간에 걸쳐서 많은 검사를 해야만 했다. 그것은 비용이 많이 들고 불쾌하며 불안감을 유발할 것이다.

내 대부분의 직업 생활은 사람들이 어려운 결정을 내릴 수 있도록 도와주는 것이었고, 내 자신도 전반적으로 어려울 결정을 내릴 수 있는 능력이 있다고 생각했다. 어느새 나도 Richard Grayson이 불과 몇 달 전 "당신은 어떻게 할 건가요?"라고 나에게 했던 것과 같은 질문을 일차 진료 의사에게 던지려고 생각하고 있었다. 나는 아직 결정할 수 없는 모든 사건들을 갖고 있는 것이 어떤 느낌인지 그리고 청진기의 반대쪽 면이 얼마나 달랐는지 이제서야 알게 되었다. 이성적 마음과 감정적 마음이 전쟁 중이었다. 이성적으로, 충분히 세세하게 찾아볼 경우에는 인구의 3분의 1에서 어떤 종류의 우연종이 발견될 수 있으며 그 중 90% 이상은 양성 종양이라는 것을 알고 있었다. 그리고 내 우연종은 양성 종양의 모든 특성을 갖추고 있었다. 하지만, 그것은 내 문제였기 때문에 다른 사람들의 우연종에 대해 듣는 것은 도움이 되지 않았다. 나는 불확실한 상황이었고, 다른 사람들과는 달랐다.

좋은 상상력을 가진 것은 저주였다. 나는 가장 나쁜 종류의 간암을 가지고 있다는 확신이 들었다. 무슨 일이 생긴다고 해도 그냥 그것을 잘라버리고 싶었다. Rochester, Pittsburgh, Cleveland 중 어디에서 간이식 수술을 받는 것이 좋을지도 생각해봤다. 그리고 일차 진료 의사와의 약속을 취소하는 것에 대해서도 고민해봤다. 단지 그것을 완전히 잊고 싶었다.

다행히도 내 의사는 좋은 경청자였다. 그는 나의 두려움에 맞서지 않고 참을성 있게 귀를 기울였다. 그는 한동안 조용하게 있더니 내가 무슨 생각을 하는지 물었다. 나는 그것을 잊고 싶다고 말했다. 그는 자신도 걱정이 되며, 그것을 잊는 것이 가장 현명한 선택이 될 수 있는지를 의심하고 있는 몇 명의 동료들과 상의를 했다고 말했다. 그 말은 내가 듣고 싶었던 것이 아니었다. 나는 조직 검사를 받고 싶지 않았다. 그도 마찬가지였다. 우리는 중간 길을 선택했다. 1년 동안 4개월마다 한번씩 영상 검사를 하는 것이다. 나는 이 선택도 마음에 들지 않았다. 몇 달 동안 불확실성이 지속되고, 심각한 결과가 발견될 가능성은 적지만 검사를 하기 전에 매번 불안할 것이기 때문이다. 하지만 나는 결정과 불안이 공유되었다는 것을 알게 되면서 위안을 얻었다. 나도 Richard Grayson처럼 조언이나 사실 뿐만 아니라 공유된 마음을 갖고 싶었다.

8년이 지났고, 내가 여기 앉아서 종양에 대해 글을 쓰고 있다는 것은 암이 될 가능성이 거의 없었다는 것을 의미한다. 하지만 그것이 0을 의미하는 것은 아니다. 나는 몇 주 후 MRI 검사 보고서에서 간의 또 다른 우연종과 우측 콩팥의 단순 낭종을 확인하면서 웃음이 나왔다. 이후 두번의 검사에서 간의 종양과 그 "친구들"은 더 이상 자라지 않았다. 초대받지 못한 내 손님들은 내가 화해해야 하는 영원한 동거인이 되었다.

7장
고통에 대한 반응

의사와 환자들 사이의 대화에서 고통(suffering, 苦)이라는 단어는 놀라울 정도로 사용되지 않는다.[1] 의사들은 일반적으로 통증, 장애, 스트레스, 대처, 삶의 질에 대해 이야기한다. 내가 몸담고 있는 연구 영역에서, 동료 과학자들은 "건강 관련 삶의 질"이 감소하고, "질 보정 수명(quality-adjusted life years, 역자 주: 삶의 양적 측면과 질적 측면을 통합한 지표. 치료의 결과로 인해 적절한 품질의 삶을 얼마나 더 얻을 수 있는지에 대한 개념이며, 만성 질환의 치료를 고려할 때 특히 중요하다.)"이 더 적다라는 이야기를 한다. 하지만 이 용어들 중 어느 것도 고통과 완전히 같은 의미를 가지는 것은 없다. 고통은 더 개인적이고 만연한 괴로움을 의미하며, 누군가의 정체성, 즉 자기 자신이 되고 세상에 존재할 수 있는 능력에 영향을 미친다. 고통은 증상 체크 리스트와 "통증을 1에서 10까지 평가하라."라는 것 그 이상이다.

의사들이 고통이 무엇을 의미하는지를 모른다는 것이 아니다. 많은 사람들은 자신이나 가까운 가족 구성원 또는 친구의 고통으로 인해 의사가 되기로 결심한다. 그 고통이 극적이거나 생명을 위협하는 것이 아닐 수도 있지만, 그것은 보통 비영구적인 망령(impermanence specter)을 불러일으킨다. 나에게 그것은 어린 시절 천식이었다. 나는 나에게 무슨 일이 일어나고 있는지, 왜 숨이 차지 않은 상태로 몇 미터 이상 달릴 수 없는지, 왜 다른 아이들과 다른지, 미래가 어떻게 될지를 알고 싶었다. 내가 만약 수십 년 후에 태어났다면 인터넷에서 찾을 수 있는 천식에 대한 모든 것을 조사했을 것이다. 대신 우리 집 백과 사전으로 천식에 대해 내가 할 수 있는 모든 것을 배웠고, 후에 인체와 천식을 일으킬 수 있는 질병에 대해 배웠다.

하지만 대학 졸업 후 2년이 지나서야 인생의 진로를 음악가 지망생에서 의사로 바꾸기로 결심했다. 나는 암스테르담에서 음악 공부를 하며 살고 있었다. 풀브라이트 장학금(Fulbright grant, 역자 주: 미국의 학자, 교육자, 대학원생, 연구원 등을 대상으로 한 국제교환 프로그램 및 장학금 제도. 세계에서 가장 권위 있는 장학금 중 하나이다)을 받아 갠지스 강가에 있는 힌두교의 정신적 수도인 바라나시(Varanasi)에 살고 있는 친구를 만나기 위해 한 달간의 휴가를 내었다. 여기에서 고통이 가시화되었다. 더위, 소음, 불결함, 방황하는 소들로 둘러싸인 가운데 나는 사지가 없는 거지, 결핵으로 인해 척추가 기형인 채 과립성 결막염으로 눈까지 먼 노인, 치료하지 않은 구순열을 가진 아이들, 배고픔 이외에는 아무것도 모르는 가족들을 보았다. 때로는 창문 필름을 붙인 검은 색 승용차가 사람과 동물의 무리를 피해 고요한 섬에서 다른 섬으로 상당한 물건들을 실어 나르기도 했다.

바라나시에서 며칠을 지낸 후, 자전거를 빌려 사르나트(Sarnath)에 있는 사슴 공원까지 13킬로미터를 달렸다. 사르나트는 부처님이 고통에 대한 첫 번째 설법을 한 곳이다. 자전거를 탄 탓에 더웠고 먼지투성이에 목까지 말랐다. 사슴 공원 입구에는 오렌지를 짜서 파는 노점상이 있었다. 주스는 매우 차갑고 달콤해 맛있었다.

다음날 아침이 되자 열이 나고 복통이 생겼다. 속이 거북하고 힘이 빠졌고 움직이고 싶지 않았다. 나는 노점상이 물을 넣지 않은 주스, 그냥 주스를 짜고 있는 것을 보았다. 아니면 그렇다고 생각했었다. 오렌지 주스 노점상들이 몰래 오염된 물로 주스를 만드는 것으로 악명 높다는 것을 나중에 알았다. 장티푸스는 풍토병이었다.

나는 검사를 받아야 했다. 자전거 인력거가 약 2킬로미터 떨어진 병원으로 데려다 주었다. 대기실에서 숨이 막힐 정도로 뜨겁고 좁은 공간을 가득 메우고 있는 수백명의 사람들을 보았다. 거리로 쏟아져 나오고, 고통과 슬픔 속에서 울부짖고, 개방성 골절을 가진 사람들, 피, 소변, 토사물의 냄새. 그 모든 것에 압도당했고 처한 상황 때문에 겁에 질렸다. 장티푸스로 사람들이 죽을 수도 있다는 것을 알았다.

간호사가 나를 작은 방으로 신속하게 안내했다. 의사는 풀 먹인 깔끔한 하얀 튜닉(tunic, 역자 주: 그리스 로마 시대의 상의로 사용되었던 전통의상. 소매가 없는 헐렁한 옷으로 무릎 정도 오는 길이에 장식이 거의 없는 느슨한 옷을 뜻한다)을 입고 있었다. 그는 내 증상을 심각하게 받아들이고 주의 깊게 검사하였다. 그는 입원할 필요는 없지만, 혈액 검사를 받고 내일 아침에 다시 방문해야 한다고 말했다. 장티푸스 검사는 음성이었고, 며칠이 지난 후 회복되었다. 그러나 고통의 이미지는 지워지지 않았다. 나중에서야 사르나트 방문과 고통의 교훈을 준 상황이 아이러니라고 깨닫게 되었다.

암스테르담으로 돌아온 몇 주 후 오른쪽 배를 꽉 죄는 통증 때문에 새벽이 되기 전에 잠에서 깼다. 통증은 옆구리와 등으로 뻗어나갔다. 콩팥 결석일지도 모른다고 생각을 했다. 콩팥 결석이 있는 친구가 있었는데, 그는 그것을 상상할 수 있는 최악의 고통이라고 묘사했었다. 그의 묘사는 과장이 아니었다. 어떤 방향으로 움직이든 편안하지 않았다. 인도에서보다 더 절망적이었다. 나는 즉시 그 고통을 멈추고 싶었다. 또다시 무서웠다.

다행히 내 룸메이트는 차를 가지고 있었다. 그녀는 나를 대학 병원까지 데려다 주었다. 응급실은 조용했다. 심지어 대기실에서도 다른 환자들을 본 기억이 없다. 나는 곧 이동식 침대 위에서 온통 흰색으로 칠해져 있고 창문도 하나 없는 빈 복도를 따라 내려갔다. 의사도 흰 재킷에 하얀 바지를 입고 있었다. 그는 내게 X-ray 검사가 필요할 거라고 말했다. 그리고 나서 모든 사람들이 사라졌고, 나는 그 메마른 풍경 속에 홀로 남겨졌다. 사람은 보이지 않았고, 찡그리지도 고통스러워 하지도 않았고, 다음에 무슨 일이 일어나는 지도 알지 못했다. 닫힌 문 뒤에서 간호사 한 명이 나오더니 나에게 움직이지도 말고 신음소리도 내지 말라고 말했다. 그리고 나서 사라졌다. 몇 분이 지났다. 모든 것이 비현실적인 것 같았다. 결국 누군가는 정맥주사를 놓았고 누군가는 결석을 찾기 위해 X-ray를 찍었다. 약간의 진통제를 정맥주사 한 후 한 두 시간 안에 통증은 없어졌다. 나는 집으로 돌아갔고 그날 저녁에 콘서트에 갈 정도로 충분히 회복되었다. 그런 점에서 내가 받았던 치료는 훌륭했다. 누군가는 내 건강 상태가 스스로 회복되었다고 말할 수도 있을 것이다.

하지만 그렇지 않았다. 나는 여전히 떨렸고 취약한 상태였다. X-ray가 결석을 식별하지 못했기 때문에 여전히 불확실한 상태였다. 명확한 진단이 내려지지 않은 채 3번 더 병원을 방문하였다. 방문 때마다 소변 검체를 조금 받은 후 소변을 참고 의사가 격렬한 직장 검사를 할 수 있도록 하였다. 기술적인 용어인 '전립선 마사지'는 그 경험을 완전히 담아내지 못한다. 그리고 나서 두 번째 소변 검체를 받은 후 다시 소변을 참았다가 세 번째 검체를 채취하였다. 나는 두 번 더 예약을 했고 그 동안에 곡예 같은 비뇨기 검사를 반복했고, 마침내 용기를 내어 "이걸 왜 하는 건가요?"라고 물었다.

의사는 내가 최근에 인도에 있었기 때문에 그리고 결석을 발견하지 못했기 때문에 결핵을 비롯한 다른 질병에 대한 검사를 해야 한다고 무미건조하게 설명했다. 한가지 단서는 전립선액 배양에서 찾을 수 있다고 말했다. 결핵에 대한 예상은 좋게 들리지 않았다. 그가 만약 이런 설명을 처음부터 했더라면 조금 덜 당황스러웠을 것이고 무슨 일이 일어나고 있는지에 대한 걱정을 덜 했을 것이다. 결핵 검사는 음성이었고 우리 모두는 실제로 콩팥 결석일 거라고 추정했다. 나는 병원에서 퇴원했다. 의사의 마지막 말은 병원에 다시 올 필요가 없다는 것과 물을 많이 마셔야 한다는 것이었다. 그 이후로 몇 개의 에피소드가 더 있다. 나는 요즘 내가 마약 중독자로 오인 받거나 진통제 투여를 거부당할 수 있는 응급실에 가는 것이 두렵다. 흥미롭게도 콩팥 결석이 나에게 어떤 영향을 미쳤는지 물어보는 의사는 아무도 없었다.

이런 질병 경험이 결정적 역할을 하여 나는 의사가 되기로 결심했다. 어떤 환자도 이런 식으로 버림받았다고 느끼지 않도록 하겠다고 결심했다. 의사들이 치료 과정 뿐만 아니라 환자와 어떻게 정보를 공유하는지, 어떻게 처신하는지를 통해 환자의 고통을 감소시킬 수도 있고 악화시킬 수도 있다는 것을 본능적인 방법으로 배웠다. 나는 내 직업을 단지 치료하는 것 뿐만 아니라 정보를 공유하고, 함께하고, 친절함을 통해 치유하는 것으로 마음 속에 그려 보았다. 그게 얼마나 어려운 것인지 몰랐었다.

고통에 관한 불편한 진실

고통에 관한 몇 가지 불편한 진실이 있다. 첫 번째는 질병이 치료되었다고 여겨질 때조차도 고통이 지속될 수 있다는 것이다. 나는 최근에 숙련된 기계 기술자로 일했던 젊은 남자를 치료했었다. 그는 골수 이식으로 백혈병을 치료했었다. 분명히 축하할 일이지만, 요즘 만성 통증 속에 살고 있다. 새로 이식된 백혈구가 그의 새로운 면역시스템이 되어 자신의 내장과 피부 세포를 공격하는 이식 거부반응이 생겼다. 복통과 메스꺼움 때문에 거의 먹을 수 없었고, 피부는 거칠었고 감염되기 쉬웠다. 나이 35세에 그는 뼈까지 퍼진 만성적이고 치료할 수 없는 피부 감염 때문에 양쪽 다리를 절단해야 할 처지였다. 절반 이상의 시간을 병원에서 보냈고, 병으로 인해 나머지 시간도 집에서 요양하였고, 사회적으로 고립되었고, 가난해졌다. 겨우 침대에서 일어날 수 있었고, 통증으로 인해 다량의 마약이 필요하였다. 이런 상황은 가족과 의료진에게 깊은 상처를 주었다. 그는 "생존자"로 여겨졌지만 각각의 의료적 "성공"은 고통을 더 가중시키는 것처럼 보일 뿐이었다. 의료진은 그의 방에 들어가는 것을 좋아하지 않았다. 그는 우리의 실패를 생생하게 상기시켜 주는 사람이었다.

증상이 전혀 없는 질병도 고통을 줄 수 있다. 나는 의사인 환자를 최근에 만났는데, 그는 흔히 "조용한 살인범"으로 묘사되는 고혈압으로 진단받았다. 처음에 그는 자신이 백의 고혈압(역자 주: 평소 혈압이 정상이던 사람이 의료시설, 의사나 간호인력이 있는 공간에만 들어오면 혈압이 상승하는 현상)이라고 자기 자신과 나를 설득하려고 노력했다. 확실히 하기 위해 나는 그에게 24시간 동안 혈압 측정기를 달도록 했다. 며칠 후 검사 결과에 대해 그와 논의를 했다. 정상 판독은 거의 없었고 그나마 대부분이 자는 동안이었지만, 그는 나에게 "고혈압이 아니네. 가끔 혈압이 높네."라고 말했다. 나는 놀랐다. 왜냐하면 의사인 그는 매일 환자들에게 항고혈압 약을 처방하고 있었기 때문이다.

이 의사-환자는 왜 어떤 사람들은 의사를 찾지 않는지, 왜 다른 사람들은 그들이 "긴장"했을 때만 먹고 그렇지 않을 때는 약을 전혀 복용하지 않는지에 대한 통찰력을 제공했다. 사람들은 진단을 받을 때 자신에 대해 다르게 느낀다. 그들은 평범한 시민에서 마지못해 하는 환자가 된다. 때때로 덜 건강하다거나, 단순히 결점이 있다거나, 약하거나, 온전하지 않다고 느낀다. 연구 결과에 따르면 때때로 결근을 더 많이 하게 되고, 심지어 병의 증상이 없을 때도 그랬다.[2] 나는 그에게 왜 그렇게 약을 복용하기를 꺼려 하는지 물었다. 그는 그것이 자신을 실패자처럼 느끼게 했다고 말했다. 건강한 식습관, 명상, 운동의 삶을 살아온 그는 마치 미덕이 DNA를 능가하는 것처럼 유전적 소인에도 불구하고 어떻게든 고혈압을 피할 수 있다고 생각했다. 나는 "유전학은 강력하지 않나요?"라고 말했다. 우리 둘 다 상황이 그렇지 않았으면 했다. 그가 결국 복용하려고 했던 약이 혈압을 낮출 수는 있지만 실패감을 낮추지는 못할 것이다. 후자에 대해서는 내가 물어보지 않았다면 몰랐을 것이다.

사회학자 Arthur Frank 는 그가 어떻게 통증이나 질병이 없는 상태에서도 극심한 건강 관련 고통을 겪었는지에 대해 이야기했다. 고환 암을 완치한 것으로 추정된 몇 년 후 엑스레이 검사에서 "의심스러운 지점"이 발견되었다.[3] 그는 고환 암이 재발하면 종종 치료할 수 없다는 것을 너무나 잘 알고 있었다. 가혹한 항암치료와 불확실한 미래를 생각하면 그의 불안감은 심각하였다. 결국 추가 검사는 음성, 암이 없는 상태로 판명되었지만, 그는 검사 결과를 기다리는 동안 그의 고통이 어떻게 눈에 띄지 않았는지에 충격을 받았고, "일상적인" 진단 검사가 환자에게는 일상적인 일이 아니라는 것을 의사들에게 상기시키는 이야기를 출판하였다.

비록 의사들도 그들이 환자가 되었을 때 Frank와 같은 종류의 불안감을 경험하지만, 의사의 역할을 할 때는 에이즈, 루프스, 암과 같은 난치성 질환에 대한 진단 검사까지도 유창하게 지시하는 자신을 발견하게 된다. 검사를 지시하기 위해 일련의 마우스 클릭을 실행할 때, 바로 그 때, 환자는 자신의 죽음을 생각하고 있을 지도 모른다는 사실을 잊어버릴 수도 있다. 환자들은 이런 종류의 고통에 대해 거의 말하지 않으며, 아마도 그것이 일반적인 의학 담론의 일부가 아니라고 가정하는 것 같다. 알아차리고 인정하는 데는 잠깐이면 된다. "결과가 나오기까지 며칠이 걸립니다. 내가 결과를 알게 되면 바로 전화할께요. 이 모든 걸 가지고 어떻게 지내고 있나요?"

이름 붙일 수 없는 것

고통에 대한 담론은 1960년대부터 의학 분야에서 인상적인 기술의 진보가 있었던 기간 동안에 동면에 들어갔다. 나는 질병 메커니즘에 대한 이해의 증진과 새로운 치료법에 대한 약속에 동반한 자극적인 낙관주의가 이러한 진보만으로 고통을 사라지게 하지는 못한다는 현실을 가렸다고 의심한다. 사실 2000년대 초까지만 해도 국립암연구소의 문구는 "2015년까지 암으로 인한 모든 죽음과 고통을 없애기 위해"로 지나치게 낙관적이었다.

뉴욕 시 내과 전문의 Eric Cassell에 의해 1980년대가 되어서야 고통의 본질과 의학의 목표에 대한 진지한 논의가 다시 시작되었다. Cassell은 환자와 의사 사이의 의사 소통이 작동할 때와 작동하지 않을 때를 이해하는 데 전념했다. 그는 인간의 질병 경험과 관련하여 의학계에 역류하고 있어서 중요한 인물로 남아 있다.

Cassell은 고통을 "인간의 온전함을 위협하는 사건과 관련된 심각한 괴로움"이 있는 전체적인 경험으로 처음 묘사했다. 이 정의는 급진적이었다. 그는 자신의 진료 행위를 살펴보고, 환자와 의사 간의 상담 내용 녹음을 듣고 분석함으로써 의사들이 종종 요점을 놓친다는 것을 깨달았다. 그들은 환자의 고통을 보지 않았다. 1982년 New England Journal of Medicine의 획기적인 기사[4)]에서 치료자의 핵심 의무는 단순히 질병을 치료하거나 통증을 완화하는 것이 아니라 고통에 대처하는 것임을 의료계에 상기시켰다. 그는 고통이 통증과 얼마나 느슨하게 연관되어 있는지를 보여 주었다. 고통 자체가 의미를 가지며, 그 의미는 사람의 괴로움과 그가 느끼는 감각의 심각성과 질에 영향을 준다. 결국 출산의 통증은 심장 마비의 통증보다 더 심할 수 있지만 전반적인 경험은 다르다. 미래에 대한 공포보다는 기쁨을 주는 결과이다.

Cassell은 폐, 콩팥, 뇌에 단순히 병든 부분을 갖는 것 이상의 고통이 얼마나 많은지를 보여 주었다. 고통이 사람 전체에 의해 경험된다고 말했다. 심리적, 실존적, 영적, 재정적, 사회적 등 고통의 다른 영역은 신체적 증상보다 종종 더 파괴적이다. 만성적으로 아프고 죽어가는 많은 환자들이 그들의 상황에서 가장 나쁜 부분은 질병 그 자체가 아니라 그 질병이 가난하게 하거나 가족들에게 부담을 주는 방식이라고 말하는 것을 들었다. Cassell은 의료 시스템이 환자를 고통스럽게 만들 수 있다는 것을 너무 잘 알고 있었다. "우리가 해결책의 일부가 아니라면 우리는 문제의 일부이다."[5)]라고 했다.

Cassell의 논문 이후 30년 동안, 간호 연구원들, 의학 윤리 학자들, 호스피스와 완화 의료 시설에 있는 사람들은 특히 시한부 환자들을 위해, 고통을 공론화하였다. 여전히 의사들이 고통에 대해 얼마나 드물게 묻는지는 놀랄 만하다. "오늘은 기분이 어때요?"하며 그냥 못할 뿐이다. 너무나 자주 의사들은 자신이 특정 환자를 가장 고통스럽게 만드는 것이 무엇인지 이해한다고 생각한다. 현실은 우리가 보통 그렇게 하지 못한다는 것이다.

사실 의사들은 환자를 희생자로 묘사하는 두려움 때문에 고통이라는 단어를 사용하지 말라고 충고하며, 기관과 개인적 특질은 부인한다. 하지만 이것은 너무 지나칠 수 있다. 나는 한때 국립암연구소를 위해 환자와 의사 사이의 의사소통을 증진시키는 방안에 대한 논문을 준비했다. 부제는 "치유를 촉진하고 고통을 감소시키자"이었다. 이 논문을 검토한 많은 과학자들과 임상 의사들이 이 논문의 제목과 접근 방법을 지지했지만, 다른 이들은 어리둥절해 했다. 그들은 신체적 및 정신적 건강을 어떻게 측정하는지 알고 있었다. 신체적인, 감정적인, 사회적인, 실존적인 삶의 질. 통증과 다른 증상들. 그리고 스트레스와 대처방법. 그럼에도 불구하고 비록 대부분 고통은 단지 측정 가능한 통증이나 괴로움의 존재가 아니라는 것과 건강은 단순히 질병의 부재가 아니라는 것을 직관적으로 깨달았고 하더라도, 치유와 고통은 그들의 암 지도에서 낯선 위치였다.

나는 최근 전국의 30개 의료 기관의 미션 선언문을 검토했는데, 그 중 많은 곳이 인상적으로 길고 상세했다. 아무도 고통을 언급하지 않았다. 대신 "고객 기대를 넘어", "암 제거", "최고 순위", "최고의 공급 업체", "신뢰할 수 있는 파트너"와 같은 문구가 포함되었다. 한 병원의 미션 선언문은 심지어 의사들이 환자의 심장과 마음을 다른 사람들에게 맡기면서 "신체를 치료한다"고 제안하기도 했다.

다음으로 나는 청구, 품질 지표, 건강 통계의 기초로 사용되는 17만개의 국제 질병 분류(International Classification of Diseases, ICD-10) 진단 코드에 '고통'이라는 단어가 있는지 확인했다. 단 하나도 없었다. 지난 몇달 동안 의사들이 고통에 어떻게 반응할 수 있고 어떻게 대응해야 하는지를 탐구한 의학 논문들을 체계적으로 찾아봤다. 단지 여섯 개의 연구 조사를 찾았다. 많은 사려 깊은 성찰적 에세이는 고통에 대한 설득력 있는 설명과 함께 의사와 간호사의 고통에 대한 태도를 제공했다. 대부분 시한부 환자 간호에서만 고통에 대해 다루었다. 고통이 발생하는 다른 상황에 대해 언급한 경우는 거의 없었고, 그것에 대응하는 방법을 제안하는 것은 적었다. 아마도 이것은 고통을 전체적으로 경험하기가 의사와 연구자들이 생각하는 방식에 깔끔하게 들어맞지 않기 때문일 것이다. 우리가 이름을 댈 수 없는 것을 보고, 접근하는 것은 어렵다.[6]

다른 이름으로의 고통

내가 처음 만났을 때 Karen Volk는 30대 후반이었다. 지금은 53세이다. Karen은 사회 복지사로 훈련 받았고 두 명의 아이가 있다. 그녀는 학대하는 관계를 버리고 최근에 재혼했다. 몇 년 동안 만성적으로 피로했지만, 라임병(Lyme disease, 역자 주: 진드리가 옮기는 세균성 감염증), 빈혈, 루푸스, 갑상선 질환, 그 외 많은 다른 것들을 포함한 모든 혈액 검사는 정상이었다. 그녀는 여기저기 돌아다니는 관절 통증과 부종을 호소하였지만, 신체 검사는 별로 주목할 점이 없었다. 어깨와 등에 여러 곳의 압통점이 있었으며 잠을 잘 자지 못 했고, 섬유근육통의 모든 특징을 가지고 있었다. 섬유근육통은 아직 잘 이해되지 않은 질병으로 몇 가지 사소한 증상이 있고 쇠약하게 만든다. 또한 원인을 알 수 없는 방광 통증이 있는 사이질 방광염(interstitial cystitis) 진단을 받았다. 임상 의사들에게 이것은 친숙한 상황이다. 여러 부위의 만성 통증, 피로, 우울증, 학대가 공존하는 경향이 있다.[7] 그녀의 기분은 롤러코스터 같았지만, 증상은 마음 상태나 스트레스의 정도에 따라 반드시 바뀌지는 않았다. 몇 년 전에 만성적인 통증 치료를 위한 마약성 진통제에 중독되었다. 중독에서 벗어난 후 다시 중독에 빠질 위험성을 원하지 않았다.

Karen은 통증 때문에 몇 주에 한번 씩 나의 진료실로 왔다. 나는 통증, 우울증, 염증, 불면증에 대한 약을 처방했다. 일부는 도움이 되었지만 전반적으로 Karen은 점차 나빠졌다. 3년이 지나는 동안 겨우 걸어 다녔고 더 이상 일할 수 없게 되었다. 거동이 불편해 질수록 체중이 늘어 23킬로그램이 늘었다. 통증은 계속되었다. 처음에는 마약성 진통제를 피하려고 했지만, 비마약성 진통제는 효과가 없었다. 그녀는 마약성 진통제에 대해 내성이 컸으며 내가 처방한 상당한 용량에도 불구하고 여전히 심각한 통증이 있었다. 유일한 선택은 복용량을 늘리는 것이었고, 그것은 우리 모두를 걱정시켰다.

Karen을 만나기 전에 감염 내과, 정형외과, 신경과, 류마티스 내과, 피부과, 비뇨기과, 정신건강의학과 전문의에게 협진을 보아서 차트가 더 두꺼워졌다. 전문의 중 일부는 불확실성을 받아들이고 치료하는 대신에 "기능적"진단을 제안하면서 알고 조절한다는 환상을 만들어 냈다. 섬유근육통, 편두통, 근막통증증후군, 신체화, 수면개시장애. 이 모든 것은 증상을 설명할 뿐 원인은 설명하지 않는다. 어느 누구도 이 상황을 일관성 있는 전체로 정리할 수 없었다.[8] Karen은 자신이 진지하게 받아들여지고 있지 않으며 통제할 수 있는 사람이 아무도 없다고 느꼈다. 의사들이 증상이 스트레스 때문이라고 말할 때 훨씬 더 무력함을 느꼈고 자신의 고통 때문에 비난 받았다고 느꼈다.[9] 한편 의사들은 그녀의 이름이 스케줄에 적혀 있는 것을 보고 앓는 소리를 내뱉었으며, 일부는 관여하지 않으려 "6개월 후에 봅시다."라고 했고 다른 의사들은 그녀의 증상이 합리적인지를 의심하였다.

그러던 어느 날 Karen의 왼쪽 발목 엑스 레이 검사 결과가 이전과 달라 보였다. 발목 관절은 류마티스 관절염에서 볼 수 있듯이 염증과 연골 손상의 징후를 보였다. 이제 Karen에게는 병리학적인 변화를 볼 수 있는 병이 생겼다. 뭐, 그런 셈이다. 혈액 검사는 정상이었다. 관절 손상을 설명할 수 있는 것으로 알려진 류마티스성 상태의 어떠한 증거도 없었다. 또 다시 불확실한 상태에 있었다. 점점 더 강력하고 독성이 강한 약물 치료를 시도했다.[10] 그녀는 나아졌지만 심각한 부작용도 있었다. 한번은 오른쪽 발목에 감염성 궤양이 생겼고 항생제에 내성이 생겨 곪아터졌다. 결국 무릎과 오른쪽 엉덩이에 인공 관절을 넣었고 손목, 팔꿈치, 어깨에 수술을 받았다. 여전히 다리를 절며 걸었고 5킬로그램보다 무거운 것은 들어 올릴 수 없었다. 마약성 진통제, 물리 치료, 침술, 한약, 영양 보충제, 명상, 정신 치료가 모두 다소 도움이 되었지만, 전반적으로 궤적은 악화되고 있었다. 그녀는 낙담하고 절망적이 되었다. 결혼 생활은 파국에 이르렀다. 한번은 발목 궤양에 조직 검사하고 집으로 돌아가는 길에 조직 검사 부위에서 출혈이 시작되었다. 그녀는 눈물을 흘리며 "이건 더 이상 못 참겠어."라고 말하며 내 진료실로 돌아왔다. 나는 압박하면서 다리를 올리고 한 바늘 더 꿰매고 나서야 출혈이 멈췄다. 그것은 쉬운 부분이었다. 상처를 치료하는 것은 그녀의 고통을 건드리는 것조차 시작하지 못했다.

Karen같은 환자들은 의사들을 겸허하게 만든다. 그녀는 명확한 진단을 받지 못했다. 아무도 이해하지 못한 이유로, 치료로 발생할 수 있는 모든 합병증을 얻는 것처럼 보였고 다른 환자들만큼 잘 치료되지 않았다. 아무도 그녀의 장애와 고통의 원인이 신체적, 심리적, 사회적인 것이라는 점을 풀 수 없었다. 유일하게 분명한 것은 고통이 극심했다는 것이었다. 매번 나빠질 때마다 Karen의 질병은 나에게 개인적으로 영향을 미쳤다. 그녀가 아프고 우울해질수록 나는 더 무력감을 느꼈다. 나는 우리의 만남을 두려워하기 시작했다.

무력감을 넘어서

그리고 나서 내가 아직도 재구성하려고 하는 방식으로 상황이 바뀌었다. 나를 무력하게 느끼게 만드는 것은 Karen 자신이 아니라는 것을 나는 깨달았다. 오히려 내가 느끼는 무력감은 나 자신에 대한 기대에서 비롯되었다. 내가 어떻게든 뭔가를 치료해서 그녀의 고통을 덜어 줄 수 있다는 기대와 내가 치료할 수 없을 때 나는 방황했고 불편했다. 심신자각의 순간은 내가 무력감을 느끼고 특히 불쾌한 기분을 애써서 밀어내려고 하지 않고 그냥 허용할 때였다.

나 자신과 그녀의 비참함 사이에 벽을 쌓으려고 노력하는 것은 도움이 되지 않을 것이며, 나 자신이나 다른 누군가를 비난하는 것도 도움이 되지 않을 것이다. 새로운 모습을 찾고, 초심자의 마음을 받아들일 필요가 있다는 것을 내게 일깨워 주는 한 무기력함은 괜찮다는 것을 깨달았다. 그래서 나는 스스로에게 질문을 던지기 시작했다. 내가 보지 못하는 것이 있을까? 다른 관점을 취해도 될까? 그녀의 절망감에 사로잡히지 않고 그녀와 더 많이 함께 할 수 있을까? 때로는 "해야 할" 일이란 아무것도 하지 않고, 안심시키지 않고, 치료도 하지 않는 것이다. 치료하려는 내 욕구를 일시적으로 제쳐두고, 그녀의 고통을 목격하고 불확실성, 모호함, 희망을 함께 나눌 수 있었다. 매 방문 때마다 내가 실시한 신체 진찰은 병리학적 조사뿐만 아니라 연대의 제스처가 되었다.

의사들은 치료하는 것을 가장 편하게 생각한다. 나도 예외는 아니다. 우리는 통증, 불안, 심지어 실존적 괴로움 같은 증상 또는 고혈압과 같은 무증상 질환 등 어떤 신호를 우선 식별하고, 그리고 나서 약물 치료, 수술, 그 밖의 행동 양식을 이용하여 환자를 이전의 건강상태로 회복시키기 위해 노력하도록 훈련받았다. Karen의 문제들 중 일부는 간단히 해결할 수 없었다. 수술은 그녀의 관절을 20년 전의 관절염 전단계로 결코 되돌릴 수 없었다.

다른 치료법들은 역효과를 낳았고, 부작용은 이익보다 더 컸다. 의사들이 효과적으로 치료할 수 있다고 느끼는 건강 문제에 더 많은 주의를 기울이는 것은 이해할 수 있다. 그러나 의사들의 유일한 도구가 진단 및 치료 접근법일 경우, 환자가 겪는 고통의 전체 범위를 보지 못할 위험이 있다. 의사들은 환자를 전체적인 사람으로 보는 대신에 그들이 인식하고 진단하고 치료할 수 있는 문제의 합계로 보는 경우가 많다.

몇 달 후에 Karen은 호전되기 시작했다. 피부 감염이 해결되었고, 궤양이 나았고, 늘었던 몸무게가 줄었다. 상대적으로 덜 복잡한 왼쪽 고관절 치환술을 받았고 몇 년 만에 처음으로 절지 않고 걸을 수 있게 되었다. 두 달 간의 공백 끝에 환히 웃으며 사무실로 들어왔고, 절망의 어두운 모습은 사라졌다. 손수 만든 보석을 끼고 소박하면서도 우아한 옷을 입었다. 나는 깜짝 놀랐다. 내가 그녀를 돌본 그 모든 기간 동안 그렇게 활기 차고 희망적인 그녀를 본 적이 없었다.

그녀는 통증, 우울증, 불면증에 대한 약물의 거의 대부분을 중단했다고 이야기했다. 두 번 째 남편과 헤어지기로 결심했고, 그렇게 하기 위해 더 강해졌다고 느꼈다. 그녀는 자신의 삶을 책임지고, 자신의 존재에서 의미를 찾았다. "뭐가 바뀌었나요?"라고 나는 물었다. 그녀가 자신의 변화를 나와 내 동료들로부터 받은 지지 덕분으로 돌렸을 때 나는 아주 흥미로웠다. 나는 어리둥절해서 다시 물었다. 그녀는 어떤 치료법보다 더 중요한 것은 나와 치료 팀의 다른 사람들과 함께 하며 느꼈던 것이라고 말했다. 그녀는 결코 혼자가 아니라고 느꼈다. 나는 이 말을 아첨으로 생각하기보다는 그 이유를 이해하려고 노력했다. 나는 그녀에게 자신의 경험을 잘 표현해보라고 다그쳤다. 그녀의 회복은 내가 그녀의 의도와 목표를 인식하고, 증상이 최악일 때조차 그녀가 자신의 삶에 있어 여전히 이용할 수 있었던 부분들에 다시 집중하려고 노력하면서 그녀를 지원하는 것과 부분적으로 관련이 있었다. 재초점과 재생(refocusing and reclaiming)이라는 그녀의 말이 내 곁에 남아 있었다.[11] "나는 당신이 현실적이란 것도 여전히 좋아해요."라고 그녀는 말했다. "당신은 나의 병에 대해 진실을 말하면서도 여전히 나에게 희망을 가질 수 있는 이유를 주어요." 그녀는 치료에 대해 목소리를 낼 때마다 내가 진지하게 고려해 볼 것이라는 점에 감사했다. 하지만 아마 나에 대해 가장 놀랐던 것은 내가 "모르겠어"라고 대답했을 때 그녀는 얼마나 두려움과 안도감을 함께 느꼈는지를 나에게 말했을 때였다. "나는 적어도 당신이 정직하다는 것을 알고 있었어요."라고 그녀가 말했다.

잠시 천천히 걷기

Tony Back은 시애틀의 종양 진문 의사이자 완화 의료 의사이다.[12] 우리는 함께 의사가 고통에 더 잘 대응할 수 있는 방법을 살펴 보았다. 최근 Tony는 의사들이 무력감(helplessness)을 느낄 때 어떤 일이 일어나는지 탐구했다. 무력감은 진단하고 치료하는 접근 방식의 어두운 측면이다. 당신은 낙담하고 실패라고 느낀다.

Tony는 무력감이 불안을 유발하지만, 한편으로는 도움이 될 수 있다고 지적한다.[13] 치료하지 못하는 것을 외면하고 무시하려는 느낌은 경고의 징후일 수 있다. "멈춰. 잠깐 기다려. 이 상황에는 다른 접근법이 필요해. 도망치지 말고 고통으로 돌아가. 주의 깊게 들어서 환자를 알고 동행 할 수 있게 하고 환자가 이해받았다고 느낄 수 있도록 도와줘."[14] 소설가 Henry James는 그것을 당신과 환자 사이에 "관심의 빈 잔"을 두는 것이라고 부른다.[15] 의사이자 시인인 Jack Coulehan은 그것을 "연민어린 연대"라고 부른다.[16] 실제는 "나는 당신이 어떻게 지내는지 알고 싶습니다."라고 말하는 것을 의미한다. 요점은 확인하는 것이다.

의사들에게 주는 메시지는 절망, 혼란, 두려움, 불안과 같은 당신의 부정적인 감정이 당신을 짜증나게 하는 것을 탐구하도록 하고 당신이 피하려 하는 것을 조사하게 하는 초대장이라는 것이다. 아무도 무력감을 좋아하지 않는다. 하지만 그런 불편한 감정을 외면하기보다는 오히려 관심을 가지는 것이 내가 의사로서 보다 더 효율적이 되고, 인간으로서 살아있음을 좀 더 느끼게 된다.

환자들은 대단히 심각한 상황에서조차 치료가 효과적인지 여부와는 상관없이 그들이 고통받을 때 내가 기꺼이 그들을 향해 방향을 전환하고 그들을 온전한 사람으로 치료한다는 것을 알며, 이런 방식으로 지지받는 감정을 소중히 여긴다. 이것은 항상 나에게 많은 것을 요구하지는 않는다. 예를 들어 걷는 데 어려움이 있거나 통증이 있는 환자들을 위해 나는 검사실에서 접수창구까지 10미터 정도를 꼭 그들과 함께 걷는다. 나는 그들과 동행한다. 물론 신체 진찰을 하고 검사를 지시하는데 몇 초간의 추가 시간이 소요된다. 나는 이해, 포기하지 않음, 인내라는 메시지를 암묵적으로 보낸다. 사람들은 비록 그들이 천천히 걸을 수 있을지라도, 자신들의 의사가 이런 방식으로 동행할 것임을 알고 싶어한다. 나에게 있어서는 그 짧고 느린 걸음은 사색적인 연습이다. 앉아 있는 시간 동안 간간히 끼워넣는 걷기 명상의 선 수행과 다르지 않다. 나는 환자들의 고통에 공감하는 증인이 된다. 고통을 향해 나아가는 것은 각각의 환자를 한 사람으로 보는 것을 의미한다. 나는 그녀에 대한 독특한 점, 어떤 강점을 가지고 있는지, 왜 병과 계속 싸우는지, 마약에 의존하게 되는 성향이 무엇인지를 알게 되었다. 고통을 향해 나아가는 것은 병든 신체 부위나 컴퓨터 화면만 쳐다보는 것이 아니라 "환자의 눈을 들여다보는 것"[17]으로, 분리된 관찰자가 되기보다는 고통의 풍경 속으로 들어가는 것이다. 현실적으로 말해서 나는 환자들에게 그들의 하루 일과, 그들이 할 수 있는 것과 할 수 없는 것, 아이들이 그들을 돕기 위해 무엇을 필요로 하는지를 물어본다. 이런 질문들은 오랜 시간이 걸리지 않으며, 삶이 어떠하고 무엇이 가장 중요한지를 엿볼 수 있다. 그것들은 종종 진단에 대한 단서를 제공하고 내가 어떻게 도울 수 있는지 알려준다. 의사로서 우리는 환자들이 언제 고통을 받으며 그것이 어떤 것인지 우리에게 말해주기를 기대한다. 하지만 많은 사람들은 그렇지 않다. 대신 환자들은 중요한 것이 있으면 의사가 질문을 할 것이라고 생각하거나, 의사들이 듣기 싫거나, 환자들이 불평을 늘어놓고 너무 많은 것을 요구한다고 생각할 것이라고 추측한다.

나의 로체스터 동료이자 멘토인 Tim Quill은 환자의 과묵함을 염두에 두고 "이 모든 것 중 가장 나쁜 것은 무엇인가?"라고 일상적으로 묻도록 임상의에게 가르친다. 자신이 이해하고 있다고 가정하고 생각하기보다는 "나는 상상하기 시작할 뿐인데..."라고 말하면 더 자세한 것을 물어볼 것이다. 때때로, 적절한 순간에, 그는 침묵을 유지하면서 환자에게 어떤 것은 말할 수 없지만 그럼에도 불구하고 공유할 수 있음을 알려준다.[18] Tim은 사실적이고 개방적이며 호기심이 많다. 기꺼이 질문하고자 하는 그의 의지는 그가 자기 자신으로부터 고통받는 환자에 대해 배울 점이 있다는 것과 듣는 것을 참을 수 있다는 것을 보여준다.

의사들은 진단가로서의 편안한 역할에서 벗어나 이런 식으로 환자와 동행하는 방법에 대한 교육을 거의 받지 못했다. 동행은 내가 이해하지 못하는 환자들과 표면적으로는 내가 특별히 좋아하지 않는 환자들, 즉 나에게 소리를 지르거나, 진실을 말하지 않거나, 내가 제공한 도움을 불평하는 환자들에게 특히 중요하다. 다른 누구나처럼, 나는 분노하고 좌절감을 느낄 수 있지만, 진심으로 환자를 이해하려고 노력하면 환자를 보살 피는 것이 어렵지 않다. 심신자각을 하면 내가 느끼는 짜증이 부분적으로는 환자나 나 자신을 충분히 이해하지 못하고 있다는 신호라는 것을 깨닫는다. 환자의 고통에 대응할 수 있는 나의 역량은 그 환자가 경험하고 있는 것에 대한 나의 상상력이 단지 그것뿐이고 더 이상 없다는 것을 내가 얼마나 잘 인지할 수 있느냐에 달려 있다.

중환자실에서 인공호흡기를 달고 있던 19세 아이를 돌보던 레지던트 시절 나는 이런 종류의 투사를 처음 알게 됐다. 그는 뇌수막염 진단을 받았고 폐렴과 호흡부전을 합병증으로 가지고 있었다. 이 경우 사망률은 약 50%였다. 점차 회복되었다. 인공호흡기를 제거하기 전에 좀 더 명료해졌고 글을 쓰기 시작했다. 잦은 채혈, 분비물 흡입, 사생활을 침해에 잘 견디는 것 같았다. 그는 매력적이었고 의사와 간호사의 마음을 사로 잡은 달콤한 미소를 지니고 있었다. 그는 내 마음도 얻었다. 그가 잘 지내는 날마다 나도 기운이 솟았고, 좌절할 때면 나도 낙담했다. 나는 밤에 그에 대한 꿈을 꾸곤 했다. 불안한 꿈(아, 아니, 칼륨 수치를 확인하는 걸 잊어버렸어....) 뿐만 아니라 구원의 꿈(질병의 증상 없이 축구하는 모습을 상상한다.)도 꾸었다.

인공호흡기 관이 제거되자 그는 다시 말을 할 수 있었다. 여전히 그 달콤한 미소를 지었지만 내가 상상했던 사람은 아니었다. 철이 없고, 요구가 많고, 배은망덕하며, 부모와 직원들을 홀대하였다. 점점 더 많은 마약류를 요구했는데, 아마도 약이 만들어 내는 짧은 도취감을 즐겼던 것 같다. 음식에 대해 끊임없이 불평했다. (여기서 나는 약간의 동정심을 가졌다.) 나는 환멸을 느꼈다. 그는 대본을 따르지 않는 것 같았다. 내가 상상했던 친절하고, 고맙고, 사려 깊은 아이가 아니었다.

그때 내가 그에 대해 조작된 정체성을 가지고 있다는 것에 실망하고 있음을 깨달았다. 그것은 어떤 19살도 따라올 수 없는 이미지였다. 나는 지나치게 관여했다. 나는 왜 그런지 궁금해지기 시작했고, 그리고나서 나의 조작이 내가 가지고 있는 깊은 공포를 가리고 있다는 것을 깨달았다. 그는 내 나이보다 그리 많지 않았고, 그의 죽음에 가까운 경험은 삶의 보잘 것 없음과 건강의 허약함을 상기시켰다. 나는 그의 취약성이나 나 자신의 취약성을 볼 필요가 없도록 이야기를 만들었다.

재초점과 재생

아픈 사람들은 그들의 경험을 이해하려고 노력한다. 말년에 가족과 단절된 사람들은 종종 다시 연결되기를 바란다. 자부심, 돈, 업적은 종종 덜 중요하다. 사람들은 종종 아팠던 경험에 가치와 명예를 부여하는 질병 이야기를 지어낸다.[19]

만성적이거나 심신을 쇠약하게 만들거나 설명하기 어려운 질병을 가진 일부 환자들은 의미와 일관성을 추구한다. 쇠퇴의 공포 속에서 이들 환자들은 단지 극복하는 것에 관심이 없다. 그들은 자신의 질병의 잔인함과 예측 불가능함에도 불구하고 번성하려고 한다. 나는 심각한 병에 걸린 것에 진심으로 감사하는 사람은 거의 없다고 생각하지만, 어떤 사람들은 질병이 그들에게 준 교훈과 용기에 감사한다. 그들은 자신이 성장했다고 느낀다. 이러한 깨달음을 목격하는 것은 내 눈에 눈물을 자아낸다. 나는 환자들이 그들의 삶을 다시 접하고 되찾는 것을 볼 때 영광스러운 감정을 느낀다.

모든 환자가 재초점과 재생에 관심이 있는 것은 아니다. 하지만 나는 내가 그것을 인식하고 내가 할 수 있을 때 그것을 따라가야 한다는 것을 충분히 알고 있다. 치유는 공동 프로젝트가 된다. 자신의 질병에 이런 식으로 접근하기를 원하는 환자들은 특별하다. 당신은 그것을 강요할 수 없다.

나는 의사와 가족들이 환자가 악에 대항하는 십자군에 가담하는 것처럼 자신의 질병과 "싸우라"고 권고하거나 질병을 신에게 더 가까이 다가가게 해주는 것으로 보라고 권하는 것을 너무 자주 들었다. 때때로 사람들은 환자들에게 자신의 병을 "받아들이도록" 촉구한다. 마치 죽음에 대한 엘리자베스 키블러-로스(Elisabeth Kübler-Ross)의 5단계 중 마지막 단계가 보편적으로 공유되는 가치인 것처럼 말이다.[20] 그렇지 않다. 일부 환자들은 완치 치료에서 보완 완화로 전환하는 변곡점에 편안하게 이르기도 있지만, 다른 환자들은 "빛의 소멸에 맞서는" 분노로부터 의미를 이끌어낸다.[21] 환자들은 어떻게 해서든 그들의 질병을 극복해야 한다는 기대는 그들에게 질병의 모욕감에 더하여 도덕적 실패라고 느끼는 부담을 줄 수 있다.

듣기를 배움

가정의학과 의사 Lucy Candib는 평생 동안 메사추세츠주 우스터에서 가난한 노동자 계층의 사람들과 함께 일해왔는데, 그들 중 다수는 학대, 폭력, 박탈을 경험했다. 그녀는 끔찍한 경험에 대해 듣고, 상처투성이인 몸을 진찰하고, 이 사람들이나 다른 어느 누구에게도 다시는 이런 일이 일어나지 않기를 바라며 그녀가 듣고 본 것들을 기록하였다. 그녀는 사회에서 발언권이 부족한 사람들, 특히 트라우마 여파로 의료 서비스가 필요한 사람들을 위한 열렬한 옹호자다. Candib는 의사들이 환자의 경험을 "증언으로 다루어야 한다"고 믿으며,[22] 환자 개개인의 이야기의 개인적인(절대적이 아닐지라도) 진실을 검증하고 정당화해야 한다는 입장이다. 고통은 개인적인 것이다. 우리 모두는 그것을 다르게 경험한다. 검사도 없고, 계량도 없고, 척도도 없다. 환자의 경험을 증언으로 다룬다는 것은 다른 누구도 아닌 자신의 입장에서 듣고 싶은 환자의 소망을 존중한다는 것을 의미한다. 나는 이것이 연민이 나타날 수 있는 조건을 설정하기 때문에서 공감한다.

8장
연민이 흔들리는 상태

의과대학 3학년 초에, 나는 George Engel의 저서를 배웠다. 1장에서 언급했듯이, Engel은 탁월한 내과 의사이자 정신분석가로서 진료의 "생물심리사회적 모델"을 만들었다.[1] 나는 그에게 의대생으로서의 좌절에 대해 편지를 썼었다. 그는 의료기관이 기술적 진보에 지나치게 몰두하여 의학의 인간적인 차원을 멀어지게 만들었다는 자신의 견해를 공유해 주었다. 그것은 분명히 나의 경험이었다. Engel은 내가 기관의 풍토가 다른 Rochester로부터 왔을 것이라고 추측했다. Engel 및 다른 제자들과 함께한 가정의학 및 이후의 수련과정에서, 나는 그가 "인간 영역에서 과학적인 것"이라고 불렀던 것을 성취할 방법을 발견했다.[2]

Engel은 다른 사람들을 알고 연결할 수 있는 대단한 능력을 가졌다. 환자들은 처음 Engel를 만나면서도, 의학적 진단에 대한 단서를 제공함과 동시에 인간적 유대감이 형성되어서 그들 스스로를 보여줬다. Engel은 호기심에 찬 표정으로 사람들의 시선을 끌었다. 그는 질문했다. "다음에 무슨 일이 일어났나요?" "당신이 그렇게 했을 때 무슨 생각을 하고 있었습니까?" "당신은 딸에 대해 언급했습니다. 그녀가 뭐라고 제안하던가요? 그것은 도움이 되었습니까?" "당신의 증상들이 시작되었을 때 그들은 무엇을 했나요?" 그는 환자의 전체적인 그림이 그려질 때까지 집, 가족, 습관, 어떤 일에 대한 생각에 대해 계속 묻곤 했다. 그는 "나는 ...가 궁금합니다."라고 말할 것이며, 당신은 경이로움을 느낄 것이다. 환자들은 이해됨을 느꼈다.

Engel의 접근은 우리 대부분이 일반적으로 하는 사회적 대화와는 근본적으로 달랐다. 어쩌면 당신은 사건이나 감정을 묘사하며 "내가 허리를 삐었을 때, 그게 인생에서 가장 고통스러운 통증이었어."라고 할 수 있다. 당신의 친구는 언급, 해석 또는 질문으로 대답하거나 자신의 겪은 비슷한 개인적 상황에 대해 "그래, 나도 작년에 쓸개 발작으로 입원을 했었는데, 최악이었어."라고 할 수 있다. 이런 종류의 이야기들은 "와, 그녀는 통증이 어떤 것인지 잘 알고 있어."라며 경험을 공유하는 감각을 느끼도록 도와준다. 하지만, 또한 그것은 실패할 수 있다. 다른 사람의 이야기가 제대로 공명되지 않아서 당신의 입을 다물게도 한다. 만약 당신이 이해됨을 느끼지 못한다면 "쓸개 발작이랑 허리가 삔 것을 어떻게 비교할 수 있지?"라고 생각하며, 짜증이 났을 것이다.

Engel은 환자들이 가장 원하는 것을 알고 그들에게 무엇이 일어났는지를 이해하며 알고 이해했다는 것을 느끼게 해야한다고 말하고 싶어했다. 앎은 판단과는 다르다. 깊은 경청은 연민을 향한 첫 걸음이다. 하지만 깊은 경청은 다른 이유 때문에도 중요하다. 임상 의료에서 의사소통 오류와 실수를 피하는 것은 필수적이다. 때때로 혼란스럽거나 도전적인 상황에 처했을 때, 내 머릿속에는 Engel의 목소리가 들린다. 그것은 좀 더 깊이 들을 수 있게 인도해주며, 그의 호기심에 찬 별난 웃음을 받아들이게 해준다.

깊은 경청은 관상 수련의 한 형태이다. 가르쳐지고 배울 수 있다. 예를 들어, 나는 워크샵에서 의사들에게 이야기를 쓰고 공유하도록 요청할 것이다. 먼저, 그들의 전문가적 삶에서 중요한 행사를 선택하라고 한다. 연결의 순간일 수도 있고, 뭔가 잘못되었던 시간일 수도 있다. 그리고는 그것에 대해 몇 분 동안 글을 써보도록 한다. 무슨 일이 있었는지, 누가 거기에 있었는지, 기억에 남는 것은 무엇인지, 그것들이 긍정적인 방향으로 변화를 줄 수 있었는지에 대해서. 참가자들은 파트너와 짝을 지어 이야기를 말하거나 읽게된다. 파트너들은 주의깊은 경청자가 되도록 지시를 받았으며 해석, 조언 또는 판단을 제공하거나 자신들의 경험에 대해 이야기하고 싶은 충동에 대해 알아차리고 행동하지 않아야 한다. 오히려 명확하고 사려깊은 질문을 통해 참가자들이 더 자세히 말하고, 그들의 경험을 탐구하도록 기여해야 한다.

이런 종류의 듣기는 간단하게 들리겠지만, 그렇지 않다. 특히 의사의 경우에는 임상적 대화에서 지배적인 역할을 맡도록 사회화 되었기에 더 쉽지 않다. 진료실 방문 동안 이야기의 60-80%를 의사가 차지하고 있다.[3] 이는 연습이 필요하다. 하지만, 대부분의 사람들에게 깊고 판단없이 경청받는 느낌은 유효하다.

고통 나누기

"고통 나누기"인 연민은 항상 임상의 또는 어떤 사람에게도 미덕으로 여겨졌지만, 의사들을 상대로 어떻게 이것을 기르쳐야 하는지에 대해서는 거의 쓰여져 있지 않았다. 어떤 사람들은 연민을 타고난 것이라며 당신이 그것을 가지고 있거나 또는 갖고 있지 않다고 생각을 한다. 하지만 우리는 사람들이 어떤 환경에서는 연민을 가지지만 그렇지 않은 환경에서는 가지지 않는 것을 보았다.[4] 또한 나는 학생들과 동료들에게서 사회생활을 하는 동안 어떻게 연민이 자라나고 시드는지를 보았다.

연민은 공급이 부족하다. Harvard Mount Auburn 병원의 내과 의사이자 연민어린 의료를 위한 Schwartz 센터 의료 책임자인 Beth Lown은 2011년에 800명의 입원 환자와 510명의 의사에게 조사를 시행했다. 85%의 환자와 76%의 의사가 연민이 성공적인 의학적 치료에 "매우 중요"하다고 말했으며, 53%의 환자와 58%의 의사만이 의료제도에서 일반적인 연민어린 돌봄을 제공한다고 하였다.[5] 연민은 현존과 마찬가지로, 공평하게 나누어지지 않는다. 대부분의 사람들처럼 의사들도 타당한 질병에 대해 더 연민을 보이며 흡연, 비만, 위험한 성적 행위에 참여한 사람들과 같이 그들의 상황에 책임이 있는 경우에는 덜 연민을 가지는 경향이 있다. 의사들이 연민이나 그것을 표현하는 능력이 부족할 때, 무심코 환자의 고통에 짐을 더하게 된다.

권위에 대한 복종과 관련된 대표적인 실험에서,[6] 심리학자 Stanley Milgram은 연민이 어떻게 깨질 수 있는지를 보여주었다. 한 실험에서 막강한 권위자는 연구 참여자들에게 "학습에 대한 실험"의 일환으로 "학생"에게 점차 강해지는 전기 충격을 주도록 지시했다. 참여자들에게 알려지지 않은 것은 이것들이 가짜 전기 충격이었으며 "학생"들은 훈련된 연기자들이라는 점이다. Milgram은 참여자들이 충격을 가할 때 명백한 괴로움을 겪었지만, 순종적이었다는 것을 발견했다. 많은 사람들이 지시받은 대로 "치명적" 범위의 충격을 가했고, "학생"들이 반복적으로 실험을 중단해달라고 요청했을 때에도 지속하였다. 참여자들은 연구가 끝난 뒤 이에 대한 보고를 들었고, 자신들의 행동에 대해 매우 힘들어했다.[7] 그들이 연민을 주차장에 두고 떠나는 일은 거의 없었다.

심지어 연민어리게 행동하고 싶은 큰 열망을 가지고 있는 사람들조차도 특정 조건에서만 그렇게 행동한다. 이제는 유명한 1973년 Darley와 Batson의 "Jerusalem to Jericho" 연구에서, 신학생들은 두들겨 맞고 길가에 버려진 낮선 사람을 돕기로 선택했던 고결한 사람인

착한 사마리아인에 대한 성서의 우화에 대한 이야기를 준비하도록 지시받았다.[8] 실험자들은 허름한 옷을 입고서 학생들이 강의실로 가기 위한 길목에서 쓰러져 있었다. 학생들의 절반은 그들이 충분한 시간을 가졌다고 말했으며 나머지 절반은 늦었거나 서둘러야 한다고 말했다. 서둘러야 하는 사람들은 어려움에 처한 사람을 돕기 위해 멈출 가능성이 훨씬 적었다.

의학 잡지들은 착한 사마리아인 연구에서의 신학생들처럼 의사들이 뒤늦게 문제를 발견하고도 얼마나 무정한 방법으로 행동하는지에 대해서 자주 발표한다. 그들은 괴로움에 빠진 가족 구성원과 여분의 순간을 가지지 않거나 어려운 환자를 거칠게 대하면서 고통을 주었다. 나는 최근에 의학 잡지에서 오후 시간 동안 진료하는 환자를 줄여서 제 시간 내에 마치고 있던 자신을 발견한 어떤 면에서는 양심적인 의사의 잔인할 정도로 솔직한 이야기를 읽었다. 그는 나중에 자신이 하려고 했던 권위 있는 강의를 위해 상쾌하고 편안하게 도착하기를 원했기 때문에 그렇게 하고 있다는 것을 깨달았다.[9] 류마티스 전문의인 저자는 의료에서 효과적인 의사소통에 대한 열렬한 지지자이며, 의료의 질에 대해 연구를 하고 있다. 아이러니하게도, 나는 똑같은 상황에 있는 자신을 발견했다. 예를 들어 의료계에서 인본주의를 홍보하는 초빙 교수와의 저녁 식사를 앞두었을 때처럼.

연민 기르기

지금까지는 이 연민의 불안정한 상태를 변화시키기 위해 어떤 일을 해야 할지 명확하지 않았다. 더 연민어리라는 권고는 효과가 없다. 연민은 아픈 사람을 치료하는 것의 결과로 견실하게 발달되는 "근육"이 아니다. 일부 의사들은 더욱 냉소적이고 불친절해진다.

인류학자이자 선 불교 스승인 Roshi Joan Halifax는 죽어가는 사람들, 죄인들, 그리고 극단적인 삶을 살아가는 다른 사람들과 함께 일해 왔다. 그녀는 연민이 얼마나 "우발적이고 창발적"인지에 대해서 썼다.[10] 그녀는 연민이 특정 조건에서 개인에게 나타나는 것이 우발적이라고 말했다. 우리 중 누구도 언제나 본질적으로 연민을 가지고 있지는 않다. 연민이 나타나려면 적합한 조건을 만들어야 한다. 이러한 조건은 자신의 감정적 삶, 태도, 자기자각 같은 우리 내부의 상황 및 우리가 일하는 바깥의 환경과 관련이 있다. 그녀는 연민이 길러진다고 지적했다. 그것은 제작될 수 있는 제품이 아니다. 좋은 정원사는 식물을 자라게 할 수 없다. 단지 토양을 경작하고 영양분과 물을 공급함으로써 그것들이 자라고 번성하도록 부추길 뿐이다. 유사하게, 연민은 세상에서 불쑥 나타나지 않으며 의료의 체크리스트와 산업적 모델에 쉽게 굴복하지 않는다. 연민은 또한 단어, 작은 몸짓, 옹호, 심지어 침묵을 통해 놀랍고 예측할 수 없는 방식으로 나타날 수 있다는 점에서 창발적이다. 문제는 연민이 발생하기 가장 쉬운 조건을 만드는 것이지만, 매번 같은 방식으로 나타나는 것을 기대할 필요는 없다.

연민의 구성 요소들

연민은 다른 사람들의 고통을 알아차리고, 어떤 면에서는 그들의 고통에 공명하며, 그들을 대행하게 되는 삼위체이다. 연구에 따르면, 자신의 내적 상태에 대한 알아차림은 우리가 다른 사람들의 내적 상태를 인식하는데 도움이 될 수 있다.[11] 우리가 고통을 목격할 때, 자신이 겪을 때와 같은 신경 회로의 일부가 활성화된다.[12] 괴로움이 있을 때, 우리는 몸 안에서 그것을 처음 느낀다. 우리는 다른 사람들의 괴로움을 받아들이면서 그들의 경험을 우리 자신의 것으로 매핑하고, 그에 대한 반응으로 고통을 느낀다.[13]

하지만 환자가 내게 이끌어내는 감정과 느낌은 환자가 경험하는 것과 동일하지 않다. 나는 그들의 고통과 공명하지만, 똑같지는 않다. 이 공명은 연민의 두 번째 구성 요소이며, "고통 나누기" 부분이다. 경계는 흐려지며 당신도 아프게 된다. 만약 환자가 느끼는 것과 내가 느끼는 것이 정확하게 일치한다고 생각했다면, 나는 많은 시간을 잘못 보냈을 것이다. 콩팥 결석이 있는 환자에게 나도 그것들을 가지고 있다며 언급한 실수가 있었다. 일부 환자들은 이것을 공감적인 표현으로 받아들여서 경험이 공유되었다는 느낌을 받지만, 내 자기-노출은 아무런 호응을 얻지 못할 때가 더 많다. 환자들은 그들의 독특한 경험을 내가 이해하기를 원한다. 그들은 자신의 콩팥 결석에 관심이 있으며, 내 것에는 특별한 관심이 없다. 나는 내가 그들의 고통을 이해한다고 생각할지 모르지만, 노출에 대한 그들의 단조로운 반응은 내 추측이 빗나갔음을 확인시켜준다. 차라리 그들이 어떤지에 대해 묻는 것이 더 낫다.[14]

연민의 세 번째 구성 요소는 다른 사람의 고통을 줄여주기 위한 행동이다. 대부분의 사람들과 같이, 특히 의사는 다른 사람들에게 도움이 되는 일을 할 때 연민이 치료자에게 영양분을 주는 것과 관련된 의미와 목적을 종종 경험한다. 우리는 연민어린 행동에 참여하여 자신의 고통을 약화시키는 내인성 아편 유사제, 즉 보상 감각을 촉진시키는 도파민과 보살피고 싶은 감정, 소속감, 친밀감을 생성하는 옥시토신 등을 방출한다.[15] 나는 이 보상 반응이 임상의들이 다른 사람들 같으면 은퇴를 했을 시기인 70-80대에도 계속 일하게 되는 이유의 일부라고 생각한다.

하지만 연민이 그러한 보상으로 임상의들에게 깊은 목적의식과 행복을 채워주는 것이 있다면 왜 의료에서는 그렇게 부족할까? 그 대답은 세 가지 구성 요소들 중에서 두 번째인 공명하기와 관련이 있다. 다른 사람의 고통과 감정적으로 공명할 때 나는 괴로움, 내 안에서의 불편함을 경험한다. 환자의 괴로움을 빨리 알 수 있는 뭔가를 할 수 있다고 느낀다면, 나의 괴로움도 또한 소멸된다. 하지만 기술이 부족하거나 오랜 시간이 걸려서 그것이 불가능할 경우, 자기-보호를 위해 떠나고자 하는 자연스러운 인간적 경향이 발동한다. 여기서 마음챙김은 자신의 감정적 반응을 관찰하고, 이해하며, 조절하기 때문에 환자와 나의 괴로움에 직면하여 확실하게 현존을 계속할 수 있다.

공감의 역설

이제 북미의 모든 의과대학은 의사소통 기술 과정이 있다. 학생들은 보통 괴로움에 빠진 환자를 보여주기 위해 훈련된 연기자들과 함께하는 훈련을 통해 그들의 공감에 대한 평가를 받는다. 하지만 이러한 노력들은 의료 훈련 동안 피할 수 없는 공감의 감소에 대한 노력으로는 불충분해 보인다.[16]

공감은 연민과 같이 다양한 정의를 가지고 있지만, 그것의 근본은 다른 사람의 감정적 생활에 대한 신체적, 정서적, 인지적 통찰에 있다.[17] 이 통찰은 차겁게 거리를 두며 "내가 바르게 이해했다면, 이것은 당신에게 매우 어려웠습니다", 그리고 감정의 끓어오름으로 "정말 끔찍하네요" 또는 심장이 가라앉거나 목구멍에 덩어리가 있는 것 같은 신체적 감각으로 경험되어지며 소통할 수 있다. 의학 교육에서, 학생들은 "당신이 두려워한다는 것을 알 수 있습니다", "당신이 그에게 매우 화가 났다는 것을 말해주네요" 또는 심지어 "이 모든 것이 매우 불안하게 하네요"와 같이 그 상태를 경험해보지 않고서도 다른 사람들의 괴로움을 감정으로 인식하고 이름붙이는 법을 배우게 된다. 이런 종류의 공감은 정확하지만, 냉랭할 수 있다.

환자가 항상 이 차가운 인지적 공감을 원하는 것은 아니다. 그들은 정서적 유대감과 보살핌의 감각을 원한다. 의사가 그들이 느끼는 것에 대해 따뜻하게 맞춰주기를 원한다. 하지만, 그것은 의사들에게 있어 절묘한 균형 상태이다. 환자와 개인적 느낌을 공유하는 것이 항상 도움이 되는 것은 아니며, 때때로 환자에 대한 걱정과 관련된 대화의 방향을 멀어지게 하기도 한다.[18] 마음챙김 상태의 임상의는 환자에 대한 주의집중을 그들 자신으로 전가하지 않고서도 현존하며, 적절히 대응하고, 공감할 수 있다.

지난 40년 동안 심리학자인 Carl Batson과 Nancy Eisenberg는 세 개의 "공"을 가지고 하는 저글링에 연구의 초점을 맞추어 왔다. 공은 공감적으로 다른 사람의 감정에 대응하는 것, 자신의 감정에 대응하는 것, 다른 사람을 대신하여 행동하는 것으로 구성되어 있다.[19] 그들은 다양한 실험실 실험을 통해서 다른 사람들의 감정을 이해하고 흡수할 때, 우리 모두가 유명한 갈림길에 도달한다는 것을 발견했다. 한 가지 길은 자기-보호로 인도한다. 자신의 불안을 줄이기 위해 말하고 행동하게 된다. 자신의 행동을 합리화하는데 다른 사람을 도울 수도 있고 그렇지 않을 수도 있다. 즉, 자기 스스로와 그 감정에 집중하게 된다. 다른 길은 말, 약물, 수술 또는 단지 현존하는 것을 통해 환자의 괴로움을 완화시키는 "친-사회적" 행동으로 이어진다. 그것은 의사인 Michael Kearney가 "정교한 공감"[20]이라고 부르는 환자와의 마음-감정 연결의 표현이거나 환자의 고통을 직접적으로 덜어줄 수 있는 연민어린 행동일 수 있다.

일련의 실험에서, 제네바 대학의 Olga Klimecki와 동료들은 사람들이 더 연민어리게 훈련될 수 있는지를 조사하기 시작했다.[21] 그녀는 Batson과 Eisenberg의 모델을 기반으로 훈련을 구성했습니다. 먼저, 다른 사람들의 감정을 인식하고 공명하도록 참가자 집단을 훈련시켰다. 기능성 MRI 스캐너에 있는 동안 참가자들은 인간의 고통을 묘사한 비디오를 보았으며, 이후 공감과 개인적 괴로움을 측정하는 설문조사를 완료하였다. 그 뒤에, 두 번째 회기에서 그들 자신과 다른 사람들에게 연민, 친절, 보살핌의 감정을 불러일으켜서 연민어림을 유발하도록 고안된 "자애" 명상 실습을 시행했다.[22] 참가자들은 다시 영상 촬영을 받았고 설문조사를 시행하였다. 결과는 Batson과 Eisenberg의 예측을 확인시켜주었다. 다른 사람들과 공명하기 위해서만 훈련을 받아서 그 공명을 연민으로 바꾸는 기술이 없는 사람들은 더 많은 감정적 괴로움을 느꼈다. 그들의 뇌영상은 괴로움 및 간접 통증과 관련이 있는 것으로 알려진 뇌 영역에서 더욱 큰 활성을 보였다.[23] 연민 훈련을 받은지 단 하루만에 이 사람들은 다른 신경 "특징"을 가졌다. 그들은 활기를 느꼈고 더 긍정적인 자아를 가지게 되었다. 연민 훈련을 받은 사람들의 영상에서 "보상 경로"[24]는 더욱 활성화되었으며 "괴로움 경로"는 더 이상 활동하지 않았다.

이들은 실험실의 실험이며, 어떻게 뇌와 마음이 작동하는지를 현실에서 투박한 모델로 현실에 작용한다. 그것들은 우리가 어떻게 의사를 훈련시키는지에 대한 방법을 보여준다.[25] 나는 마침내 왜 의사를 환자의 감정적 어려움에 공명하고 민감하도록 훈련시키는 것이 감정적 고갈 및 소진으로 이어질 수 있는지를 이해했다. 사실, 학생 및 전공의를 조사했을 때 공감에 대한 점수가 높은 사람들 중 일부는 때때로 가장 심한 소진을 겪기도 했다. 그들은 다른 사람들의 고통에 동화되어 이차적 또는 간접적인 외상을 경험했다. 나는 수년 동안 의대생, 전공의, 수련중인 의사들에게 "당신이 얼마나 많은 고통을 겪고 있는지 나는 지금 잘 이해하고 있다."처럼 말하면서 환자의 감정을 말해주고 인정하도록 교육해왔다. 이 접근법은 완전히 잘못되었을까? 너무 과한 공감이 해로울 수 있을까? 우리는 학생들에게 감정을 공유하고 환자의 관점을 취할 수 있도록 교육했지만, 자신의 강력한 감정을 알아차리고 관리하는 것에는 도움을 주지 못했다. 감정적 외상을 입었을 때, 그들은 단절이 되어 차가운 객관적 입장을 취하고, 참여하는 것을 피했다. 공감 훈련은 좋은 것이지만, 지나칠 수 있다. 환자를 위해서가 아니더라도, 의사들을 연민어리도록 훈련시킬 필요가 있는 것은 분명하다. 연민어린 행동은 우리가 다른 사람의 경험을 상상하려고 시도할 때 필연적으로 정서적 긴장을 완화시키는 것처럼 보이기 때문이다. 그것은 소진에 대한 해독제이다.

우리는 이제 임상의가 좀 더 연민어리도록 훈련받는 것이 가능하다는 것을 알고 있다. 이는 불과 몇 년 전만 해도 급진적인 것으로 간주되었을 것이다. 하지만 의사가 일하는 의료기관의 감정적 "분위기"는 보통 지지적이지 않으며, 임상의가 환자들과 함께하는 연민의 모델을 제공하기가 어렵다. 연민어린 의료를 제공하기 위해서, 우리는 기관의 분위기와 가치를 다루어야 한다. 대안을 고려하라. 공감과 연민은 의사의 감정적 삶을 계속 소홀히 하거나, 감정을 조절하고 정신적 안정을 기르며 적절한 정도의 평정을 배우는 환경을 제공하지 못하는 경우 쇠퇴하게 될 것이다. 환자의 정서적 필요에 의해 소비되지 않으며 현존할 수 있어야 한다. 의사들만이 아니다. "연민 피로"는 간호사 및 다른 건강 전문가들 사이에서 많은 문제를 가진다.

연민 훈련

하지만 어떻게?

내가 자애 명상(metta meditation)에 대해 배웠을때 그것은 처음에 참을 수 없는 뉴에이지(New Age)로 나를 감동시켰다. 자애 명상(lovingkindness meditation, 역자 주: metta와 lovingkindess로 모두 일반적으로 자애라고 번역한다) 또는 자비 수련(compassion practice)이라고도 부르는데 꿈을 꾸는듯한 목소리, 연꽃 그림, 그리고 "행복의 혁명적 예술"[26]로 초대해서 냉철한 의사들에게 호소할 수 있다는 것을 상상할 수도 없었다.

자애(Metta)는 팔리어로 다른 사람들의 복지(welfare)와 진정한 행복을 위해 진실한 소망을 담은 "우정"과 "친절"로 번역한다. 자애는 아리스토텔레스의 개념인 우애(philia) 또는 "형제애"와 같이 예외가 없이 이른바 비참조적 또는 무조건적 연민을 수련자가 모든 존재에게 가져다 주려는 태도를 말한다.[27] 만약 당신이 연민의 역량을 갖고 있지만 왜곡된 세계관에 의해 방해받는다는 견해를 가지고 있다면, 수련을 통해 그러한 방해를 제거할 수 있다.

처음 워크샵에서 경험했었다. 선생님은 명상을 안내하면서 우리 자신의 긍정적인 특성에 대해 상상해보라고 지시한 다음, 자신에게 친절을 확장하고, 그 뒤에는 "은인", "친구", "중립적인 사람", "어려운 사람", 그리고 마침내 "모든 존재"들로 넓히도록 했다. 우리는 아무 말 없이 마음속에서 일련의 구절을 떠올리도록 요청받았다. 처음에는 우리 자신에게 향한 것들이었다. "내가 위험으로부터 자유로워지길, 내가 행복해지길, 내가 건강해지길, 내가 편안하게 생활하길." 그런 다음은 다른 사람들에 대한 차례이다. "그들이 위험으로부터 자유로워지길, 그들이 행복해지길, 그들이 건강해지길, 그들이 편안하게 생활하길." 등등이 있다.

나는 연민 실습이 2,500년을 넘어선 명상 전통의 일부였음을 배웠을 때 약간 위안을 받았다. 하지만 당신은 정말로 사람들이 친절하고, 친구가 되며, 돌봐주도록 훈련시킬 수 있을까? 또는 이 연습이 잘 교육받고 특권을 가진 건강한 사람들이 자신에 대해 좋게 느끼도록 도와주는 사치는 아닐까? 다소 회의적이었지만 열린 마음을 유지하려고 노력하면서 연습을 계속했다. 친구를 향한 친절을 지시하는 것 보다 자신을 잘 기원해주는 것이 더 어렵다는 것을 일게 되었다. 임상의가 스스로를 돌보는 게 어렵다는 것이 이를 통해 확연히 드러났다. 나는 "은인"이 내게 어떤 의미인지, 그리고 은인의 사심 없는 행동에 대해 어떻게 감사를 표현했 었는지 궁금했다. 그것은 얼마나 많은 사람들이 지금의 내가 있도록 도와주었는지를 알게 해주었다. "어려운 사람" 옆에 서서 그 사람이 잘 되기를 바라는 것을 상상하도록 요청받았을 때, 사람들과의 상호작용에 대해 더욱 궁금해졌고 그들의 존재가 나에게 무엇인가를 가르치고 있다는 것을 인식하기 시작했다. 나는 다른 사람들과 내 자신에게 깊은 감사를 느꼈다. 긍정적인 어떤 것을 기르기 위해 공을 들인 사람들과 함께 한 방에 있는 것은 대단했다. 공동체 의식을 형성하고 목적을 공유하게 되었다. 꽤 이상하고 강제적으로 보였던 연습이 의미를 갖기 시작했다.[28]

그 이후로 적어도 하나의 연구에서 다른 형태의 관상 수련과는 다른 연민 실습의 신경 지문을 구별해 냈다. Max Planck 연구소의 Tania Singer 연구팀에서 초보 명상가들의 집단에 대해 9개월 동안 연구한 결과에 따르면, 연민 실습은 하두정피질(inferior parietal cortex), 배외측 전전두엽 피질(dorsolateral prefrontal cortex), 중격핵(nucleus accumbens)의 활성으로 이어진다. 이는 뇌의 "보상 회로"와 다른 사람들의 감정을 이해하고 공명하는 것과 관련된 뇌의 부분, 그리고 우리 자신의 감정을 조절할 수 있는 능력으로 일반적으로 감정 지능이라고 불리는 것 사이의 연결 고리를 보여주었다.[29] 당신 자신과 다른 사람들에게 친절을 베푸는 것이 좋은 것임을 "증명"하기 위해 기능적 MRI 검사가 필요하지는 않지만, 이 연구 분야[30]는 지금 수련을 통해 사람들이 더 이타적으로 행동하고 그들의 감정적 나침반을 확장할 수 있다는 증거를 보여주고 있기에 애를 태운다.

9장
나쁜 일이 일어날 때

Angela Bradowski는 160센티미터의 키에 몸무게는 136킬로그램이 넘었다. 나는 처음 그녀의 당뇨병을 진단하고 2년 동안은 경구약으로 혈당을 조절했다. 그 후 혈당은 100대에서 200대로, 그리고는 300대로 상승하기 시작했다. 몇 달간 만나지 못하다가 다시 왔을 때 500에 가까웠다. 600이 넘게 되면 혼수와 사망의 위험성이 높아진다.

Angela는 심한 갈증과 빈뇨, 무력감, 그리고 시력 감퇴와 같은 잘 조절되지 않은 당뇨병의 모든 전형적인 징후를 보였다. 나는 Lantus로 알려진 장기 효능 인슐린(glazine)을 처방했다. 보통 인슐린 용량은 30에서 80단위인데, 환자가 인슐린 저항성을 가지고 있을 때에는 100단위 이상이 필요하다. 그러나 Angela는 잘 반응하지 않았고, 그녀가 올 때 마다 나는 인슐린의 용량을 높여갔다.

그녀의 Lantus 용량이 하루 2회씩 100단위를 초과하면서 나는 자신감을 잃기 시작했고, 당뇨 전문의에게 의뢰했다. 그는 하루에 400단위 이상을 투여하는 몇몇 환자들을 치료한 적이 있다고 했고, 심지어 1,000단위 가까이 처방하는 경우도 있었다. 나는 대담해져서 용량을 높여갔고, 마침내 Angela는 하루 2회씩 400단위를 처방 받았다. 그러나 혈당은 조절되지 않았다.

Angela에게 식사, 약물, 그리고 신체 활동과 같은 통상적인 질문을 했으며 나는 완전히 당황할 수밖에 없었다. 아무 것도 상황을 설명할 수 없었기 때문이다. 그녀는 그다지 많이 먹지 않았다. 운동을 하지 않았지만, 그러나 그것만으로는 설명이 되지 않았다. 그렇다면 약물을 처방대로 사용하지 않았을 가능성이 가장 그럴싸한데, 그것도 아니었다. 그녀의 피부에 선명한 주사 자국들이 그것을 보여 주었고, 예정된 대로 인슐린을 처방받아 갔던 것이다.

때때로 사람들은 어떤 인슐린 처방에 대해 민감하다. 그것을 염두에 두고, 그리고 당뇨병 전문가의 조언에 따라 나는 인슐린을 장기 효능에서 중간기간 효능 인슐린 NPH로 바꾸었다. 무슨 일이 일어날지 알 수 없었기 때문에 하루 80단위 2회로 처방 했는데 그것은 이전 용량의 5분의 1에 해당하는 것이었다. 나는 보다 신속한 작용이 효과적으로 혈당을 조절해 줄 것으로 기대했다. 그것은 시도해 볼만한 가치가 있는 방법이라고 생각했다.

다음날 그녀는 뇌졸중으로 입원했다. 그녀는 집에서 의식을 잃었고 앰뷸런스가 도착했을 때 혈당은 제로였다. 내가 병원에 도착했을 때 그녀는 깨어나고 있었다. 의식은 졸리는 상태였지만 신체의 왼편을 움직일 수 없었다. 응급실에서 Angela의 상태에 대해 새로운 소식을 기다리고 있는 남편인 조지를 만났다. 그는 나에게 말하기를 내가 모르는 사이에 Angela는 참을 수 없는 갈증을 달래려고 당을 가미한 찬 홍차를 2리터짜리 병으로 하루에 세 개씩 마셨다는 것이다. 나는 마음이 덜컥 내려앉는 것을 느꼈다. 이제 모든 것이 분명해졌다. 나는 재빨리 계산 해보았다. 최소한 2천 칼로리 이상을 초과한 것이다.

당뇨병이 조절되지 않으면 당은 세포 안으로 들어가지 못하고 혈류에 머물게 되어 환자는 당을 제거하기 위해 엄청난 양의 소변을 보게 된다. 결과적으로 탈수에 빠지고 심한 갈증을 느끼게 된다. 인슐린도 배고픔을 느끼게 하고 체중을 증가시킨다. 물과 당에 대한 Angela의 갈망은 지칠줄 몰랐다. 더 마실수록 갈증은 더 악화되었다. 나는 그녀가 매일 무엇을 먹는지 무엇을 마시는지는 물었지만 냉 홍차에 대해서는 묻지 않았고 그녀도 자발적으로 보고하지 않았던 것이다. Lantus는 서서히 작용하기 때문에 인슐린을 따라잡을 충분한 당분을 섭취할 수 있었던 것이다. 핵심은 내가 대부분의 사람들에게 치사량에 해당하는 인슐린을 처방하고 있었다는 것이고, 자기 나름의 방법으로 저혈당에서 자신을 구하고 있었는데 그것이 혈당을 치솟게 만들었다. 그러나 내가 NPH 인슐린으로 바꾸었을 때 이는 더 이상 작동하지 않았다. NPH는 작용 시간이 보다 신속하게 작동하며 작은 양이라고 할지라도 아무리 마셔대도 따라갈 수 없었다. 그녀는 적어도 부분적으로는 내 지시를 따르는 것으로 인해 거의 죽음 직전까지 가게 된 것이다.

나는 그녀가 내게 중요한 정보를 주지 않은 것과 보다 철저히 영양 계산을 하지 않은 내 자신에 대한 분노 사이에서 미칠 것만 같았다. 그녀는 분명 내게 말할 수 있는 기회가 있었을 것이다. 그러나 그것을 숨기고 싶었을지 모른다. 혹은 그럴 기회가 전혀 없었을 수도 있다. 그 상황에 대해 전적으로 내 책임이 아닌 것처럼 그녀 역시 마찬가지가 아닌가? 진실은 그 중간 어디쯤인가에 있을 게다. 그녀는 우리의 일차 의료 팀의 다른 의사와 간호사를 만났다. 그들 중 누구도 그것을 묻지 않았다. 그런 의미에서 우리 팀은 그녀에 대해 실패했다. 더 광범위한 보건 시스템 역시 실패했다고도 말할 수 있다. 그녀는 많은 스트레스가 있었고 많은 신체적 및 심리적 문제들을 가지고 있었고 그녀에게 할당된 15분 방문 시간은 충분하지 못했기 때문이다. 그녀의 보험은 영양 치료사를 한 번 만나도록 설계되어 있었고 그녀는 그것을 사용했다. 방문 시간이 좀 더 길었다면, 혹은 영양사와 좀 더 지속적인 만남이 가능했다면 얼음 홍차는 드러났을 수도 있다.

Angela는 운이 좋았다. 이틀 후 회복되었고, 거의 후유증을 남기지 않았다. 그것은 놀라운 일이었다. 며칠 후 저용량의 NPH를 처방받고 귀가했다. 얼음 홍차는 사라졌다. 그녀는 비슷한 일이 다시 일어날까 두려워했고, 결코 그것을 원하지 않았다. 그 이후 자신의 당뇨병을 잘 조절했다. 체중도 감소했다. 나는 그녀에게 엄청난 일을 빚은 인슐린 처방에 대해 유감을 표명했다. 어떤 환자들은 얼마나 관대한지 놀라울 정도다. 그녀는 단지 살아났음에 감사했다.

사태가 종결된 후 나는 신뢰하는 동료에게 그 사건을 언급했다. 나를 위로하기 위해 그는 상황을 자세히 이해하기도 전에 내가 잘못한 것은 없고 책임은 환자에게 있다고 열렬히 나의 무죄를 선언했다. 놀랍게도 그에게는 그 사건이 실수로 등록조차 되지 않았지만 나는 상처 받는 느낌이었다. 실제로 만일 당신이 대부분의 의사들에게 자신의 진료 여정에서 심각한 실수를 저지른 적이 있었는지 묻는다면 그렇다고 대답하기 보다는 아니라고 말할 것이다. 그러나 한 해에 십만 명 이상이 예방이 가능한 의료사고로 목숨을 잃고, 수십만 명 이상이 과실과 가깝지만 목숨과는 무관한 사고를 경험한다.[1] Angela 사례에 대해 의료사고 전문가라면 "잠재적으로 예방 가능한" 과실(error), 즉 근접 오류(near miss)로 정의할 것이다.

치명적 실수

다른 사고들은 그렇게 두드러진 결과를 낳지는 않는다. 가장 극적인 것은 약물과 수술에 의한 사고들이다. 수년 전에 나는 Kathryn Wolk를 퇴원시키면서 루푸스 증상을 조절하기 위해 강력한 면역 억제제인 methotrexate를 처방했다. 그녀는 병원에서 요양원으로 옮겨 가면서 요양원 촉탁의의 진료를 받게 되었다. 요양원으로 옮겨가는 과정에서 누군가가 Kathryn은 하루에 세알을 먹어야 한다고 기록했다. 나는 일주일에 한 번 세알을 먹도록 처방했는데도 말이다. 이 엉터리 처방은 내가 요양원의 보고를 받고 나서야 비로소 감지되었다. 나는 격노했고 믿을 수가 없었다. 어떻게 이런 일이? 그즈음 그녀는 methotrexate 독성으로 인해 허파에 비가역적인 손상을 남기는 폐섬유증이 발병했고 수 주 후에 사망했다.

Kathryn의 딸도 내 환자였다. 나는 설명해야 했다. "나를 포함해서 모두에게 매우 유감스럽게도..., Kathryn은 약물사고였어요. 끔찍한 실수가 일어났어요." 이 설명은 Kathryn의 딸을 설득하지 못했다. "왜 아무도 몰랐죠?" 그녀가 물었다. 나는 정직하게 대답했다. "기록을 샅샅이 살펴보았어요. 최소한 내가 거쳐 간 내용에 대해서는. 그런데 이해할 수 없는 일이 있었어요. 퇴원약 처방 목록에는 하루 세알이 아니라 일주일에 세알로 적혀 있었어요." 그녀가 물었다. "어머니가 더 오래 살 수 있었다는 말씀이군요. 아마도 수년은 더. 변호사에게 말해야 하나요?" 만일 의사가 방어적으로 느끼게 되고, 비난 받고 있다거나, 스스로가 위축되는 그 무언가가 있다면 그것은 소송에 대한 위협이다.

여기서, 슬픔에 빠진 유가족이 사건의 복잡한 과정을 이해하고 싶어 하고 있다. 그녀는 어떻게 그런 일이 일어날 수 있었는지에 대해서만이 아니라 나의 반응에 대해서도 혼란스러워하고 있다. 나는 절망에 빠진 느낌이었지만, 나 자신이나 다른 누구라도 연루시키는 말을 해서는 안 된다고 충고를 받았다. 이러한 상황에 놓인 대부분의 사람들처럼 Kathryn의 딸은 몇 가지 단순한 질문에 대한 답을 듣고 싶어 했다. 나의 실수가 있었는가, 없었는가? 내가 진심으로 애석해 하는가? 내가 마땅히 사과해야 하는가? 이러한 실수가 또 일어날 수 있는가?[2] Kathryn의 퇴원 기록지에 정확하게 처방을 냈음을 내가 안다고 해도, 나는 이것을 정확하게 말해야 하는가라고 자신에게 물었다. 정말 내 실수였나? 나는 책임감의 갈등에 너무 집착한 나머지 Kathryn의 딸 앞에서 솔직하게 자신을 드러낼 수 없었다. 나는 단지 숨고 싶었다.

2000년도에 의료 연구소는 의료사고에 대해 게임의 룰을 바꿀 수 있는 보고서를 발표했는데, 그것은 병원에서의 대부분의 사고는 개인이 아니라 기관의 문제라고 하는 것이다.[3] 대부분의 임상의를 위한 이 폭로는 사고가 불가피하도록 기관이 만들어져 있다고 하는 것이다. 의식의 이 획기적인 전환으로 인해 사고, 특히 투약사고와 수술사고를 감소시킬 수 있도록 환자들이 수술 전에 새로운 병실, 팀 훈련, 그리고 제한시간 관찰실로 옮겨질 때 중대한 실수가 일어나지 않도록 확인하는 점검목록과 전달 절차를 통해 실수를 줄이는 절차가 포함되어 있는 건강관리 기관을 실행에 옮기고 있다.

methotrexate 사고는 수년 전에 발생했고, 이러한 비극은 지금이라면 일어날 가능성이 낮다. 그러나 여전히 일어나고는 있는데, 어떤 경우에는 전자건강기록과 같이 미래의 실수를 예방하기 위해 고안된 해결책들이 완전히 새로운 종류의 문제들을 만들어 내고 있다. 예를 들면 전자기록 시스템이 갖추어지지 않은 기관에서 옮겨진 환자들에서 일어나는 문제들이 그와 같은 것들이다. 여기서 사고는 시스템의 실패를 의미한다. 그것은 시스템의 모든 구멍들이 우연히 일렬로 줄설 때 사고가 일어난다고 하는 의료사고의 "스위스 치즈" 모델을 입증했던 것이다.[4] 그럼에도 불구하고 나의 의도는 비난이나 죄책감을 덜거나 이러한 상황을 어떻게 했으면 피하거나 변화시킬 수 있었을까 하는 데 대한 제안을 하고자 한 것은 아니었다. 나는 이미 부주의와 무관심, 호기심과 개방적 자세의 결핍, 그리고 현재 속에 존재하지 않음에 의해 어떻게 사고가 일어나는지에 대해, 그리고 종종 각각의 상황에 독특한 해결책들이 어떻게 국지적인 요인에 좌우되는지에 대해 탐구해 왔다. 이제 나는 어떻게 의사들이 나쁜 결과에 대해, 그들 자신의 책임과 상관없이, 보다 주의 깊게 접근할 수 있을지에 대해 탐구하고 있다.

의사들은 일반적으로 Kathryn의 가족을 만났을 때 내가 취한 접근을 찬성한다. 그것은 감정적으로 허물어지거나 죄책감에 빠지지 않는 신중한 공개와 유감의 표명이었다. 그럼에도 환자들은 진심어린 유감의 결핍을 감지할 때 분노와 버림받은 감정이 자극될 뿐이다.

의사들은 두렵기 때문에 사과하지 않는다. 소송은 단지 빙산의 일각이다. 외과 영역의 "발병 및 사망" 회의는 유죄측을 사자굴에 빠뜨리는 가학적인 제도라고 할 수 있다. 거기에는 어떠한 동정이나 지원도 없다. 소송이 제기되지 않더라도 의사들은 자신의 오류를 직면하는 것을 두려워한다. 두려워할 때 우리는 입을 다문다. 이것은 상황을 더 악화시키는데, 왜냐면 소통의 결핍을 보살핌의 결핍으로 해석하기 때문이다. 대부분의 의료사고 소송은 실제적인 혹은 감지된 실수와 함께 시작되지만 환자들이 버림받았다고 느끼거나, 의사가 경청하지 않거나 혹은 유감을 표명하지 않는다고 느꼈을 때만 계속 진행된다.[5] 심리학자, 의사, 변호사들의 연구에 의하면 환자들이 원하는 것은 사과를 받는 것이라고 지속적으로 보여 준다. 그것은 소통을 증진시키고, 분노를 희석시킨다.[6] 한 연구에 의하면 모의재판에서 조차 의사가 사과했을 때 합의는 더 낮았다.[7] 자신을 방어하려고 함으로써 역설적으로 소송의 위험성을 증가시킬 수 있다.

그것을 염두에 두고, 대부분의 주에서 "사과법(apology law)"을 제정했다. 이 법은 의료사고에 대해 보다 충분히 공개할 때 의사를 어느 정도 보호하는데, 이를 통해 의료과실의 합의가 보다 적거나 거의 일어나지 않고 있다.[8] 그러나 의사들은 여전히 감추고 사과는 잘하지 않고 있다.

두 번째 희생자

사고에 대한 이 모든 관심에도 불구하고, 일이 잘못 되었을 때 아무도 의사의 내면세계에 대해 주의를 기울이지 않는 것 같다. 그것은 나쁜 결과에 대한 정서적 및 대인관계의 후유증을 말한다. 2007년에 Amy Waterman이라는 워싱턴 대학교의 연구자가 미국과 캐나다의 의사 3,171명을 대상으로 의료 과실과 근접오류 영향에 대해 조사를 했다. 의료사고를 경험했다고 응답한 거의 대부분이 트라우마를 경험했다. 61%가 미래의 사고에 대해 불안하다고 보고했고 40% 이상에서 자신감의 상실과 불면, 그리고 업무 만족감의 감소를 경험했다고 보고했다. 근접오류 조차 스트레스의 상승을 경험했다. 단지 10% 만이 자신이나 동료가 사고를 저지르고 난 후 그들의 건강관리 조직의 지원을 받았다고 응답한 것은 놀라운 일이 아니다. 지금이라고 훨씬 나아졌을지 의심스럽다.[9] 정서적인 분위기는 적대적이다. 일반적으로 의사들은 서로의 사고에 대해 듣고 싶어하지 않는다.

2000년에 출간된 영감이 번뜩이는 에세이에서 인턴인 Albert Wu는 의료사고가 일어났을 때 의사가 어떻게 두 번째 희생자가 되는지에 대해 기술했다.

> 기분 나쁜 실수를 저지르는 느낌에 대해 거의 모든 임상의들은 알고 있다. 본능적으로 누군가 알았을까 하는 느낌에 사로잡히면서 홀로 남겨지고 발가벗겨지는 느낌을 가진다. 무엇을 해야 할지, 누군가에게 말할지 말지, 무슨 말을 할 지 고심에 빠진다. 사건은 당신의 마음속에서 반복해서 재생된다. 당신의 능력에 의심을 품게 되고 남에게 알려질까 두려움에 빠진다. 진실을 말해야 한다는 것을 알지만 잠재적인 징벌과 환자의 분노가 두렵다.[10]

Wu는 몇 시간 전에 심전도를 잘못 판독한 레지던트에 대해 의료팀이 보여 준 반응을 기술했다. 환자는 심장압전(pericardal tamponade)이 있었다. 심장을 감싸는 주머니인 심막에 물이 차는 생명이 위험한 상태였다. 환자는 사경을 헤매며 수술실로 옮겨졌다. 그것은 정확하게 심전도를 판독했다면 피할 수 있는 사태였다. 동료 레지던트들은 망연자실 침묵했는데, 그들 자신도 비슷한 상황에서 동일한 실수를 할 수도 있다는 두려움에서였다. 그들은 동료의 수치심에 대해 연민을 보일 수 없었다.

내가 의과대학 실습을 하던 시절, 투쟁적인 한 학생과 짝이 되었던 적이 있었다. 그는 대인관계 규범이 보스톤의 교육 병원과는 근본적으로 상이한 문화에서 성장한 사람이었다. 회진 시간에 질문을 받으면 그는 느리고 정중한 어조로 말했는데, 그것은 그의 문화에서 비롯된 것이었지만 상급자들은 그것을 견딜 수 없었다. 나는 그를 지원하고 싶었지만 방법을 몰랐다. 나는 직감적으로 그가 수치심을 느끼고 있다고 느꼈지만 그것도 확인할 방법이 없었다. 그는 점점 더 위축되어 갔다. 의사들이 그의 환자들에게 정서적으로 공감하기 어려워진다는 것은 의심의 여지가 없다. 그들은 자신의 감정에 대해서도 추수리지 못할 만큼 마음이 척박해진다.

차라리 항공업이 낫다. 항공업은 듣기 좋은 칭찬을 듣는 산업이 아니다. 하지만 근접오류가 있을 때 승무원은 보고를 받고, 상담을 받으며 휴식 시간이 주어진다. 그는 모든 사람들이 충분히 회복되었다고 확신할 때까지 근무지로 되돌아가지 않는다.[11] 그러나 우리 의사들은 사산 분만 후에도 건강한 만삭 아기를 분만하기 위해 다음 방으로 곧장 가도록 되어 있다. 수술대 위에서 환자가 사망한 후에도 마취과 의사는 마음을 가다듬기 위해 채 5분도 되지 않아 다음 환자로 이동한다. 의료는 점검 목록, 팀워크, 사고예방과 같은 점에 대해서는 항공 분야에서 많은 것을 배웠지만,[12] 재난과 근접오류의 정서적 충격을 관리하는 것에 대해서는 거기에 훨씬 못 미친다. 임상적 실제에서의 모호함에 견주어 본다면, 의사들이 항공 파일럿 보다 훨씬 틀림이 없다고 생각해야 한다는 사실은 놀라운 일이다. 지금은 보고와 피드백이 보다 일상적으로 되고 있지만 지원은 종종 빈약하고 피상적이다. 자기 인식을 보다 심화하는 도구가 없다면, 또한 보다 심층적으로 사고 과정과 감정을 탐구하지 않는다면 상처는 곪아터지고 아무 것도 배울 수 없다. 반복되는 트라우마에 검증되지 않은 채 노출된다면 트라우마 그 자체를 야기할 수밖에 없다.

2차적 트라우마 과정의 결과는 제2의 희생자가 되는 것인데 최근에 이르기까지 많은 논의가 이루어지지 않았다. 일이 잘 진행되지 않을 때 의사들은 필요한 충분한 지원을 받지 못한다면 배와 함께 침몰할 것이다. 그것들은 우울증과 소진의 위험성을 높인다. 자신에 대해 모멸감을 느끼고, 그 결과 마음을 걷잡을 수 없게 되고 환자들의 감정을 다독일 수 없게 되며, 공감할 수 없게 된다. 자신감을 잃고, 미래에 더 많은 과실을 일으킬 가능성이 높아질 수 있다.[13] 그들은 미래의 굴욕을 두려워한다. 너무나 종종 강력한 감정을 경험함에도 불구하고, 감정을 숨기고 생존전략에만 초점을 두게 됨으로써 자각과 주의 깊은 반응은 뒷전으로 밀려 난다.

기억하기

의사들은 자신의 실수를 기억하고 거기에 사로잡힌다. 그들은 그것을 수년, 때로는 수 십 년 동안이나 침묵 속에 붙들고 있다. 그들의 이야기들은 심리적 취약성을 말해 준다. 그것은 가차 없는 완벽주의, 실수에 대한 불관용, 불확실함에 대한 불편함, 필사적인 확실함에 대한 욕구와 같은 것들이다. 많은 의사들이 이러한 취약성들에 대해 물어보면 인정하는 반면에 일상의 실제에서는 자각하지 못한 채 잠복해 있다.

어느 워크숍에서 정신과 의사인 Mark가 자신이 전 날 처방해 준 약으로 자살을 한 한 환자에 대해 이야기 했다. Mark는 징벌의 두려움 때문에 한 달 치의 약을 환자에게 준 것에 대해 누구에게도 말하지 않았다. 이 비극에 대해 자신의 책임에 대한 혼란스러운 모호함 때문에 아직도 꿈을 꾸고 땀에 흠뻑 젖어서 새벽에 잠을 깬다고 말했다. 그는 환자의 자살 위험에 대해 보다 철저한 평가를 해야 했을까? 단지 일주일 분량의 약물만 처방해야 했을까? 그는 자신감을 잃어버렸다. 워크숍의 오후 한나절은 의료사고로 일이 잘못되었을 때 우리는 어떻게 반응하는지에 대해 집중했다. Mark는 종이에 그 때 자신의 몸에서 무엇을 느꼈는지, 어떤 생각과 느낌, 그리고 감정이 동반되었는지에 대해 자신의 기억을 적어 나갔다. 그리고 약 20분간 깊이 경청하기로 교육받은 파트너에게 자신의 이야기를 나누었다. 파트너는 판단을 유보하고 그 상황과 Mark의 반응에 대해 이해하고 호기심을 가지도록 했다. 위로하거나 충고하지 않고 열린 마음으로 경청하는 것 또한 동일하게 어려운 일이었지만 파트너는 현재 속에 존재할 수 있었고, 고통스러운 순간에서 도피하거나 화제를 돌리지 않으려 노력했고, 이것을 통해 Mark도 동일하게 할 수 있었다. 두려움과 걱정의 중압감에서 벗어나서 에너지를 되찾았고, 임상에서의 어려운 순간에 대해 보다 주의 깊게되고, 두려움에서 벗어날 수 있었다. 이제 앞으로 나아갈 수 있었다. 그것은 너무나 단순한 일이었지만, 환자의 자살 사건 이후 4년 간 Mark가 자신의 반응을 보여주고 점검할 수 있는 자연스런 자리는 아무 데도 없었다.

나는 Mark의 이야기에 공감할 수 있을 것 같다. 나도 처방해 준 약물로 자살을 감행한 환자를 경험했다. 내 동료들은 그 사건이 나에게 준 영향에 대해 진정으로 경청하지는 않고 죄책감만 누그러뜨리려고 노력했다. 모든 사람들이 그것은 의사가 되는 일의 일부라고 가정한다. 그것을 넘어서라. 앞으로 나아가라. 조만간 나는 혼자가 아님을 알았다. 동료들은 몇 마디 위로의 말을 하고는 그리고 감정은 차단하는 것이 의료계의 관행이다. 그러나 상처는 곪고 치유는 일어나지 않는다. 의사들은 고통 속에 남게 되고, 환자들로 하여금 그들과 함께 하지 않는다는 느낌을 가지도록 행동한다. 그러나 의사들은 나쁜 결과의 영향을 말할 수 있는 기회를 가지게 될 때 위안을 얻는다. 그것은 더 이상 비밀이 아니다. 사고에 대해 말하는 것은 불완전함을 받아들이는 것이며 자신에 대한 친절과 연민의 길을 여는 것이다. 그것은 자신의 일을 더 잘할 수 있도록 만들어 주고 장애물을 제거해 주는 것이다.

고백

Rochester에 사는 나의 동료인 Suzie Karan은 선임 마취과 의사다. 그녀는 의사들이 과실과 근접오류를 얼마나 드물게 드러내고 토론하는지 잘 알고 있다. 마취과 의사들은 강력한 약물들을 다반사로 주입한다. 인공호흡기나 정맥주사 라인, 그리고 모니터가 없다면 이러한 약물들은 치명적인 결과를 초래할 수 있다. 수술실에서 마취과 의사의 과업은 90%는 틀에 박힌 일상이고 10%는 경악스러운 비상사태다. 일이 좋지 않게 돌아가면 사고나 지연에 대해 봐주지 않는다. 그러나 사고는 일어나게 마련이지만 최근까지만 해도 보고를 들을 기회가 거의 없었다.

수년 전에 Karan은 "고백" 프로젝트를 시작하여 이제는 몇몇 의료센터에서 레지던트 과정에 도입되었다. 그 기획은 직원들과 교수 요원들이 사고에 대해 함께 일깨우는 데에 놀랄 만큼 효과적이었다. 원인을 찾아내고, 미래의 사고를 예방하기 위해서 뿐만 아니라 관련된 임상의들의 심리적 및 교육적인 욕구를 만족시켜 줄 수 있었기 때문이었다. 신입 전공의들은 주간 모임을 가지고 선임 전공의와 교수요원들은 일 년에 몇 차례 모임에 참석한다. 각 전공의들은 익명을 보장하기 위해 12포인트 신로마체로 216㎜×279㎜ 용지에 사건을 제출한다. 그들은 자신의 기억과 진단적 인상, 무슨 일이 일어났고, 누가 거기에 있었으며, 그들은 어떤 행동을 취했고, 어떤 감정을 느꼈는지에 대해 기록하고 그것을 접어서 "고백" 파일에 넣어 둔다.

고백에 적혀 있는 이야기의 어조는 최악의 상황이 일어났음을 암시하지만 때때로 전공의들은 긍정적인, 방지된 재난에 대해 고백하기도 한다. 고백은 회의 시간에 무작위로 돌리고 전공의들은 누가 그것을 썼는지 모르는 채 큰 소리로 읽는다. 그리고 사건에 대해 그리고 앞으로 무엇을 할 수 있을지에 대해 토론한다. 종종 토론은 감정적으로 된다. 그것이 주요 파국이든, 근접오류든 혹은 일상적인 우연이든 목표는 전공의들이 자기 통제를 강화시키고 지원과 동지애를 쌓아가는 것이다.

어느 의사가 실수로 마취약을 바닥에 엎질렀던 이야기를 기록했다. 어리석게도 그는 그것을 스스로 닦아내려고 했다. 고도로 휘발성이 강한 가스를 흡입하지 않기 위해 바닥에서 최대한 떨어지려고 했지만 몇 분 안에 정신이 흐릿해지면서 의식을 잃었다. 아무도 그를 발견하지 못했고 수 분 후에 깨어난 그는 방에서 혼자서 나와 아무에게도 그 사실을 발설하지 않았다. 또 다른 전공의는 실수로 정맥 마취제 용량의 10배를 주입했는데 운 좋게도 환자에게는 아무 일도 일어나지 않았다. 책망이 두려워서 이 사실을 아무에게도 말하지 않았다. 이러한 일들에 대한 토론은 주의 깊은 경각심과 적극적인 안전 의식을 집단적으로 고취시켰고, 참가자 전원은 자기-자각을 향상 시킬 수 있었다. 나는 Karan의 기획이 의료문화의 변화를 불러일으킬 수 있는 힘을 가지고 있다고 믿는다. 그것은 비밀주의에서 환자와 자신에 대한 질문과 호기심으로 깨어있는 문화로의 변화를 말한다. Karan의 접근은 협동적인 문제 해결, 관용, 그리고 학습을 통해 전공의들이 자신의 주의를 지금 이 순간 중요한 것에 주의를 기울이고 과거를 끊임없이 되풀이 하는 것이 아니라 과거에서 배울 수 있도록 돕는다. 그리하여 전공의들은 자기 비난이나 자기 정당화로 마음이 분산되지 않고 그 사건들을 보다 명료하게 볼 수 있었다.

슬픔과 상실

나는 Ruth Miller를 완화치료 병동에 입원시켰다. 그녀는 불과 수 주 전에 매우 침습적인 폐암으로 진단 받았다. 이미 늑골과 척추, 그리고 뇌로 전이되어 있었다. 방사선 치료를 시작했지만 상황은 악화될 뿐이었다. 의식 혼란과 지남력 장애, 그리고 엄청난 통증에 시달렸다. 나는 이미 큰 충격에 빠져 있는 가족들에게 몇 주, 길어야 3개월 정도 더 살 수 있을 것이라고 말했다. 그녀의 암은 어떤 종류의 새로운 화학요법에도 반응하지 않는 그러한 유형이었다. 먼 곳에 살고 있던 가족들도 방문하기 위해 비행기를 예약했다.

약물치료를 통해 Ruth는 통증이 완화되었고 며칠 동안 가족들과 대화가 가능할 만큼 의식이 회복되었다. 그 수 주 동안 최선의 정신력을 보여 주었다. 가족들이 저녁 시간에 자리를 비웠고 두 시간 후 간호사인 David이 활력증후를 체크했는데 Ruth가 숨을 쉬지 않았다. 뇌로 전이한 종양에 출혈이 일어난 것 같았고, 곧바로 혼수상태에 빠지면서 호흡정지가 온 것이었다. 아무리 가능한 적극적인 치료를 했더라도 그것을 예방하기는 어려웠을 것이다. 아무런 고통 없이 급사한 것이다. David는 아연실색했다. 그와 가족들은 Ruth가 최소한 며칠은 더 살 수 있으리라 생각했다.

David은 비탄에 빠졌으나 두려움은 없었다. 그는 가족들과 친밀해졌고 그들의 이름을 부를 수 있는 한 사람이 되고 싶었다. 나는 우연히 대화를 엿들었다. 그는 소식을 간단하게 전했다. 그런 후 기다렸고 경청했다. 그는 자신의 애통함과 놀라움을 표현했는데, 그것이 가족들을 이해시킨 것을 나중에 알게 되었다. 그는 가족들의 마지막 방문에 대해 물었고, 그 다음에 무슨 일이 일어났는지 설명했다. David의 슬픔은 나도 느낄 수 있었다. 그러나 그의 표현은 현재 속에 존재했고, 주의 깊었으며 그 자신이 충격을 받았음에도 여유가 있었다. 그와 나는 이후에 보고를 위해 몇 분 동안 대화했다. 그의 슬픔은 자기 도취가 아니라 연민을 유발했다. 그는 자신의 감정을 인정하고 그것과 함께 할 수 있었지만 Ruth의 가족과 함께 마음을 나누기 위해 그것을 옆으로 치워둘 수 있을 만큼 강인했다.[14)]

결핍과 붕괴

의사들은 죽음이나 실수, 혹은 다른 좋지 않은 결과들에 대해 개인적인 실패로 여기는 경향이 있다. 아마도 몇몇의 선 스승들은 이러한 종류의 자존심 상하는 일늘에 대해 지속적인 성장의 기회로 대할 수 있겠지만 나머지 우리 대부분은 실패에 대해 똑바로 바라보는 용감함이 필요하다. 그것은 지층이 어긋난 단층선을 인식하는 것이다. 이를 통해 우리는 실패의 고통을 약간 떨어져서 느낄 수 있게 되지만 그것 때문에 무용지물이 되거나 압도당하는 느낌을 정도는 아니다. 주의 훈련을 비롯해서 관상 훈련의 힘은 부분적으로 사물들을 접합할 필요를 놓아버리도록 하는 데에서 나온다.

자신이 본 환자가 수개월 혹은 수년 동안 함께 한 환자라면 더욱 더 비통할 것이다. Mitch Porter는 당뇨병 때문에 20년에 걸쳐 나를 만났다. 성공한 사업가인 그는 54세의 나이에 자신의 전성기를 구가했다. 지난해 작은 사업체를 팔았고, 지역 상공회의소가 주는 지역사회 봉사상을 수상했으며 코스타리카에 별장을 구입했다. 그는 오른쪽 옆구리 통증의 악화와 혈뇨로 나를 찾았다. 나는 콩팥 결석의 증거를 찾기 위해 콩팥과 방광 초음파 검사를 처방했다. 하지만 초음파 소견은 콩팥에 작은 덩어리와 주위에 임파절이 부어오른 모습을 보여 주었다. Mitch와 부인은 공포에 빠졌고 나 또한 두려움을 느꼈다. 나는 암이 얼마나 멀리까지 전이 되었는지 알기 위해 더 많은 스캔과 피검사를 했다. 골 스캔은 머리에서 발끝까지 척추와 거의 모든 장골에 암이 퍼졌음을 보여주었다. 폐는 수많은 전이암으로 가득했고 뇌에까지 퍼져 있었다. 나는 그와 가족들이 절망을 느끼기 전부터 이미 비통함을 느끼기 시작했다. 그 때부터 자신의 건강을 나에게 맡긴 어떤 사람의 상실이 시작되었고, 우리는 수 주 동안 대화를 했다.

점점 치명적으로 악화되어 가는 검사소견과 스캔 사진들이 내 책상을 가득 메우기 시작하면서 나는 좀 더 빨리 손을 쓸 수 없었는지 의심하고 있는 자신을 발견했다. 현재 속에 존재하려고 애쓰면서도, 자꾸만 내 마음은 반복해서 자기 의심과 자기 위안의 원 주위를 맴돌았다. 지나간 과거를 취소하려고 애쓰는 부질없는 짓을 하고 있는 자신이 어리석게 느껴졌다. 그래서 자신에게 물었다. "이건 무슨 소용이 있는 일일까?" "나의 주의를 두어야 할 곳은 어디일까?" 나는 떠오르는 생각들에 대해 소용없다거나 강박적이라고 이름 붙이는 대신, 그것들에게 집착하지도 않고 밀어내지도 않으면서 단순히 지켜보았다. 그러자 자기를 비난하는 생각들이 점차 깊은 슬픔으로 바뀌어가는 것이었다. 자기비난을 놓아버린다는 것은 포기를 의미하는 것은 아니다. 오히려 정반대다. 그것은 나에게 힘을 주었고, 지나간 과거를 취소하는 것이 아니라 지금 해야 할 일을 할 수 있게 했다. 나는 그의 종양학 전문의와 종양 방사선 의학 전문의를 만나서 치료계획에 대해 의논했다. 두 눈을 부릅뜨고 불확실성과 불안정성 속으로 들어가자 내가 할 수 있는 것과 할 수 없는 것을 명료하게 구별할 수 있었다.

연기 같은 모호함

Leeat Granek은 토론토에 사는 심리학자인데 어머니가 20년 동안 유방암을 앓다가 돌아가셨다. 어머니의 치료진들과 깊은 유대감을 느꼈던 Granek은 건강 전문가들은 자신의 환자가 사망했을 때 어떻게 애도를 극복하는지 궁금했다. 그래서 그녀는 질문을 던졌다. 각자 다른 경력을 가지고 있는 20명의 종양학 전문의들을 면담했다. 자신의 환자들 중 절반이 사망함에도 불구하고 종양학 전문의들은 치유를 목표로 하는 문화를 가지고 있다. 종양학 의사들은 자신의 환자들을 자주 만난다. 그리고 유대가 형성된다. 불치의 암에 걸렸더라도 한동안은 괜찮은 삶의 질을 누릴 수 있는 환자들이 많기 때문이다.

그리고 쓰라린 시간이 닥쳐온다. 체중이 감소되고, 화학요법의 효과는 빛이 바랜다. 부작용이 더 많아지고 더 힘들어진다. 환자들은 쇠약해지고, 의사들은 절망감에 소진된 발걸음을 질질 끌면서 환자의 방으로 들어서는 자신을 발견한다. 그들은 귀가하는 자동차 안에서

울음을 터뜨리기도 한다. 어떤 이들은 뭔가 다르게 할 수도 있지 않았을까 하고 자신을 혹독하게 비난한다. 그래서 어떤 이는 감정을 깊이 억압한다. 한 종양학 의사가 말했다. "당신의 환자와 정서적으로 애착감을 느끼는 것은 아주 좋지 않아요. 왜냐면 고통스럽기 때문입니다." 애도가 처리되지 않으면 다음 환자에게는 더욱 공격적인 화학요법을 시행하여 더 많은 고통을 야기할 수도 있다. Granek은 환자들을 면담을 하면서 깊은 감동을 받았다. 그녀는 말했다. "의사들의 애도는 연기와도 같은... 만질 수도 없고 보이지도 않게 만연되어 있다. 일을 마치고 집에 왔을 때 의사들의 옷에 달라붙어 있고 그리고 환자들 방사이의 문아래 스며들어 있기 때문이다."[15] 치워둘 수도 씻어 버릴 수도 없는 감정이다.

그러나 모든 종양학 의사들이 병적으로 반응하지는 않는다. 어떤 이들은 Ruth의 간호사인 David와 비슷하다. 그들은 환자들의 죽음이 어떻게 자신의 오늘을 만들었고, 자신을 겸손하게 만들었는지, 그리고 보다 현재 속에 존재할 수 있도록 도움을 주었는지에 대해 말했다. 환자의 죽음에 대해 정면으로 직면하는 것을 통해 그들은 보다 세심하게, 풍부한 존경심을 가지고, 죽음을 단순히 수용하지 않을 수 있었다. 보험회사가 인정하지 않는 약물사용을 인정받으려고 노력하는 것이든, 사랑하는 가족의 마지막 남은 며칠을 어떻게 보살펴 주는 것이 좋은지에 대해 가족들과 대화하는 데에 시간을 할애하는 것이든, 환자를 대신하는 행동을 실천에 옮겼다. 그들은 죽음을 앞둔 이를 보살피는 데에서 깊은 만족감을 얻을 수 있었다.

Rachel Rodenbach는 왜 어떤 의사들은 자신이 돌보던 환자의 죽음 앞에서 평온함과 견고함, 그리고 활동성에 대한 능력을 획득하는 데 반해 어떤 이들은 그렇지 못한 지에 대해 알고 싶었다.[16] Rachel은 그 때 의학도였고 지금은 종양학을 진료하는 전공의가 되었다. 그녀는 1년간의 연구기획에 나를 지도교수로 초빙했는데, 그것은 종양학의 임상가들인 의사, 임상간호사, 보조 의사들과 면담하여 죽음에 대한 그들의 관점을 이해하고, 또한 그것이 생의 마지막에 놓여 있는 환자들을 돌보는 데에 어떤 영향을 주었는지에 대해 연구하는 것이었다. 처음에 나는 확신할 수 없었다. 이러한 면담은 너무나 개인적인 것이기에 얼마나 많은 임상가들이 여기에 동의할 지 알 수 없었다. 그러나 Rachel의 기획은 그들의 마음을 움직였고, 요청을 받은 대부분의 사람들이 참여했다. 살인적인 업무 스케줄에도 불구하고 그들은 시간을 내어 함께 생각을 나누었다. 그리하여 면담은 종종 할당된 시간을 넘기곤 했다. 그들은 하고 싶은 말이 많았고 그것을 카타르시스 할 수 있는 통로를 찾았던 것이다.

Rachel은 먼저 종양학 의사들에게 자신의 죽음을 수용할 수 있는지 물었다. 어떤 이는 자신의 죽음에 대해 완전히 평화로운 반면에 어떤 이는 두려움을 느끼고 있었다. 그러나 대부분은 다음과 같이 긍정적으로 대답했다. "그러나 나는 꼭 그것을 직면할 필요는 없었기 때문에. 내가 어떻게 느끼는지 잘 모르겠어요." 그들은 자신을 잘 자각하고 있었고 정직하게 바라보고 있었다.

어떤 이는 그들의 평온함 혹은 결핍이 환자와의 상호작용에 어떻게 영향을 주는지, 예를 들면 죽음에 대해 환자에게 직접적으로 말하는지 혹은 완곡어법을 사용하거나 변죽만 울리는지에 대해 숙고했다. 어떤 이는 죽음에 대해 말하는 것이 자신이나 환자를 불편하게 함을 감지하고 환자의 가족들에게만 말했다. 많은 사람들은 자신에 대해 보다 잘 자각할 때 자신이 돌보고 있는 환자들에게 자신을 더 많이 제공할 수 있었다고 말했다.

Leeat Granek의 종양학 의사는 Rachel Rodenbach가 면담한 사람들과 유사하게 암 간병 문화에 변화가 필요하다고 느꼈다. 그것은 암의 완치와 정복은 명예롭게 여기는 반면 죽음을 실패로, 또한 감정을 표현하는 것을 나약하다고 생각한다. 그러나 종양학 전문의들은 훈련과 정보, 지원, 그리고 인정을 통해 자신의 슬픔을 효과적으로 처리하도록 도움 받을 수 있다고 말했다. 그들은 고통스러운 감정을 억압하는 것은 효과적인 처리 방법이 아니라고 하는 것을 알고 있었다.[17] 로체스터에 사는 내 동료인 Tim Quill과 Michelle Shayne은 종양학 전공의와 임상 교수를 위해 숙고과 마음챙김을 촉진하는 프로그램을 만들었다.[18] 연간 6회 전공의와 임상 교수들은 선배 종양학 전문의, 완화치료 전문가 및 성직자들과 모임을 가지고 애도와 상실이 자신의 개인적인 생활과 전문적 경력에 주는 영향을 자각하고 그것을 다루는 시간을 가진다. 그들은 자신이 보살폈던 환자들에 대한 이야기도 나눈다. 그들은 함께 웃고, 운다. 명상을 포함해서 자기 보살핌을 위한 시간도 가진다. 각 회기를 종결할 때 그들은 유명을 달리한 환자들을 추모하는 시간을 가진다. 만일 깊은 감회에 사로잡힌다면, 그들은 기억하고 존중하는 한 환자의 이름을 말한다. 그것은 최근에도 급진적이라고 할 만한 분위기를 연출한다. 환자들과 함께 보다 현재 속에 존재하기 위해 자신을 돌보는 능력을 증진시킨다. 인간애와 친밀함을 나눌 뿐만 아니라 임상의의 취약성과 환자의 취약성 사이의 관계에 대한 자각을 가져 온다. 그들은 감정을 느끼고 공유하는 것이 자기도취적이거나 자기연민 또는 나약함의 표시가 아니라 Karan의 고백 프로젝트에서와 같이 정말로 중요한 것에 보다 잘 주의를 기울일 수 있게 해준다.

자기연민

자기연민은 자신에 대한 친절함을 적극적으로 배양하는 것이다.[19] 결과가 좋지 않을 때 나타나는 가차 없고, 혹독한, 그리고 고립적인 의료 문화에 대한 하나의 해독제로 작용할 수 있다. 자기연민을 수련하는 것은 부정적인 생각을 회피하는 것도 아니고, 그것과 지나친 동일시를 하는 것도 아니다. 정서적인 통증에 대해 직면하거나, 극복하거나, 돌파하는 것도 아니고 그것에 굴복하는 것도 아니다. 오히려 비난하거나, 부끄러워하거나 절망하기보다 친절함과 명료함을 가지고 깊이 질문하고 반응한다.

의사들은 자기연민이라는 개념에 대해 어려움을 느낄 수 있다. 그것은 자기동정(self-pity), 혹은 자기도취(self-indulgence)와 비슷하게 들리기 때문이다. 그러나 자기연민은 이들과는 다른 개념이다. 그것은 자신의 감정적 드라마에 흥분하지 않는 것을 의미한다. 그것은 위축된 에고를 기분 좋게 하려고 애쓰거나 자존심을 불어넣지 않는다. 오히려 건강한 균형을 향한 움직임이다. 자기연민을 보다 잘 할 수 있는 사람은, 그것이 이전의 인생 경험에서 온 것이든 혹은 구체적인 훈련에서 온 것이든, 자신의 실패나 약점에 대해 부정적인 감정으로 소진되거나 고갈되지 않고 보다 잘 인정할 수 있음을 느낀다.[20] 그들은 부정적인 사건이 일어날 때 자신의 역할을 인정한다. 상실감과 비통함을 느끼지만 강박적으로 그것을 반추하지는 않는다. 자기연민은 궁극적으로 이타적이다. 그것은 당신이 환자에게 주의를 기울일 수 있도록 당신을 자유롭게 만든다. 그리고 자신의 고통을 치워 놓을 수 있다. 이것은 일반적인 삶에서도 좋은 배움을 주지만, 자신에 대해 요구가 많고, 관대하지 못한 의사들을 위해 특히 중요하다.

Marc Lesser는 선 스승이면서, 기업의 자문 위원인데 포춘지 등재 500개 기업을 위한 마음챙김 훈련 프로그램을 개발했다. Marc는 자기연민이란 당신 자신을 알고, 당신 자신을 잊는 것이라고 말하고는 했다.[21] 자신을 안다는 것은 자명하다. 그것은 이 세상에서 자신의 방식을 발견하는 것이다. 그러나 참으로 역설적으로 선은 자신을 잊으라고 가르친다. 그것은 자신이 누구인지에 대한 경직된 가정을 놓아버리고, 자신이 "나"라고 부르는 생각과 습관, 그리고 관점의 집합체는 당신이 생각하는 것 보다 무상하다고 하는 것을 인정하는 것이다. 자신을 잊어버리는 것은 일이 잘못 되었을 때 임상의들이 습관적으로 자신을 고문하는 것을 포기하는 것을 뜻한다. 임상의를 위해 그리고 그 누구라 할지라도 동시에 자신을 알고, 자신을 잊어버리는 것은 실수와 슬픔, 그리고 상실에 대해 보다 건강하고 친절하게 반응하도록 돕는다.

보다 크게 생각하기

2차적 트라우마는 마취과 의사이건 종양학 의사이건 혹은 가정의학과 의사에게 독특한 것은 아니다. 전문 과목과 무관하게 모든 임상 의사들은 "두 번째 희생자"일 수 있다. 보건 시스템은 이러한 종류의 임상의들의 고통에 대해 반응이 느리다. 따라서 자각, 경청, 연민과 지원이라는 문화에서 일하고 있다고 정직하게 말할 수 있는 임상의는 거의 없다.

그러나 어떤 제도는 희망의 징표를 보여준다. 미주리 대학병원은 2차 희생자 신속 대응팀을 조직하고 있다. 그것은 고통을 느끼는 임상의들이 요청할 수 있다. 팀은 간단하게 동료나 대학생을 지원하고(1단계), 훈련받은 동료 상담자에 의한 일대일 상담과 멘토링(2단계), 그리고 더 심각한 고통을 경험하는 사람들을 위해 정신건강 전문가에게 의뢰 한다(3단계).[22] 하버드 Brigham 여성 병원은 힘들어 하는 의사들을 위해 동료 코우칭과 지원 프로그램을 제공한다. 센터장인 Jo Shapiro는 힘들어하는 동료들에게 주의를 기울이는 동료 코우치를 훈련받은 외과의사이다.[23] 의사들은 스스로 의뢰하거나, 일대일 상담이나 코우칭에 유익할 것으로 여겨지는 동료를 의뢰한다. 자료가 거의 없기 때문에 이러한 노력이 얼마나 효과가 있을지 알기 어렵다. 그러나 그것들은 치료와 지원의 문화를 향한 작은 발걸음을 보여주고 있으며, 임상의의 복지는 보건 시스템 전반의 건강을 보여주는 지표라는 사실을 인정하는 것이다.

샌프란시스코는 2차 트라우마를 다루는 가장 강력한 노력을 기울이고 있는 도시 중 하나이다. 샌프란시스코는 방대한 사회적 및 경제적 불화를 가지고 있다. 그들의 공중보건은 삶이 비극과 상실, 그리고 버림받음을 기록한 에세이와도 같은 이들을 돕기 위한 사회적 프로그램에 실패를 거듭한 어려운 환자들을 보살피고 있다. 그들을 위한 건강관리 종사자들의 정서적 지불은 엄청나고 그들의 정신적인 마모와 소진은 현실적인 문제다. 이를 인식한 샌프란시스코 카운티의 보건국은 건강관리 시스템 전반의 문화를 변화시키기 위해 트라우마 알아차리기 법정 프로그램을 제정했다. 그것은 단순한 반창고식 처방이 아니라 주의 깊은 자각을 향한 문화적 변화이다. 궁극적으로 샌프란시스코에서 9천명의 종사자들이 훈련을 받을 것이고, 그 중 지금까지 참여한 사람의 3분의 2는 그들의 작업 환경에서 구체적인 변화를 일으키고 있다.[24] 이렇게 잘 배분된 다중적인 개입은 건강관리 조직에서 드문 현상이며, 이는 지속적인 변화에 대한 강력한 전망을 보여준다. 나는 소진과 트라우마를 다루는 개인적 및 조직적인 노력에 대해서는 10장과 12장에서 좀 더 논의하려고 한다.

10장
치유자를 치유하기

무릇 의사의 의무는 먼저... 자신의 마음을 치유하고, 다른 누구에게 도움을 주기 전에 먼저 자신에게 그것을 주어야 한다.

– 기원 후 2세기, 아테네의 의사 Epitaph[1]

중년의 일차 의료 의사인 Diane이 마음챙김을 수련하는 우리의 1년 코스 프로그램에 참가했다. 그녀는 임상진료에 열정을 가지고 있었고 의술이 깊은 만족감을 준다는 것을 알고 있었다. 그러나 소진되었고, "공허하게 달리고 있다."고 말했다. 무엇인가 변화가 필요했다.

모든 면에서 Diane은 모범적인 가정의학과 의사였으며 탁월한 임상적 판단력을 보유하고 있었다. 그녀는 훌륭한 경청자였고, 따뜻하고 공감적이었기 때문에 환자들의 신뢰를 듬뿍 받고 있었다. Diane은 시한부 환자를 위해 가정 방문을 했고, 퇴근길에는 추운 날씨에 밖에서 버스를 기다리지 않도록 노인 환자를 집까지 태워다 주기도 했다. 어려운 환자들에 대해 자기 몫 이상으로 돌보았으며 누구도 돌려보내지 않았다. 그러나 그녀의 헌신은 자신에게 대가를 지불해야 했다. 환자를 돌보느라 자신이 원하는 시간을 가질 수 없었고 그것은 늘 뒷줄에 미루어 둬야 했다.

그러는 동안 임상 의료의 풍경은 변화하고 있었다. 점점 보험회사와 싸워야 했는데 그것은 환자들이 필요로 하는 치료를 받을 수 있도록 하기 위함이었다. 그녀는 8가지의 서로 다른 처방전에 익숙해야 했다. 그 각각은 보험회사에 대한 것이었고 규칙이 자주 바뀌는 바람에 처방이 거부되어 전화통뿐만 아니라 서류작업과 씨름해야 했다. 또한 환자를 직접 진료할 수 있는 시간을 깎아 먹었고 그녀의 말 그대로 자신을 바싹 말리는 것이었다.

그 때 한 대형 건강관리 회사가 그녀를 고용했다. 회사는 "품질 측정"에 대해 말했지만 실제로는 품질에 대한 승인이란 무의미한 빈칸 채우기[2]에 지나지 않았고, 보다 적은 시간에 더 많은 환자를 보는 압박에 시달렸다. 양질의 치료보다는 "생산성"이 더 중요했다. 새로운 전자건강기록 시스템을 통해 환자의 정보에 쉽게 접속할 수 있었지만 그것은 일차적으로 비용을 극대화하기 위해 고안되었기 때문에 임상적으로 필요한 자료를 찾는 것이 서툴렀고 시간도 많이 걸렸다. Diane은 점차 컴퓨터 화면 앞에 앉아 있는 시간이 많아졌다. 한번은 한 환자가 화장실에 가려고 나간 것도 모른 채 환자가 옆에 있는 것처럼 말하기도 했다. 전자문서는 처음에는 그녀의 하루 일과에서 한 시간을 더 연장시켰기 때문에 효율성의 증진이란 결코 실현되지 않았다.

이것은 단지 그녀가 자신의 품질을 유지하기 위해 더 열심히 일해야겠다는 결심을 강화시킬 뿐이었다. 생산성 목표와 품질 평가를 달성했지만 그것은 엄청난 비용을 치러야 했다. 하루 일과가 끝나면 완전히 녹초가 되었다. 그리고 점차 고립되어 갔다. 다른 대부분의 일차진료를 맡은 동료들처럼 Diane은 병원에서 부여한 특권을 포기했다. 외래 환자에 대한 생산성 요구가 그것을 불가능하게 만들었기 때문이었다. 동료들과 대화할 시간을 거의 낼 수 없었고 자신의 환자를 의뢰할 전문의를 더 이상 개인적으로 만날 수 없었다.

그녀가 더 이상 견딜 수 없는 한계는 치료행위 관리자와의 만남에서 비롯되었다. 우울증이 악화된 한 환자를 진료했는데 그녀의 "계산 전문가"는 Diane이 환자의 진단명을 고쳐줄 것을 제안했다. Diane은 진단명을 "우울증"이라고 기록했다. 관리자는 대신 "피로"라고 쓸 것을 제안했다. 이유는? 돈이다. 정신건강의학과 진단명에 대한 환급은 신체 증상에 대한 것의 절반에 불과하다. 피로감이 우울증의 일부이기는 하지만 그것은 정확한 진단명이 아니다. 그러나 Diane은 수락했다. 그리고 구역질을 느꼈다. 자신의 결정이 도덕적으로 타당하지 않다는 것을 알았다. 그녀의 제한된 관심은 환자를 위한 최상의 이익에서 재무라는 바닥으로 옮겨 간 것이다.[3]

그녀는 15년 의사 경력에서 처음으로 할당량과 숫자의 관점에서 하루를 생각하기 시작했으며 자신이 환자에 대해 세밀한 주의를 기울이지 않고 있음을 알았다. 건강을 경제로 환산하는 차디찬 언어가 대화 패턴을 감염시켰고, 마침내 의학적 결정에도 영향을 미쳤다. 통제가 불가능함을 느꼈다. 임상진료에 대해, 피고용인을 고용하는 것에 대해, 그리고 사무실의 실내 장식 조차, 그리고 벽걸이 그림에 이르기까지 아무 것도 할 수 없음을 느꼈다.

Diane은 가족들과 2주간 여행을 떠났고 재충전을 경험했으며 온화하고 활기찬 자신을 회복했다. 그러나 돌아오자마자, 그녀의 소진 증상은 며칠 만에 재발했다. 충분히 잘 수 없었고, 가족과 친구들을 위한 에너지가 거의 남지 않았다. 직원들과 가족들은 그녀가 더 짜증을 내고 있음을 알아차렸다. 환자들조차 간호사에게 혹은 Diane에게 안 좋은 일이 있는 게 아니냐고 직접 물었다. 그들은 그녀가 뭔가 달라졌음을 알았다. 그것은 좋은 쪽이 아니었다. Diane은 다른 직장으로 옮기는 문제를 고려했지만, 그 도시에 있는 대부분의 일차의료는 대규모 건강관리 시스템에 편입되어 있었고, 아이들은 학교에 다니고 있었기 때문에 다른 도시로 이사를 하는 것은 혼란을 야기할 수 있었다. 그녀는 진료를 그만 두는 것을 생각할 만큼 늪에 빠진 느낌이 들었다.

"영혼의 침식"

불행히도 Diane의 이야기는 흔한 예에 불과하다. 그것은 많은 의사들의 폐부를 찌르는 이야기다. 그녀는 나라에 만연해 있는 의사 소진병의 피해자다. 이 유행병에 대해 20년간의 연구를 한 미국의 일반외과 의사인 Vivek Murthy 박사는 2016년에 최종적으로 의사 소진은 국가가 다루어야 하는 두 가지 시급한 건강관리 문제 중 한 가지라고 발표했다. 이유는 명백하다. 소진된 의사는 최선의 진료를 할 수 없기 때문이다.

통계는 암울하다. 2014년에 모든 의사 중 54%가 소진을 보고했다. 2011년의 45%에서 상승된 양상을 보여 준다. 가장 영향을 많이 받은 영역은 임상진료의 최전방이라고 할 수 있는 일차의료, 응급의료 그리고 일반외과였다.[4] 간호사들과 또한 다른 전강 전문가들, 의료보조원, 그리고 비서들 또한 그것을 느끼고 있다.[5] 비록 스트레스가 많은 직종에 종사하는 누구나 소진을 경험할 수 있지만 의료 영역에서 특히 잔인한 일이고, 환자들은 걱정해야 할 이유가 있다. 소진된 의사들은 손쉬운 방법을 찾으려 하기 쉽고, 오진을 하기 쉬우며, 무분별한 처방을 하기 쉽다.[6] 너무 많은 검사를 하고 협진의뢰를 더 많이 한다. 스스로 문제를 해결하려면 너무 힘들기 때문이다.[7] 환자들이나 동료들과 잘 소통하지 않고[8], 알코올이나 약물 남용을 하기 쉽고, 전문가답지 않은 행동에 관여한다. 미심쩍은 청구 관행이나 중독환자에게 마약을 처방한다든지 사회적 매체의 부적절한 사용, 환자에 대한 비밀 유지를 어기는 행동

등과 같은 것이다. 어떤 의사들은 조직을 이탈한다. 진료를 시작하여 일차의료를 담당하는 내과 의사 중에서 4분의 1이 5년 이내에 중단하고[9] 나머지도 조기 은퇴를 한다. 그들을 교체하는 것은 비용이 비싸다. 의사 한 사람 당 30만 달러 이상의 비용이 든다.[10]

모든 사람들이 소진을 이겨내지는 못한다. 대부분의 소진된 의사들은 1년이 지난 후에도 여전히 그 상태에 머물러 있다. 레지던트 시절에 내가 멘토 역할을 했던 한 탁월한 가정의학과 의사 동료가 최근에 조기 은퇴를 했다. 하루에 4천 번 이상 클릭을 하고 자정이 되어서야 차트 기록이 끝나는 새로운 진료기록 시스템이 그녀를 그렇게 만들었다.[11] 나의 일차의료 의사는 나를 오직 2년 간 담당하고는 지난해에 은퇴했다. 그가 떠난 후, "가르치고 충고한" 30년 의업을 종결한다는 간단하고 인간미 없는 편지를 보내왔다. 이전 일차진료 의사가 그만 둔 후 그를 처음 만났을 때 그는 5년에서 10년 정도는 거뜬히 할 수 있다고 말했다. 그의 결정의 배후에 어떤 어려움이 있었을지 추측하는 것은 어렵지 않다. 나는 새로운 의사를 개인적으로 추천 받기 위해 그의 사무실로 전화를 했다. 나는 300명의 일차진료 의사의 명단을 넘겨받았는데, 그 중에 8명만이 새로운 환자를 받는다고 했고, 그나마도 모두 막 수련을 마친 사람들이었다. 나는 버림받은 느낌이었다. 분명히 무엇인가 달라졌다.

Christina Maslach 박사는 소진을 연구하는 데에 생애를 바친 심리학자이다. 그는 그것을 "영혼의 침식(an erosion of the soul)"이라 부른다.[12] 그는 모든 복지 영역 직종을 통틀어서, 소진은 3가지 요소로 이루어진다는 것을 발견했다. 그것은 정서적 고갈과 사람을 사물로 대하는 비인격화, 그리고 개인적 성취감의 저하이다. 이 머리가 셋 달린 괴물은 일을 목적과 의미의 원천이 아니라 견디기 힘든 짐으로 만들고, 의사들로 하여금 점점 더 많이 일하거나 혹은 포기하게 만든다.

진료는 항상 치열한 일이다. 그것을 경험하고 싶다면 당신은 나의 진료실에서 4시간 동안 함께 시간을 보내면 된다. 나는 11명의 환자를 진료했다. 첫 환자는 사지 절단과 시각장애를 경험하고 혈액투석 중이며 나머지 다리도 절단할 계획이 있는 38세의 당뇨병 환자였다. 두 번째 환자는 최근에 은퇴한 의사가 넘겨준 처방마약 중독 환자였는데 휠체어에서 잠드는 바람에 교통사고로 무릎과 어깨가 부서졌다. 일주일 분량의 oxycodone을 이틀 만에 다 먹어버리고는 더 처방해 달라고 생떼를 썼다. 다음에는 최근에 위탁보호에서 돌아온 폭력적이고 과잉행동을 보이는 아이와 싸우는 부모였다. 그리고는 에이즈에 걸린 55세의 남자 환자였는데 그는 피검사를 해야 하는 것을 잊어버렸고, 폐렴을 검사하기 위한 엑스레이를 찍지 않았다. 나는 그가 에이즈 치매가 시작되었고 그를 돌볼 가족이 없다는 것을 알았다. 그날의 마지막 환자는 총명한 정신치료자였는데 알코올성 간경화로 간이 망가지고 있는데도 계속해서 부정했다. 현재 속에 존재하기와 정신적 안정감이라는 내적인 발판과 대학과 연구소의 지원이라는 외적인 발판이 없다면 아무도 이러한 비극에 인간적인 반응을 보일 수 있으리라고 기대하기 어렵다.

그러나 지금과 같은 의료의 기업화와 기계화의 시대에는 새로운 종류의 소진이 기다리고 있다. 건강관리사업의 구조에서 비롯되는 느리면서도 가차 없는 "가치, 존엄성, 영성과 의지의 황폐화(deterioration of values, dignity, spirit and will)"이다.[13] 환자들은 "담당된 생명(covered lives)"이 되었고, 임상적인 대면의 친밀함은 의사의 수입을 결정하는 생산성 측정의 상대적 가치단위로 환원되었다. 의사의 과업이 컴퓨터 화면과 전자건강기록에 부가되는 "기능성"에 더 많이 결박될수록 소진은 더 악화된다. 의사는 효율성의 피해자가 되어 자신의 감정 스위치를 꺼버린다. 그들은 하루가 저물고, 주말이 오고 은퇴할 때까지 기다리지 못한다. 그들은 하루가 저물면 주차장에 차를 세워두고 신속한 탈출을 꾀한다. 환자들은 의사가 자신을 보살피고 있는지 의아해 한다.

소진된 의사는 환자들로부터 소외될 뿐만 아니라 자기 자신으로부터도 소외된다. 그들은 마치 자신이 조립 라인에 서 있는 것처럼 느낀다. 그리고 의사가 되기로 선택했을 때 꿈꾸었던 풍부하고 보람 있는 인간관계의 기회가 단순한 정보의 상호교환으로 축소되는 것을 느낀다. 최근에 나는 발열로 응급실에 내원한 6개월 된 환아의 차트를 검토할 기회가 있었다. 전자건강기록은 명백히 흡연, 음주, 성적 위험행동에 내해 의사가 빈 칸을 채워야 하도록 되어 있었다. 놀랍게도 의사는 실제로 그 빈 칸을 채우려고 시간을 낭비했다. 이러한 일이 수없이 일어나고, 자신이 변화시킬 수 없는 시스템에 의해 두들겨 맞고 있음을 느끼면서 어떤 의사는 거기에 굴복하고 무감각해진다. 그리고 시간이 흐르고 나면 자신의 가치를 저버렸음을 뼈저리게 느끼게 된다. 어떤 이들은 무감각해지고, 우울에 빠지며, 탈출만을 생각한다. 한 연구에 의하면 소진을 경험한 의사의 17%가 지난해에 자살을 생각했다고 보고했다.[14] 의사들이 다른 어떤 직종에서 보다 더 빨리 자신을 죽이고 있다는 사실은 경악스러운 일이다. 나는 몇몇 사례를 개인적으로 알고 있다.

문제는 과로만이 아니다. 그것은 의미와 회복력, 그리고 공동체의 위기이다. 과도한 책임과 낮은 통제감, 그리고 고립이라는 독성이 상호작용하여 탈진과 무기력, 그리고 난감함을 낳는다.[15] 역기능적인 건강관리 체계와 의료문화로 인한 스트레스는 생생한 현실이고 건강관리 집단은 교정할 의무가 있다. 임상 의사들을 도덕적으로 곤란한 상황에 빠뜨리는 것, 환자를 잘 보살피기 위한 것이 아니라 계산을 용이하게 하기 위해 고안된 전자건강기록 시스템, 그리고 양질의 의료가 아니라 더 많은 환자를 보도록 압박하는 것은 변화가 필요한 부분이다.

내적 환경

그러나 건강관리 시스템을 변화시키는 것만으로는 문제를 결코 해결할 수 없다. 소진은 수 세기 동안 임상의들에게 영향을 미쳐 왔고 중요한 원인은 임상의 자신의 내면에 있다. 어떤 의사들은 임상에서 무겁게 부담스러운 괴로움과 건강의료체계에서 늘어나는 기능장애로 더 할 수 없이 나쁜 상황으로 몰아가는 첫 번째 경험을 기억한다. 이것으로 마침내 체계적 방식으로 자신들 내부에 주의를 기울이고 진료할 때 보다 편하게 현존하고 회복력을 가져올 수 있는 방법을 발견한다.

당신이 의사를 고르고 있거나 혹은 함께 진료할 의사를 고용하려고 한다고 상상해보라. 그가 가지고 있는 어떤 자질을 원하겠는가? 일반 대중이나 임상의 집단에게 이 질문을 제기했을 때 직종이나 전문과목과 무관하게 대답은 항상 동일했다. 이타적이고 근면하며, 탁월한 기술을 가지고 있고 풍부한 지식, 현명한 판단력, 잘 공감할 수 있고 돌볼 수 있는 능력, 그리고 비극과 상실에 직면해서 평정할 수 있는 사람을 원했다.

그러나 이러한 바람직한 인격 특성조차도 의사들을 취약하게 만들 수 있다.[16] 세세한 것을 잘 챙기는 사람은 강박적으로 될 수 있고, 환자들에게 너무 많은 검사와 시술을 시행해서 "확실하게" 하려다가 무언가를 잊어버렸다고 생각해서 밤중에 잠자지 않을 수 있다.[17] 이타적이고 봉사심 많은 의사들은 지나친 헌신으로 인해 소진할 수 있다. 정말 숙련된 의사들은 자신이 모든 것을 할 수 있다고 믿을 수 있다. 모든 것을 알고, 모든 것을 할 수 있다며 실수를 인정할 줄 모르게되어 의학에서 위험한 조합을 만들 수 있다. 혹은 그들은 불안정감을 느낀다. 의사들에게 자신이 사기꾼처럼 느껴지는지 물었을 때 놀랍게도 43%까지 많은 사람들이 그렇다고 대답했다.[18] 모든 인격 특성 중에서 소진과 가장 관련되어 있는 것은 경직성이다. 경직성을 자각하지 못할 때 자신의 의술이 최상이라고 주장하고, 좌절감과 효과 없음에 대해 자신을 돌아보기 보다는 환자를 포함한 타인을 비난할 수 있다.[19] 공감적인 것조차도 자신의 2차 트라우마와 부정적 감정을 인식하지 못할 때 피해를 가져올 수 있다.[20] 혼란스럽게도 어떤 의사들은 스트레스와 소진을 영광스럽게 여기는데, 그것은 고통과 고립감을 부추기는 마초적인 의료 문화의 일부이다.[21] 그것은 너무나 빈번하게도 자기-자각이 결핍되어 있다.

왜 어떤 사람은 소진되지 않을까?

일이 꼭 그렇게 되는 것만은 아니다. 어떤 의사들은 스트레스에도 불구하고 다른 사람들보다 훨씬 양호하다. 잘 대처하고 적응할 뿐만 아니라 어려움을 통해 성장하여 다음번에는 훨씬 쉽게 처리한다. 실제로 적절한 종류와 양의 스트레스는 더 강하게 만들 수 있어서, 이를 "스트레스 접종"이라고 부른다. 뼈와 근육, 뇌와 심장은 적절한 방법으로 운동하고 스트레스를 줄 때 더 강해지고, 회복력이 강해진다. 하중을 가하는 것은 뼈를 강화시킨다. 스트레스가 없다면 결국 쇠약해지고 분쇄된다. 근육도 운동을 필요로 하며 그것이 없다면 위축이 일어난다. 우리는 정신적 도전을 통해 성장한다. 그것이 없다면 둔감해질 것이다. 회복력이란 Nicholas Taleb의 표현을 빌자면 "단단"(antifragile)해지는 것이다.[22] 우리는 성장의 한계에서 최상의 회복력을 발달시킬 수 있다. 그것은 능력의 한계와 머리카락 한 올 차이다.

우리는 종종 회복력에 대해 역경을 돌파하는 능력이라고 생각한다. 그러나 스트레스가 높은 직종에서 압박은 지속적이고 위기는 예측할 수 없다. 진정한 회복력은 준비가 안 되어 있는 상황에 준비되어지고 있는 중이다. 지난 30년 동안 심리학자들은 회복력을 긍정적인 속성으로만 이해했고 트라우마에 대한 반응으로는 이해하지 않았다. 그러나 회복력에 대해 우리가 알고 있는 많은 지식은 동물 실험과 폭력, 심각한 부상, 전쟁, 고문과 자연 재해를 견뎌낸, 정서적으로 힘든 일을 스스로 선택하지 않은 사람들에 대한 연구에서 나왔다.

정신건강의학과 의사인 Steve Southwick와 Dennis Charney는 이전의 전쟁포로들, 특수부대 교관들, 그리고 강간, 성적 학대, 사지 상실, 혹은 암과 같은 극심한 심리적인 외상을 경험한 민간인들을 인터뷰했다.[23] 그들이 발견한 것은 이러한 극심한 사건에도 불구하고 놀랍게도 우울증이나 외상후 스트레스 장애를 경험한 사람은 거의 없었다는 사실이다.[24] Southwick와 Charney는 10가지의 "회복력 요인"을 발견했는데 우리들 대부분이 이해할 수 있는 것이었다. 그것은 현실적 낙관주의, 두려움에 대한 직면, 도덕적 범주, 종교와 영성, 사회적 지원, 역할모델, 신체적 운동, 뇌 운동, 인지적 및 정서적 유연성, 그리고 의미와 목적에 대한 의식들과 같은 것이었다. 성격 또한 중요하다. 어떤 성격 요인들이 소진의 위험성과 관련이 있듯이 어떤 요인은 회복력과 관련이 있다. 심리학자인 Richard Ryan과 Edward Deci는 3가지 자질을 꼽았다. 타인과 온화하고 보살피는 관계를 맺을 수 있는 소위 말하는 안정적인 애착 능력, 개인적 자율성에 대한 의식과 자신의 능력을 신뢰하고 과제를 수행할 수 있는 능력이다.[25]

회복력은 우리의 생화학적 및 유전적 기질에 반영된다. 심한 트라우마에도 불구하고 성공하는 사람은 회복력이 보다 약한 동료에 비해 생화학적으로 다르다. 스트레스 호르몬와 "불안" 신경전달물질인 뉴로펩티드 Y의 수치가 낮다. 세로토닌의 농도가 높고 이는 긍정적 기분과 관련이 있으며 뇌의 보상 센터에서 도파민 농도가 더 높다. 또한 "뇌 신경영양 요소"의 수준이 높은데 이것은 뇌가 새로운 신경 경로로 성장하도록 촉진한다.[26] 회복력은 보살핌과 신뢰할 수 있는 인간관계에 영향을 받는 것으로 보이는데, 여기에는 사랑 및 호감과 관련되는 옥시토신이 관여할 가능성이 가장 높다. 회복력이 강한 사람들은 이러한 신경전달물질과 호르몬의 분비가 왕성할 뿐만 아니라, 수용체도 많다. 신호가 보다 용이하게 전달되는 것이다. 때로는 신경전달물질이 훨씬 잘 결합하는 수용체의 아형을 가지고 있을 때도 있다.

우리는 무엇이 신체로 하여금 이러한 물질들을 많이 생산하고, 수용체로 하여금 신경 세포와 더 잘 결합하게 만드는지에 대해 이제 막 알아내고 있는 중이다. 그것은 내가 제3장에서 후생적 제어에 대해 논의한 바와 같다. 더 정확히 표현하자면 사회적 후성유전학이다. 신경전달물질과 수용체로 부호화하는 유전자는 지지적이고 안전한 환경에서 작동하고 취약성을 느끼고 트라우마를 받는 환경에서는 작동이 중단된다. 2차 트라우마와 고립, 그리고 지원의 결핍을 경험하는 사람은 말 그대로 생화학적 수준에서, 필요로 하는 회복력을 작동시키지 못한다. 이것은 환자의 죽음 후에 그것을 검토할 시간을 허용 받지 못하는 의사나 혹은 무의미한 요식적 과제를 수행해야 하는 의사는 점점 더 회복력을 잃게 된다는 것을 의미한다. 확실히, 회복력 그리고, 유전자 제어는 어느 정도는, 예를 들면 산전 요인이나 초기 아동기 외상과 같은 변화시킬 수 없는 과거의 사건에 의해 영향을 받는다. 그러나 샌디에고에 있는 해군건강연구센터의 심리학자 Douglas Johnson의 최근 연구를 고려하면 감질난다. 그의 연구는 지원 군인을 대상으로 한 마음챙김 프로그램은 자기-자각과 회복탄성을 촉진하였고, "건강" 유전자 표현을 증진시켰다.[27]

기울어지면서 뒤집혀지지 않는

사람들은 어떻게 회복력이 보다 높아지는가? 해답의 일정 부분은 정신적 안정과 관련이 있다. 나는 전문적인 카약 조종수가 아니지만 즐길 수 있다. 수년 전 카약을 구매했다. 가게에서 점원이 일차적 불안정성과 이차적 불안정성에 대해 말했다. 처음에는 잘 이해가 되지 않았다. 왜 나는 불안정한 카약을 사고 싶어 하는 거지? 그가 설명했다. 일차적인 불안정성을 가지고 있는 카약이 보다 조종이 쉽다. 강에서 암초 근방이나 커브가 심한 곳, 혹은 파도가 일어나는 곳에서 힘이 덜 들지만 또한 불안정하다. 이차적 불안정성이란 카약이 얼마나 쉽게 뒤집히는지를 일컫는다. 나는 조종이 잘되는 카약을 원했고, 물에 빠지는 것을 원치 않았기 때문에 다소 일차적인 불안정성이 있더라도 이차적인 안정성이 있는 것을 선택했다.

일단 강물에 띄워보니 어느 정도 익숙해졌다. 그것은 정말 기우뚱거렸다. 잠시 후 나는 일차적 불안정성과 이차적 불안정성을 구별할 수 있게 되었고 카약이 뒤집히지 않을 것이라는 확신을 가지게 되었다. 시간이 흐르자 "균형 잡히지 않은" 느낌에 익숙해졌고, 일차적 불안정성과 싸우는 것은 그것을 이용하는 것 보다 위험하다고 하는 것을 깨달았다. 심지어 그 기우뚱거리는 느낌을 즐기게 되었다. 어느 날 강력한 수직 방향으로 뱃전을 때리는 바람 속에서 카약을 타고 있었을 때 내가 바람과 30도 방향으로 타면서 카약의 한 쪽으로 물이 들어왔다. 내가 일직선으로 이동하자 카약은 뒤집히지 않았다.

정신적 안정성도 이와 같이 작동한다. 그것은 하나의 역동적 평형이다. 당신은 결코 완벽한 균형을 잡을 수 없다. 카약의 흔들림을 즐기듯이 의술의 예측할 수 없음과 혼돈스러운 구석을 즐기게 되었다. 다음 환자는 생후 하루 된 갓난아이일 수도 있고, 백 세 노인일 수도 있으며 사소한 문제로 내원할 수도 있고, 치명적인 문제를 가지고 있을 수도 있다. 예측할 수 없는 꼬불꼬불한 길을 헤쳐 나가는 것은 분명히 어떤 황홀감이 있다.

유념사항

힘든 시간이 오면 나는 회복력에 대한 세 가지 "유념사항"으로 돌아온다. 첫째는 회복력은 성장 가능하다는 사실이다.[28] 훈련을 하면 행동과 웰빙을 보다 잘 통제할 수 있다. 스트레스와 건강한 방식으로 관계 맺을 수 있으며, 당신 자신에 대해 달리 느낄 수 있다. 회복력이란 마음을 경직시키는 것이 아니다. 그와는 완전히 반대로 가벼움과 유머, 그리고 유연성을 가지는 것이다. 당신은 자신의 성격을 단지 약간만 변화시켜도, 보다 집중력을 가지고, 더 기우뚱대지만 뒤집히지 않을 수 있다. 우리의 1년 코스 마음챙김 프로그램에 나오는 환자들이 바로 그랬다. 시간이 갈수록 집중력과 정신적 안정성과 관련되는 5가지 성격요인 중에 두 가지에서 더 높은 점수를 기록했고, 지속되었다.[29] 성격 심리학의 기조는 성격은 30세 이후에는 변하지 않는다고 말하지만, 보다 최근의 연구 결과들은 인생 전반을 통해 성격이 달라진 사람들을 보고하고 있다. 달라진 사람들은 세 가지 점, 즉 자기관찰과 타인에 대한 관찰, 그리고 주의 깊게 경청하는 것에 능숙해졌다.[30] 짧게 말해 그들은 보다 마음챙김 해진 것이다.

두 번째는 웰빙이란 물러섬이 아니라 다가감과 관련성이 있다. 이것은 직관적인 생각과 다를 수 있다. 만일 상황이 즐겁다면 다가서고 더 많이 원하는 것이 타당하다. 그러나 상황이 불쾌하다면? 그것을 밀어내고, 힘든 사람을 피하는 것은 자연스런 일이다. 이러한 생존 전략은 단기적으로는 도움이 되겠지만 오래된 문제들과 효과 없는 해결책에 대한 답을 줄 수 없다. 소진을 예방하고 회복탄성을 키우는 것은 달아나는 것이 아니라 현재 속에 존재하는 것이다.

세 번째로 기억해야 할 것은 마음챙김이란 공동체적 활동이라는 점이다. 내가 수 년 전 부탄에 있었을 때 히말라야의 작은 마을들 보다 더 높은 곳에 드문드문 흩어져 있는 암자들을 지나 걸었던 적이 있다. 그것은 세상에서 가장 고립된 곳으로 동굴과 험준한 협곡, 빙하 근처, 그리고 3천 피트 산봉우리의 꼭대기에 놓여 있었다. 3년 동안 고독하게 안거하는 스님들은 매주 그들을 위해 음식을 날라 오는 마을 사람들조차 만날 수 없을 때도 있지만 자신의 수행을 지원해 주고 있고, 다른 암자에서도 비슷한 일을 하고 있다는 것을 알기 때문에 수행을 계속해 나갈 수 있었다. 고립 속에서도 그들은 공동체의 일원임을 느꼈고, 또한 일원이었다.

우리 또한 마찬가지다. 우리는 마음챙김의 비전을 지속시키기 위해 공동체적 의식을 필요로 한다. 그러나 지난 수년 동안 병원에서 의사 휴게실은 문이 닫히고, 임상의들 사이의 개인적인 관계 또한 침해받고 있으며 외래 환경에서 단지 전자 차트만 들여다보면서 서로의 얼굴조차 보지 못하는 하루하루가 계속되고 있다. 공동체를 창조하는 것은 비전을 가진 리더십을 필요로 한다. 그러나 현재의 건강관리 환경에서는 그러한 비전과 리더를 찾아보기 어렵다.

웰빙이란 여하간 무엇인가?

나는 사람들이 웰빙의 요체란 "일과 삶의 균형(work-life balance)"이라고 말하는 것에 발끈하는 경향이 있다. "삶"을 일을 제외한 모든 것으로 보는 사람들은 "균형"을 말할 때, 암묵적으로 당신이 일할 때에는 충만한 생명력을 느낄 수 없다고 가정하고 있다. 우리에게 그렇게 깊은 보상을 제공하는 전문 직종에 종사하는 것도 슬픈 일이라는 것이다. 그리고 그것은 우리가 깨어있는 시간의 많은 부분을 차지한다.[31] 그것은 그러나 더 심오한 문제를 반영하고 있다. 당신의 불행에 대해 전적으로 당신 밖에 있는 환경을 비난함으로써 당신은 일에 대해 구획을 짓거나, 밀어내거나, "나-아님"으로 생각하면서 일을 통제하면 더 행복해질 것이라 가정한다. 이것은 함정이다.

Marc Lesser가 유명한 선문답을 소개 한다.[32)]

> 한 승려가 절에 와서 선사에게 말했다. "제가 도착했습니다. 부디 한 말씀 가르쳐 주십시오."
> 선사가 말했다. "아침을 먹었느냐?"
> 승려가 대답했다. "예. 먹었습니다."
> 선사가 말했다. "그럼, 설거지를 해라."
> 승려는 알아차렸다. 무엇이 더 필요하겠는가?

Mark는 이 모호하고, 어떻게 보면 기괴한 대답에 대해, 우리의 습관적인 마음과 상황에 대한 단편적인 견해를 해방시켜서 지금 여기의 체험으로 초대하기 위한 것이라고 설명한다. Mark는, "만일 당신이 '일과 삶의 균형을 어떻게 찾을 수 있을까요?' 라고 묻는다면, 나는 아마도 당신이 아침을 먹었는지 물을 것이고... 그렇다면 설거지를 하라고 대답할 것 같다."라고 말했다.

Mark는 계속해서 말하고 있다.

> 자신이나, 자신의 상황이 마치 뭔가 빠져있고, 뭔가 잘못되어 있는 것처럼 여기면서 일과 삶의 균형을 얻으려고 하는 것은, 실패든, 스트레스든 혹은 무엇이든 그것을 미리 설정하는 것이다. 그 대신 당신이 하고 있는 일에 주의를 가져 오는 것을 실험해 보라. 당신의 감정뿐만 아니라, 행동들을 알아차리고, 마음속에서 하고 있는 대화를 알아차리고, 당신이 지어내고 있는 이야기들을 알아차려라. 주의를 기울이는 바로 이 행동이 긍정적인 변화를 만들어 낸다. 그것은 약간의 느림과 약간의 여유 공간을 통해 보다 고요한 마음과 나아가서 보다 감사하는 마음에 대한 변화의 가능성을 연다.

Mark의 대답은 보다 심오하고 중요한 질문으로 우리를 초대한다. 도대체 웰빙이란 무엇인가? 사람들이 의미와 만족의 심오한 의식에 사로잡힐 때, 보다 피상적인 장식물들, 성취나 즐거움의 관점에서 당신이 소유하고 있는 것들은 덜 중요해지고, 심지어 당신이 궤도를 이탈하게 만든다. 일이 본질적으로 목적이나 만족, 기쁨 그리고 의미의 의식을 가져다 줄 때 우리는 지루한 시간을 인내하고 심지어는 스트레스를 환영하기도 한다. 그러한 심오한 종류의 웰빙, 성취할 가치가 있는 웰빙을 아리스토텔레스는 에우다이모니아(eudaimonia, 역자 주: 최상의 좋음, 행복. 에우(좋은)와 다이몬(영혼)으로 구성되었다)라고 불렀다. 에우다이모니아는 인간의 진정한 성장이다. 그것은 세상이 쓰레기 같고, 혼돈스럽고, 불완전하고, 항상 즐겁지만 않다는 것을 인식하면서 자신의 일에 대해 보다 건강하고 긍정적인 방식으로 다가선 결과이면서 동시에 다가서게 만들어 준다.[33] 세상을 거부하는 것은 사태를 더 악화시킨다.

20퍼센트 법칙

내 아내인 Deborah는 특별하면서도 기묘한 7학년 선생님인 Mary Pedersen에 대한 이야기를 즐겨 한다. 아내가 13살 때 덴마크에서 1년 동안 살았던 적이 있었다. 그 때 Mary가 아내에게 물었다. "허니램(honeylamb, 역자 주: 꿀과 어린 양의 합성어로 이루어진 애칭)" 그렇다. 분명히 그녀는 이렇게 말했다. "허니램, 넌 뭘 좋아해? 넌 뭘 좋아해?" 아내는 깜짝 놀랐다. 전에는 아무도 그녀에게 그렇게 묻지 않았다. 그것은 그녀로 하여금 생각을 하게 만들었고 처음으로 글을 쓰게 했으며, 그리고 르네상스사와 17세기 음악으로 그녀를 이끌었다. 15년이 지난 후 우리는 덴마크에 있는 Mary를 방문했는데 그녀는 나를 보고도 "허니램"이라고 불렀다. 오두막은 무성하게 자란 포도덩굴과 장미덩굴로 덮여 있어서 뜰은 작은 의자 세 개를 겨우 놓을 수 있을만한 넓이였다. 우리는 그녀가 젊은 시절에 셰익스피어 연극 배우였음을 알았다. 영국에서 극단에 들어가기 위해 안정적인 학업의 길을 포기했다. 덴마크를 여행하던 중 사랑에 빠졌고, 영어를 사용하는 학교에서 일자리를 얻었다. 70세까지 예술가, 배우, 그리고 교사로 일했지만, 평생 결코 하루도 "일"하지 않았다고 느꼈다. 우리는 모두 Mary Pedersen 만큼 운이 좋아야 한다. 그녀의 기뻐하는 능력은 전염력이 있었고 아내는 거기에 감염되었다. Mary의 영향으로 아내 역시 음악가로서 그녀의 삶은 우리 모두가 생각하는 식의 "일"이 아니었다.

우리 중에 많은 사람들이 Mary와 같이 "내가 하는 일에서 무엇이 가장 기쁨과 만족, 그리고 의미가 있는 것인가?"하고 잠시 멈추고 생각하도록 일깨워 주는 선생님을 가질 수는 없다. 잠시 동안 그 질문에 대해 생각해 보고 "전형적인 한 주 동안, 나는 그러한 활동을 하는 시간이 얼마나 되는가?" 하고 자신에게 물어보라. 100%일 필요는 없다. 그러한 행운을 누릴 수 있는 사람은 거의 없다. 연구에 의하면 만일 의사들이 자신의 활동 시간 중에 20%라도 그들이 생각하기에 가장 의미 있다고 생각하는 활동에 시간을 보낸다면 소진을 줄일 수 있다는 것, 즉 어려운 순간들을 보다 잘 견딜 수 있음을 보여준다.[34] 그것은 일리가 있다. 그러나 대부분의 의사들, 그리고 자신의 업무를 얼마간 통제할 수 있는 다른 사람들도 이러한 근본적인 질문을 결코 하지 않는다. 우리는 무엇이 가장 자신의 일을 풍성하게 만들어주는

지에 대해 숙고해 보는 일을 소진이 올 때까지 기다려서는 안 된다.

초기 징후들

의사들은 병이 악화되기 전에 초기에 일찍 관리하는 것이 쉽다는 것을 안다. 또한 불면, 우울, 만성 통증, 편두통, 소화기 증상, 과음, 대인관계 문제 등, 스트레스의 후기 징후에 대한 긴 목록을 알고 있다. 그들은 초기 징후를 알아내는 것이 더 어렵고 따라서 경각심이 필요함을 안다. 그러나 역설적이게도 의사들은 특히 금욕주의적인 경향이 있기 때문에 이러한 초기 징후들을 보지 못할 위험성이 높다. 그들은 스트레스란 직무의 일부라고 생각하면서 치료를 미루고, 자가 투약을 하는 것으로 악명이 높다.

정직한 자기 평가가 첫 번째 단계이다. 나는 워크숍에서 참가자들에게 마슬라흐의 소진 설문지(Maslach's burnout)[35]를 사용해서 자신의 소진에 대해 점수를 매기도록 요청할 것이다. 혹은 다음 페이지에 있는 단순한 도표를 활용할 것이다. 당신은 소진과 안녕의 속성에 대해 1에서 10까지 점수를 매기도록 되어있는 목록을 보게 될 것이다. 그것을 해보라. 1인지, 5인지, 혹은 10인지? 이것을 하는 동안 멈추어 생각하고 당신의 업무 환경이 당신의 삶에 미치는 영향에 대해 느껴보라. 아마도 이것은 고통을 더 이상 과소평가하지 않는 순간이 될 수 있다.

훈련을 통해 이들 위험 징후들이 통제 불가능해 지기 전에 자각할 수 있게 된다. 훈련은 알아차림에서 시작된다. 자신에게 질문하라. 직장 환경에서 스트레스의 초기 징후는 무엇인가? 신체에서 시작하라. 어떤 신체 감각과 행동을 알아차리는가? 대부분의 경우 초기 위험 징후를 신체 감각으로 느낀다. 어깨가 경직되는 느낌, 위가 막히는 느낌, 몸의 떨림과 같은 것들이다. 다음은 이러한 위험징후에 동반되는 어떠한 감정이라도 탐구하라. 그것은 무엇인가? 신체감각에 동반되는 감정은 성급함, 두려움, 혹은 분노, 그리고 때로는 단절과 무미건조함의 느낌일 수 있다. 이제, 이러한 위험징후에 동반되는 생각, 관념, 해석, 그리고 판단들을 자각하라. 감각과 감정에는 어떤 구체적인 생각, 예를 들면 자신이 어떤 면에서 부적절하다는 생각이 동반될 수 있다. 당신의 행동이 달라졌음을 알아차릴 수도 있다. 운전을 급하게 하고, 적게 먹고, 중요한 과제를 미루거나 책상을 비우거나, 꼭 필요하지 않는 물건을 사기도 한다. 그것은 당신이 피로하거나, 스트레스 받거나 화가 났음을 의식적으로 알기 전에 일어나는 일들이다.

나의 초기 위험징후는 평소보다 오자가 많아지기 시작하는 것이다. 성가신 일이다. 돌아가서 실수를 바로 잡는다. 그리고는 보상적으로 타이핑을 빨리 한다. 그때 마치 그것을 때려잡을 듯이 키를 세게 친다. 상황은 더 악화될 뿐이다. 나는 컴퓨터에 대고 왜 이놈의 의료기록기는 이렇게 둔해?, 그리고는 진료실에서 왜 오늘 환자 세 명을 더 예약을 받은 거야?, 그리고 마침내 환자들에게 화풀이를 하며 그녀는 왜 항상 20분 진료 시간에 마흔 가지의 증상을 가지고 오고 난리야?라고 한다.

이러한 초기 증후들을 자각하는 것은 상황이 통제 불가능해 지기 전에 우리의 내면을 들여다 볼 수 있는 창문을 제공해 준다. 나는 그들을 "친구들"이라 부른다. 그들은 프로텍터고 리마인더이다. 타이핑이 잘 안 되는 것을 알아차릴 때, 잠시 멈추고, 내가 선택할 수 있음을 인식한다. 그것은 전에는 몰랐던 것들이다. 자신에게 화를 내고, 자판기를 더 세게 두드릴 수도 있고, 혹은 작은 호기심의 상태를 불러일으키면서 자신에게 말할 수 있다. "오, 여기 오자가 나왔군. 그것은 무얼 뜻하는 걸까? 내가 너무 급했나? 일이 불쾌한 걸까? 내가 그렇게 느낄 필요가 있을까? 이렇게 반응하는 것은 유용한 걸까? 그것에 대해 내가 무엇이라도 할 수 있을까?" 상황에 대해 새로운 관점을 가지는 것은 어렵지 않지만 너무나 자주 우리는 압력이 차오르도록 내버려 둔다. 우리들 대부분은 스트레스의 초기 위험징후에 지속적으로 접촉하는 습관을 가지고 있지 않기 때문에 우리는 그것을 발달시켜야 한다. 그것은 의도와 연습, 그리고 훈련을 필요로 한다. 그것은 의사들과 대부분의 고도 숙련 전문인들이 삶의 다른 영역에 종종 적용시켜야하는 자질들이다.

마음챙김할 때 기대와 감정이 내가 보는 것을 조절한다는 것을 자각하고 새로운 관점으로 세상을 보는 렌즈를 바꿀 수 있다고 자각한다. 메타인지로써 관여한다. 생각과 감정에 대해 생각하고 평가하는 것이다. 그것은 자신에게, "나는 꽤 많은 스트레스를 받고 있어. 그것은 무엇을 의미할까?"하고 말하는 것이다. 그리고 자신에게 묻는다. "이 상황은 정말 전적으로 부정적일까?" "거기서 내가 배울 수 있는 게 있을까?" 나는 처음의 생각이 편견을 가지고 있고 근시안적이었음을 깨닫는다. 재고한다. 연구들은 재고하고 새로운 관점을 가지는 것을 통해 뇌는 감정 지능과 감정통제와 관련되는 뇌 구조물에서 새로운 신경 연결을 발달시킨다고 제시한다.[36]

소진 1 2 3 4 5 6 7 8 9 10 **회복력**

소진	회복력
철수하는	현존하는
좌절하는	되살아나는
마지못해 하는	충만하게 관여하는
경직된	유연한, 부러지지 않는
냉소적, 절망적	긍정성에 대한 여유
지나친 비판	가벼운 언급
효과적이지 못함을 느끼는	강해지는
제자리걸음하는	전진하는
변화를 두려워하는	변화를 받아들이는

회복력 훈련

회복력의 훈련에 대한 가장 흥미로운 몇 가지 연구는 전투지역에 배치된 병사들에 대한 군사 환경에서 나왔다. 나는 처음에 힘을 북돋우고 치유하는 것이 아니라, 조종하고 살해하는 훈련을 하는 사람들을 대상으로 하는 연구에 불편하였다. 그러나 그것은 그리 타당한 가정이 아닐 수 있다는 것을 깨달았다. 많은 점에서 의료 환경은 군사 환경을 닮았다. 건강관리와 군대 환경 양자 모두 신체적 및 정서적 스트레스는 지속적이고 극심하며, 훈련은 가혹하고 진을 빼놓는다. 양쪽 모두에 적용할 수 있는 금언은, "아무 해도 입히지 말라"로 의사들과 장군들이 이것을 더 자주 기억해주기를 바란다. 그리고 걸핏하면 총질하지 말라로 약물과 수술은 살릴 수도 죽일 수도 있기 때문이다. 양쪽 모두 문제는 복합적이다. 당신은 정신적 안정성과 효과적인 의사소통, 윤리적 행위와 시민생활에서 드물게 마주치는 예기치 못한 상황을 관리할 수 있는 지혜를 필요로 한다. 양자 모두 종종 유익함 보다 해로움이 더 많을 수 있는 위계를 가지며, 책임자와 일선에서 일하는 사람 사이에 관계의 단절을 가져올 수 있는 큰 위험성을 가진다. 병사와 의사 모두 종종 대리 트라우마를 경험한다. 참을 수 없는 고통, 상실, 슬픔, 절단, 와해, 더 좋은 삶을 살 자격이 있는 사람이 파괴되는 참상을 목격한다. 양쪽 직종 모두 거대한 개인적인 희생을 경험하지만, 돌아보기와 자기-자각은 직업문화와 거리가 멀다.

실제 명상을 강조하는 군대에서의 마음훈련 프로그램은 긍정적인 효과를 보여 왔다.[37)]참가자들은 스트레스 사건 이후 회복이 보다 빨랐다. 심박동과 호흡, 그리고 스트레스 호르몬 수치가 더 빨리 회복되었고 이후의 스트레스에 대해 병적인 반응을 거의 보이지 않았다. 그들은 보다 잘 결정을 내렸고, 주의력의 실수가 거의 없었으며 역경을 더 잘 견뎌냈다.

그러한 프로그램이 보다 주의력이 있지만 감정이 없는 살인자를 양성할 뿐이라는 논란에 대해 프로그램 개발자들은 반론을 제기한다. 감정적 반응성이 감소하는 것은 전쟁의 비극을 심화시키는 무분별하고 비윤리적인 행위를 감소시킬 수 있다는 것이다. 그들은 감정 지능을 향상시킴으로써 병사들이 팀으로 활동하는 데에 필요한 타인의 감정과 마음을 얻을 수 있다고 주장한다. 나는 그것이 사실이기를 희망한다. 나는 이러한 평행선을 달리는 논란을 의료행위에 적용시키는데 왜냐하면 이러한 연구들은 공공 서비스 영역에서 "의무를 다하기 위해 싸우고 있는" 건강 전문가 등이 보다 마음챙김해질 수 있는 방법을 시사하기 때문이다.

목적과 의미를 다시 붙들기

업무에 시달리고 있는 임상의가 회복력을 증진시키는 방법을 배우는 것을 볼 때마다 어떻게 그것을 할까 하는 의문에 사로잡힌다. 건강관리 영역의 환경은 점점 악화되어서 행정적 관리 부담은 늘어만 가고 사회적 지원은 줄고 있다. 첫 번째 관문은 자각이다. Diane은 우리의 워크숍에 참가하고 있는 대부분의 참가자들처럼 자신이 업무에 시달리고 있음을 알았다. 위험 징후들을 보았다. 1년이라는 과정을 통해서 매일 아침 10분에서 15분 정도로 규칙적인 명상 수련을 시작했고, 명상 시간과 회기를 상기시켜주는 스마트폰 앱을 활용했다. 보다 중요한 것은 단지 명상 수련을 밀고 나가는 것 보다는 매일의 일과에 멈추어서, 자신을 개방하고, 이완하는 마음챙김 순간을 포함시키도록 자신을 격려하는 것이다. 잠시 잠깐이라도 자신을 돌보는 시간을 가지는 것은 정말 중요한 것에 보다 많은 초점을 두도록 강력하게 일깨운다. 그녀는 매일 의도적으로 감사하는 한 가지의 이름을 부르는 감사 수련을 했는데, 그것은 자신을 재조정할 수 있게 했다. 점차적으로 그녀는 자신이 변화시킬 수 없는 외적 요인들을 보다 명확히 보았다. 예를 들면 의미 없는 체크 리스트 빈칸을 채우는 것이나, 보험회사와 다투는 것, 다루기 힘든 전자기록 시스템을 처리하는 것과 같은 것이다. 환자와 관리자, 그리고 보험회사의 모든 요구에 반응할 필요가 없음을 깨달았다. 그리고 몇 가지의 손쉬운 방법을 터득해서 전자건강기록 시스템을 보다 효과적으로 처리했다. 자신의 사무실에 약간의 변화를 시도하여 벽에 자신의 사진을 걸었고 다른 사람들도 같은 시도를 했다. 컴퓨터 스크린이 장애물이 될 수 있음을 깨닫고는, 환자와 함께 스크린을 볼 수 있도록 그것을 재배치했다. 소통을 증진시켰고, 타이프를 칠 때나 자료를 찾아봐야 할 때에도 환자들과 보다 깊은 연결감을 느끼게 했다. 이러한 작은 변화들은 초점과 태도의 점진적인 변화를 반영하였다. 그녀는 자신에게 보다 정직해졌고, 환자와 동료들의 이야기를 보다 깊이 경청했으며, 보다 강한 공동체 의식을 느꼈다. 거친 강물을 헤치며 카약을 타야함에도 불구하고 더 이상 물에 빠질 것 같이 느끼지 않았다.

11장

마음챙김 되기

마음챙김 수련을 하면 당신의 뇌의 모양을 다시 바꾼다. 매년 수백 편의 과학 논문이 이것이 어떻게 일어니고 어떤 조건 하에서 일어나는지 밝히고 있다. 그러나 30년 전까지 성인의 뇌가 모양을 다시 바꿀 수 있다는 생각은 급진적이었다. 정신의학자와 신경 과학자는 우리의 뇌가 살아가면서 자라고 발전하는 신경 가소성이라는 인간 능력을 과소평가했다. 좋은 소식은 당신은 뇌의 위축을 방지하는 것 이상을 할 수 있다는 것이다. 뉴런 사이의 새로운 연결을 만들 수 있고 뇌가 자라노록 도울 수도 있다.

신경 가소성에 대한 초기 몇몇 연구는 런던 택시 운전사들에 대하여 실행되었다. 나는 콜롬비아대학 의예과 때 맨하탄에서 택시 운전을 했었다. 그래서 이 직업의 어려움에 친숙하였고 운전사가 복잡한 도시를 운행하는 기술을 쓰는 창조적인 접근이 쉬웠다. 그러나 런던은 뉴욕보다 더 복잡하고 택시 운전사가 되기 위한 훈련이 더 힘들었다. 예비 운전사들은 중앙 런던의 9.6킬로미터 반경 이내의 6천 가지 길을 따라 수천 개의 "주요 지점"을 연결하는 320개의 "최고의 코스"를 배워야 한다.대부분 곧은 길이 없고 일방통행이고 도로명이 여러 번 바뀌는 도로들이다. Appearnace로 알려진 런던의 택시 운전사가 되는 시험은 지독하게 어렵고 특별한 길과 주요 지점과 교통 상태에 따라 각 도착지에 효과적으로 이르기 위한 길의 조합과 변화에 대한 방법 등의 "지식"을 습득하는데 3년 내지 4년이 걸린다.

런던 대학의 신경심리학자인 Eleanor Maguire와 Katherine Woollett는 궁금해 했다. 택시 운전사의 뇌에서 주목할 만한 변화가 있을지 여부를 보고 싶어 하였다. 특히 공간적 기억과 관련 있는 뇌의 부분인 후방 해마였다. 17명의 택시 운전사와 18명의 버스 운전사의 뇌를 촬영했다. 버스 기사에 비하여 지속적으로 새 길을 발견해야 할 필요가 있는 택시 기사에서 후방 해마가 더 컸음을 알아냈다.[1] 택시 운전 기간이 길수록 후방 해마가 더 컸다. 그 후 Maguire와 Wollett는 79명의 택시 기사와 39명의 대조군을 연구했다. 각 운전사는 훈련 시작과 끝날 때에 심리 검사와 자기 공명 촬영을 받았다. 시험에 통과한 사람에서 후방 해마가 커져 있었다. 대조군과 시험에 떨어진 사람에서는 나타나지 않았다.[2] 물론, 합격한 사람은 탈락자보다 2배 정도 시간적 노력을 했었다.

광대한 지식을 완전히 이해하고 정신적 지도를 구축하는 능력은 의과 대학생에 더 해당할 것 같다. 의대생은 의대 첫 2년 동안 새로운 단어를 수천 개나 배운다. 각 단어들은 복잡하게 연결되어 있다. 택시 기사가 도시의 정신적 지도를 만들듯이, 의대생은 건강과 질병을 나타내는 생리학적 병리학적 회로의 정신적 지도를 만든다. 반복되는 점화로 신경연결이 보다 더 "매끄러워진다." 기억과 연상과 같은 정신적 업무가 이전에는 상당한 노력이 걸렸는데 마침내 자동화되었다. 이윽고 단어들은 실제의 환자들과 연결이 되어 개인적인 의미와 감정적인 원자가(valence, 역자 주: 저자가 뇌의 신경학적인 변화를 기술하기 위해 사용하였다)를 얻게 되었다. 뇌는 새로운 연결이 늘어난다. 뇌 스스로가 다시 연결을 하고 다시 모양을 만든다. 행동주의 과학자 Donal Hebb는 일찍이 1949년에 "동시에 활성을 갖는 신경세포들은 서로 연결된다"고 제안했다.[3] 최근까지 활동을 할 때 연결이 되는지를 실제로 볼 수는 없었다. 현재 정교한 신경영상으로 수련을 많이 하면 뇌가 실제로 자란 부분을 보는 것이 가능해졌다. 뇌는 기억 훈련과 운동 기술 훈련을 할 때 자랄 뿐만 아니라 "메타 기술"인 집중, 호기심, 열린 마음, 현존을 훈련할 때도 자란다. 집중과 마음챙김의 다른 측면이 발전하면 심리학과 생리학적인 이익은 확실하지만, 뇌의 구조적이고 화학적이고 기능적인 실질적 변화에 대한 우리의 지식은 아직 기초적인 상태이다.

무엇이 훌륭한 의사를 만드나

수련을 완성하는 데 몇 년이 걸린다. 마스터 임상의는 그들의 업무에 부합하는 지식과 정확한 판단, 감정적 적절한 반응, 연민과 기술 등의 특수한 능력을 갖추게 강화시켜서 그들의 뇌의 모양을 특별한 방식으로 만든다. 그러나 어떻게 해야 그렇게 될 수 있을까? 우리는 보다 많은 임상의들이 그곳에 도달할 수 있도록 어떻게 도울 수 있을까?

답은 전문가에 의한 반복적인 검사에서 온다. 심리학과 교육, 의료에서 연구자들은 전문성에 대한 문제로 다투었다. 오랫동안 연구자들은 노래나 과학이나 축구에 대한 소질처럼 선천적 재능이 많은 부분을 차지한다고 생각했다.

심리학자 Karl Anders Ericsson은 다른 관점을 가졌다. 전문성은 많은 경험의 산물이라고 했다. Ericsson은 체스 장인, 음악가, 운동 선수 등을 관찰했다. 그리고 진짜 마스터는 선천적 재능으로 되는 것이 아니라 "의도적인 실행"에 의해서 된다는 것을 발견했다.[4] 테스트를 통과한 택시 기사가 그렇지 못한 경우보다 두 배 공부했다는 것을 기억하라. Ericsson의 조사에서 체스와 택시 운전, 뇌수술 등의 복잡한 기술에 전문가가 되는 데에 만 시간 혹은 10년이 걸린다고 한다. 여기에는 지도감독과 피드백이 함께하는 높은 질의 훈련이 있어야 한다.

Ericcson은 의사가 어떻게 전문가가 되는지를 연구하면서 의학에서 전문성은 다른 분야와 다르다는 것에 주목하였다. 체스 선수와 음악가와 운동 선수는 전형적으로 그들의 기술을 어린 나이에 습득하기 시작했다. 그러나 의사는 전형적으로 20대가 되어서야 그들의 기술을 습득하기 시작한다. 음악가와 체스 선수와 운동 선수는 "내부의 게임"과 "외부의 게임" 성과에 영향을 주는 효과적인 감정과 태도를 배운다. 의학 훈련에서 감정은 별로 다루지 않는다. 체스와 음악과 스포츠에서 무엇인가 잘못되어 갈 때, 보통은 그것은 누군가가 실수를 했기 때문이라는 것이 분명하다. 의학에서는 이것이 그렇게 확실하지 않다. 환자의 결과는 전적으로 의사의 기술에만 달려 있는 것이 아니다. 각 환자의 많은 부분은 임상의의 조절을 벗어나 있다.

음악가 훈련에서 가장 중요한 점은 개인적으로 직접적인 관찰, 비판 그리고 피드백을 받는 것이다. 내가 음악을 공부할 때 피아노 선생님과 일주일에 한 시간씩 1대 1 수업을 했다. 선생님이 말한 것을 접목시키고 내면화하였다. 점차적으로 나 자신을 비평할 수도 있었다. 외과의들은 수술실에서 직접 지도감독을 받으며 배우는 반면에 내과 계열 의사들은 매우 다르다. 내가 의대생과 전공의일때 내가 알고 성취한 것에 대하여 지도 의사와 이야기를 나누기는 했으나, 그들이 내가 환자를 진료하는 것을 관찰하는 일은 드물었다. 나의 멘토인 George Engel은 우리가 상상해 보기를 제안했다. 피아노 레슨처럼 의학 훈련에서 잘한 부분과 파악된 문제점을 선생님에게 보고하는 것이다.[5] 문제를 파악하지 못한다면 분명히 카네기홀에 설 수는 없을 것이다.

캘리포니아 대학의 Stuart와 Hubert Dreyfus 형제는 또한 다양한 분야의 전문가들을 관찰했다. 그들은 초보자와 숙련자, 전문가, 마스터 등의 계층을 만들어 모델을 개발했다.[6]

Dreyfus 형제 연구에서 전문성은 초보에 비해 신중함과 효과적임이 자동적으로 이루어짐을 뜻한다고 하였다. Drefus 형제는 전문가는 더욱더 복잡한 일에 대하여 인지적인 자원을 보유하였고 제안하였다. 예를 들어 내가 방문하여 면담을 하기 전에 나의 혈압을 재는 간호사의 경우이다. 전문가인 간호사는 주의력을 자동적인 일과 흥미로운 인간적인 상호 작용에 쉽게 나눌 수 있다. 반면에 간호 학생들은 청진기를 통해서 듣는 것에 모든 주의력을 집중해야 한다. 전문가들에게 이 일들이 너무 자동화되어 있기 때문에 종종 그들이 정확히 무엇을 하는지 묘사하기 어려울 때도 있다.

전문성은 단지 자동적인 것이 아니다. 이것은 자동적인 과정과 노력이 필요한 인지 과정의 사이에서 대안적으로 손쉬운 과정을 포함할 수 있다.[7] 내 치과 의사 사무실에서 면담 후에 이틀 간 혈압을 재고 그녀는 이전의 간호사처럼 기록했다. 그런데 갑자기 멈추었다. 그녀는 내 혈압을 다시 쟀는데 이번에는 아주 주의를 기울여 쟀다. 나는 치과 시술을 받기 싫었고 내 몸은 그것을 알고 있었다. 그녀는 천천히 압력을 내렸다. 평상시와 달리 혈압이 높다는 것을 알아차렸다. 기어를 바꾼 것이다.

모든 간호사가 그렇지는 않다. 만시간의 공식이 기본적인 기술을 발전시키는 작용이면 마음챙김의 훈련은 사람들이 자동적인 것에서 그들이 필요할 때 효과적으로 천천히 잘 하도록 배운다. 반면에 마음챙김 없는 훈련은 왜 일어났는지에 대한 통찰 없이 같은 실수를 반복하는 "비전문가적인 경험"으로 이끈다. "진짜 전문"가는 마음 챙기고 잘 적응한다. 그들은 다른 사람들보다 먼저 잘못된 것을 알아차린다. 그들은 내용을 관찰하고 반응한다. 그리고 기어를 바꾼다. 천천히 그리고 즉시 행동한다.[8] 마치 재즈처럼.[9]

방황하는 주의력을 자발적으로 가져오기

집중을 증장하고 유지함은 좋은 돌봄의 필수 요소이다. 120년 이전 William James는 그의 심리학 원론(Principle of Psychology)의 첫 부분에 집중을 기술했다. 집중이 어떻게 작동하는지 미래 연구를 위하여 정확하게 기술했다. 그러나 그는 그것을 어떻게 증장시키는지는 몰랐다. "반복적으로 방황하는 주의력을 자발적으로 다시 가져오는 능력은 판단력과 인격과 의지의 근원이다.... 이 능력을 개선하는 교육이 뛰어난 교육이다. 그러나 이것을 말하기는 쉬워도 발생시키도록 실천하기는 어렵다."라고 말했다.[10]

집중 훈련은 지금은 보편적인 실습이다. 당신이 집중하는 능력을 증진시키는데 현저하게 시간이 걸리는 것은 아니다. 매일 30분 명상을 일주일 한 후 실행적인 집중은 나아진다. 실행적인 집중은 어떤 사람이 당신이 숫자를 세고 있을 때 말을 거는 것과 같은 경쟁적인 요구 사이의 투쟁을 감소시킨다.[11] 8주의 실습후에 당신은 하향식 집중으로 지속적인 집중을 더 잘할 수 있고 중요하지 않은 것에 의해 일탈하지 않을 것 같다. 오랜 실습으로 더욱 효과적으로 정확한 인지적 자원을 다룰 수 있고 정신적 작업 중에 더욱 빨리 스위치를 켤 수 있다고 몇 연구들은 제안한다. 비록 아주 나쁜 환경에서 여러 가지 일들을 요청받아도 중요한 정보를 더 잘 기억할 수 있다.[12] 실습하는 동안 감정을 더욱 잘 알아차리고 이름을 붙임으로써 강한 느낌에 더욱 지적으로 반응한다. 높은 인지적 부하에도 좌절을 덜 느낀다. 과거를 덜 반추하고 미래를 덜 걱정한다. 더욱 더 현존하고 정신적으로 단단하게 된다.

만약 당신이 계속 훈련하면 마음이 어떻게 작동하는지를 더욱 자각하게 된다. 집중하고 있거나 흐트러졌을 때 또는 호기심이 있거나 우울할 때 기꺼이 더욱 잘 확인할 수 있다. 마치 에스키모가 눈의 감별사들이고 소믈리에가 와인의 감별사인 것처럼, 당신은 주의집중 상태와 분산 상태의 형태와 질에 대한 감별사가 된다.[13] 기능적인 뇌영상은 뇌의 회백질이 두꺼워지고 주름이 깊어지고 연결이 증가된 모습을 보여준다. 아리조나 대학 심리학자 Al Kazniak의 연구에 의하면 집중 훈련은 노화에 따른 인지의 자연적 감소를 뒤집을 수 있다.[14]

시작

선사는 자주 초보자들에게 말한다. "명상하지 마라. 단지 집중하라." 이것은 어떤 사람들은 명상이란 단어에 기대를 하고 연상을 하기 때문이다.

명상 수련은 기술 건축이다.[15] 이것은 일인칭 질문을 통한 마음의 교육이다.[16] 어떤 사람은 자기를 깨끗이 하기 위해 자기 몰두 명상을 한다. 나는 그것을 집중 훈련, 자각 훈련, 연민 훈련 또는 간단하게 실습이라고 부른다. 나는 명상의 궁극의 목적은 당신 자신을 좋게 느끼는 것이 아니라 세상에서 고통을 감소시키는 것이라고 강조한다. 명상이 본질적으로 "영성적"인지 논란이 계속되나 그것은 당신이 "영성적"인 것을 어떻게 정의하느냐에 달려있다. 만약 어떤 것이 세상에 의미를 주고 연결되어 있는 것을 "영성적"이라고 생각하면 명상도 그럴 것이다. 당신 스스로가 무엇이 중요한가를 효과적으로 알 수 있다는 신념 외에 그것은 특별한 종교나 철학의 신념체계를 요구하지 않는다.[17]

대부분 실습자들은 다른 지점에서 두 가지 혹은 그 이상의 실습을 사용한다. 그것은 운동과 같다. 헬스할 때 푸쉬업만 하지 않는 것과 같다. 우리는 오로지 각각의 명상이 뇌의 다른 부분을 발달시킨다고 이해하기 시작해서 어떤 것이 "더 나은" 방법이라고 말하기는 어렵다. 단지 다르다.[18] 두 가지 가장 흔하고 광범위하게 연구되는 명상 실습은 초점 주의 실습과 자유로운 알아차림 실습이다. 초점 주의는 호흡 또는 만트라같이 마음의 "대상"에 초점을 두는 것이다. 자유로운 알아차림은 어떤 특별한 대상에 집중 없이 지금 여기 이 순간에 일어나는 그 무엇이라도 알아차리는 연습이다. 바디 스캔과 연민 명상은 이 책 전반부에 기술하였다(3장과 8장을 보라).

그러면 역치는 얼마인가? 얼마나 주의 훈련이 필요하나? 적은 양이나 짧은 기간도 차이를 만드는 것으로 보인다. 어떤 사람은 명상의 첫 경험에서 변화되었다고 말한다. 그들은 문이 열리고 결코 다시 닫히지 않음을 느꼈다. 매일 명상하는 사람은 그렇지 않는 사람보다 더 능숙하게 된다. 포틀랜드 대학의 David Schroeder 등의 연구에서, 마음챙김 명상을 훈련한 일차 의료팀은 환자들의 평가가 명상에 사용한 시간에 정비례한다는 것을 발견하였다. 나는 이 작은 예비 연구에 감질이 났다.[19] 그러나 명상은 단지 양이 아니다. 수련의 질도 중요하다. 백일몽이 당신을 데려다 주지는 못한다.[20]

몸

나는 왜 대부분의 명상 실습이 감각적 경험에 집중하여 시작하는지 궁금했다. 요즘 신경과학자와 인지과학자와 철학자들은 감정이 우리 몸의 상태와 불가분하게 연결되어있어 근본적으로 체현되어진다고 이해하며 인지하고 있다.[21] 우리는 어려운 문제에 부딪치면 치아를 갈고 무서운 영화를 보면 자리를 움켜쥔다. 우리의 언어는 몸의 비유로 가득하다. 그 예로 골칫거리(A pain in the neck), 심적인 고통(Heartache), 어깨의 무거운 짐(shouldering a burden) 등이 있다. 우리는 유익하고 도움이 되는 직감을 육감(gut feelings)라고 부른다. 감각적 경험의 용어로 사람을 묘사한다. 감정적으로 멀어진 사람을 차갑다(cold)고 하고 가까운 사람을 따뜻하다(warm)고 한다. 역동적이고 공간적인 표현을 사용한다. 우울한(feeling down in the dumps), 기분 좋음(up to par), 일이 잘됨(on top of thing), 몸이 안 좋은(under the weather) 등이 그 예이다. 우리는 사건의 기억을 되찾기 위해 몸의 감각을 정신적으로 시뮬레이션 한다. 그리고 바디 스캔처럼(3장에 기술되어져 있다) 훈련 동안에 몸에 대한 직접적인 앎에 의해 우리는 생각과 감정을 더 잘 알아차리게 된다.

몸은 다른 식으로도 작용한다. 우리는 몸의 자세와 표현으로 감정이 유발된다. 쭉 펴고 서 있는 것은 위엄으로 가득 차 있다. 무릎 굽히거나 절하면 굴복적이다. 나의 피아노 레슨은 늘 자세로 시작했다. 군대에서 차렷(attention)은 육체적인 자세이다. 그리고 마음의 어떤 상태를 뜻하기도 한다. 격식을 차리고 근엄하게 앉아 있는 자세는 알아차림과 정신적 안정과 겸손하게 되기를 바라는 초보 명상 학생들에게 첫 임무이다.

Francesc Borrell-Carrió 의사가 환자를 맞이할 때 그들이 특별히 좋아하지도 않으면서 미소짓는 것에 주목하였다.[22] 그는 이유가 궁금했다. 그 상황에서 미소는 행복한 상태와는 아무 상관이 없다. 그것은 스스로를 친절하고 현존하고 이해심 많고 도울 수 있는 준비를 하는 것이다. 그것은 환영과 좋은 유머와 어떤 선입관에도 매달리지 않는 태도를 고무시킨다. 심지어 강제로 만들어진 미소도 당신이 자신과 다른 사람의 감정을 이해하는 정도의 차이를 만든다. 심리학 연구에서 심리학자 Arthur Glenberg는 참가자를 두 그룹으로 나누었다. 한 그룹은 연필을 치아 사이에 물어서 미소 근육들을 사용하게 하고 다른 그룹은 연필을 윗입술과 코 사이에 끼워서 찡그림 근육을 사용하게 하였다. 미소 근육을 사용할 때 참가자는 즐겁지 않은 사건에서보다 즐거운 사건에서 더욱 쉽사리 공감하였다. 그러나 찡그린 근육을 사용하는 참가자들은 반대였다.[23] 심리학자 Al Kaszniak는 오랜 기간의 명상자들에게서 광대뼈("미소") 근육이 보다 활성화 된 것을 기술하였고 그리고 그것은 긍정적인 감정에 더욱 기여한 것으로 보였다.[24] 과학은 2500년을 따라잡고 수련자들이 가지는 실험적인 증거를 분명히 제시하고 있다.[25]

개인간 마음챙김

나는 최근에 은퇴한 우리 병원의 리더에게 어려운 상황을 잘 다루는 묘한 능력에 대하여 물었다. 그가 일할 때 자주 스텝들에게 부족하다는 것을 말해야만 하는 미팅이 많았다. 그가 일을 시작한 후에 행정 보조자는 그에게 말했다. 의사들이 전임자의 사무실에서 나올 때 자주 화나 보이며 기분 상해 보였는데 지금은 그 사람들이 사무실을 나올 때 미소지으면서 나온다고 말했다. 나의 동료는 그가 그러한 재능을 가진 것을 알았으나 어떻게 했는지 표현할 수 없었다. 나를 포함한 그의 동료들은 그가 다른 사람의 괴로움에 주목하고 그것을 인정하나 그것에 항복하지 않는다는 것을 알았다. 만약 다른 사람이 강력히 요구하면 천천히 멈추고 무엇이 중요한지 관찰하고 그리고 나서 행동한다. 증폭의 덫에 빠지지 않고 마음챙김을 한다. 스트레스에 건강하게 반응하는 확실한 예이다. 그는 옳은 것을 했다고 느낄 것이고 밤에 잠을 잘 잘 것이다.

우리 모두는 그가 했던 선천적 기술을 갖지는 못한다. 우리 중의 일부는 실습을 필요로 한다. 당신 자신의 마음으로 마음챙김의 수련이 가능하듯이 관계에서도 마음챙김을 수련할 수 있다. 이것이 개인 간의 마음챙김이다. 이 책 전반부에서 의사들의 수련 중 어려운 순간들에 관하여 쓴 이야기처럼 말하고 깊이 듣기는 소통과 반향과 현존을 촉진할 수 있다. 또 다른 형태로 두 사람이 마주하고 관상하는 수련은 통찰 대화로 알려져 있다.[26] 참가자들은 짝을 짓고 대화를 나눈다. 보통 대화 주제는 어떤 사람의 특성, 예를 들면 나이와 질병과 연민과 용기 등이다. 그러나 그것은 일상적인 대화가 아니다. 참가자들은 진심으로 듣는다. 먼저 멈추고, 마음을 열고 긴장을 풀고 마음에 먼저 떠오르는 것을 말한다. 의심 없이 자발적으로 "깊이 듣고", "진실을 말하게 된다". 목표는 조용한 명상 수련의 명료성과 마음챙김을 다른 사람과의 대화 속으로 직접 가져오는 것이다. 명상이 우리 내면의 생활을 자각하는 수련을 통하여 방황하는 마음을 집중하는 데 돕는 것처럼 통찰 대화는 참가자들이 듣고 말하는 질을 마음챙김하도록 돕는다.

또 다른 개인 간의 마음챙김 테크닉은 감사 탐구(Appreciative Inquiry)라고 불리는 것이다.[27] 여기에 면담자(interviewer)는 그 또는 그녀의 파트너로부터 역경 속에서 성공한 이야기를 끌어낸다. 피면담자(interviewee)의 긍정적인 자질이 차이를 만들어 낸 때의 이야기를 듣는다. 긍정에 초점을 맞춤으로써 파트너는 초점을 유지하는 데 도움을 받고, 당신은 당신의 힘을 새롭고 낯설은 상황에 가져올 수 있다. 감사 인터뷰는 조직의 잠재적 활용과 응집의 방법으로 생각되고, 대화에서 마음챙김을 촉진함으로써 시작된다. 이 실습은 심리학적 레벨과 신경 생물학적 레벨에서 어떻게 작용하는지는 모른다. 그러나 우리는 대화 중인 사람들이 마침 거울 뉴런을 통하여 매개되듯이, 서로 생리학적으로, 움직임으로, 신경 발화 패턴으로 거울 효과같은 경향을 보인다. 사회 신경과학의 선구자들이 지금 뻗어 나가고 있다. 새로운 연구는 공유된 마음, 공유된 현존,[28] 상호 주관성에 대한 우리의 능력이 어떻게 깊고 치유적인 연결을 만드는지를 탐구하고 있다.

8가지 도약

이 장의 마지막 부분에서 나의 여덟 가지 "도약"을 공유할 것이다. 참선의 공안처럼 이 도약을 나의 수련에 도입한다. 왜냐하면 이것들은 다시 집중하고 연구하고 성장하고 각각 환자와 다시 시작하는 데 도움을 주기 때문이다. 나는 당신이 의료에 속하거나 속하지 않거나 당신 자신의 도약을 발견하기 위해 초대한다. 당신이 일상에서 해결되지 않는 것은 무엇인가? 당신이 겪고 있는 딜레마와 패러독스는 무엇인가? 아마 직장 생활과 가정 생활에서 어떤 유사성을 발견할 것이다.

8가지 도약

1) 분열된 자아에서 전체적 자아로
2) 방관에서 참여로
3) 객관성에서 공명으로
4) 무관심에서 다정함과 끈기로
5) 자기-방어에서 자기-유예로
6) 웰빙에서 회복력으로
7) 공감에서 연민으로
8) 하나의 마음에서 공유된 마음으로

첫 번째 도약을 나는 **"분열된 자아에서 전체적 자아로"**라고 부른다. 나는 신료실에시 호기심 많고, 분석적이고, 친절하려고 노력하는 어떤 긍정적인 부분을 점점 알아차리게 되었다. 한편, 아마도 예술가적인 측면으로 연구소, 휴가지 그리고 집에서 안주하려는 경향이 있다는 것을 알아차리게 되었다. 나는 거의 의식적인 선택이 없이 당연하게 이런 나눠진 생활을 하고 있다. 때로는 감사하지만 때로는 분열과 상실감을 느끼게 한다. 매일 스스로에게 묻는다. "지금 이 환자를 돌보는 데 있어 나의 어떤 면이 작용하는가?" 그리고는 묻는다. "그렇게 해야 하나?"

두 번째 도약은 **"방관에서 참여로"**이다. 의사 겸 시인 Jack Coulehan은 의사가 환자에게서 감정적으로 분리되는 두 가지 이유를 제안하는데, 그것은 객관성을 유지하고 환자의 고통에 휩쓸리지 않기 위함이다.[29] 감정적으로 분리하기 위하여 나는 "의사같은" 목소리를 사용한다. 환자는 "다른 사람", "침대에 있는 사람" 혹은 "나와 다른 사람"이 된다. 환자는 아픔의 세계에 머문다. 우리는 건강한 세계에 머문다. 나는 가족들에게도 의사같은 목소리로 말하고 있는 나 자신을 발견했다. 그들을 **"타인"**으로 만들었고 애정이 없어졌다. 내가 다른 사람의 경험을 사실적으로 이해할 수 있다는 것은 오만하다고 생각한다. 환자가 나를 자기의 경험을 이해하도록 가이드할 수 있기 때문에, 내가 환자로부터 "배울 수 있다"고 생각한다. 이것이 공유된 상상의 과정이다. 철학자 G. C. Spivak은 이것을 기본적으로 "자기에게 걸려있는 빗장을 풀고 준비없이 다른 사람의 바닷 속으로 도약한다"고 말한다.[30] 나는 단지 상상하기 시작했다. 심각한 아픔과 고통받는 환자가 나의 선생님이 되고, 나는 진중함과 겸손함을 느낀다. 이 도덕적 행동은 내 마음을 열어서 놀라움으로 이끌고 이해의 새로운 길로 나를 이끈다. 나는 나 자신에게 묻는다. "어떤 점에서 이 환자가 나와 같은가?"

세 번째 도약은 **"객관성에서 공명으로"**이다. 의대에서 나는 객관적 관찰자로서 교육받았다. 심장의 잡음이 거친 사운드이므로 심전도를 해야할지, 환자의 이야기가 부합한지 모순되는지, 두통을 가진 환자에서 진단 검사는 충분한지에 대하여 알아낼 필요가 있었다. 그러나 객관성은 어떤 때 잘못되었다고 느껴서 온전하게 거주할 수 없는 태도가 된다. 임상 마음챙김 실습은 어떤 잘 규명된 경계와 진심어린 감정의 공유가 있다면 나와 나의 환자들에게 항상 더 많은 풍족과 만족을 준다.[31] 내 스스로 묻는다. "만약 내가 더 많이 감정적인 공감을 하고 만약 내가 내 스스로 조금 더 느낀다면 어떤 일이 일어날까?" 여기에 올바른 거리라는 특별한 거리는 없다. 질문에 대한 질문은 중요하다.

네 번째 도약은 **"무관심에서 다정함과 끈기로"**이다. 다정함은 접촉의 질이다. 소통 중에 글자 그대로 접촉, 혹은 감정적 접촉을 말한다. 끈기는 일을 함에 있어 정신적으로 안정되고 일이 잘 되는 상태이다. Jack Coulehan은 다정함과 끈기는 서로를 지지해 주며 배타적이지 않다는 점을 주목하였다.[32] 내 스스로 묻는다. "요동치는 바다에서 나는 다정하고 끈질길 수 있을까?"

다섯 번째 도약은 **"자기-방어에서 자기-유예로"**이다. 이것은 공포를 다룬다. 내가 좋아하는 동화책중에 하나가 〈Doctor De Soto, 역자 주: '치과의사 드소토선생님'으로 번역되었다〉인데 치과 의사인 쥐에 관한 이야기다.[33] 그의 환자가 여우이다. 이것은 명백히 위험한 관계이다. 여우가 쥐를 먹는 상상을 하는 동안 쥐는 여우의 아픈 치아에 집중한다. 여우의 아픔에서 벗어나려는 욕구가 쥐를 먹으려는 충동을 이기고 있었다. 그들은 그들의 차이에도 불구하고 통증이 멈출 때까지 함께 작업할 수 있었다. 쥐는 여우가 어떠한 기회도 갖기를 원치 않았고 거의 일이 끝날 때 쯤 여우의 입을 일시적으로 붙여 버렸다.

동화책은 큰 가끔 큰 지혜를 갖고 있다. 때때로 임상의로서의 공포를 잘 표현한다. 나의 환자 중에 무장강도와 살인미수로 가석방이 완료된 환자가 생명 보험에 자격을 갖추기 위하여, 내게 그의 에이즈 상태에 대하여 데이터를 조작해 줄 것을 요구했다. 그는 나의 가족에 대해서도 물었는데, 그는 내가 어디에 살고 있는지 아는 듯했다. 그가 총을 가졌으리라는 생각도 가능했다. 나는 안된다고 말했고 솔직히 겁도 좀 났다. 비록 거짓되더라도 위협에 직면하게 되면, 나는 심리적 거리와 나 자신을 보호하기 위한 갑옷을 입는다.

몇 달 뒤에 같은 환자에 대한 끔찍한 소식을 들었다. 그의 두통과 집중하기 어려움은 진행성 다발성 백색질뇌증 때문이었고 이 치명적인 뇌 질환은 진행된 에이즈의 합병증이다. 나는 그에게 이 끔찍한 일을 말해야 하는 고통에 긴장했고 잠도 잘 자지 못했고 그가 이 소식을 듣고 나에게 혹은 그의 가족 혹은 그 자신에게 총을 겨누는 꿈을 꾸었다. 그 다음날, 그는 무엇인가가 잘못되고 있었다는 것을 알았다고 말했다. 그는 조용했고 나의 솔직함에 고마워했다. 나는 선입관이 내가 그에게 집중하는 능력을 가로막았다는 것을 알게 되었다. 나는 자문하는 습관을 만들었다. “내가 누구를 보호하려 하는가?”

여섯 번째 도약은 **“웰빙에서 회복력으로”**이다. 이 도약은 일과 생활의 균형을 성취하는 노력이라고 잘못 이해되기도 한다. 차라리 일에 집중해서 종종 그 순간 기쁨을 발견한다. 실망 가운데 호기심을 발견하고, 참담한 기분을 느낄 때 회복력을 발견한다. 나는 일과 일 아닌 것을 구분하지 않는다. 대신 내 스스로 묻기를, “내가 지금 무엇을 해야 하나?” “내가 지금 무엇을 예상하고 바라보며 준비해야 하는가?” “무슨 일이 일어날까?”

일곱 번째 도약은 **“공감에서 연민으로”**이다. 내가 환자의 고통을 정확하게 이해했다고 하더라도 내가 그것을 적절하게 짚고 있다는 것을 뜻하지는 않는다. 나는 스스로 묻는 실습을 한다. “어떻게 차이를 내는 방식으로 연민을 선택할 수 있을까?”

이 도약들은 나와 내 마음과 나의 일에서 함께 해 왔는데, 나의 온 마음을 임상적인 보살핌에 가져올 수 있나. 여덟 번째 도약은 **“하나의 마음에서 공유된 마음으로”**이다. 나의 임상적인 생활은 환자와 그들의 가족과 임상 팀과 의료제도와 공동체 등의 사람들과 함께 일을 해왔다. 공유된 마음은 같은 파장이 되는 것과 같다. 우리가 동의하지 않을 때도 같은 틀의 기준을 적용하는 것과 같다. 이것이 늘 일어나는 것은 아니다. 내 스스로 묻는다. “이것이 내 혼자 일인가 아니면 모두의 일인가?” 그리고 “더 많이 공유할수록 더 낫게 돌볼 수 있을까?”

12장
마음챙김 의료제도의 상상

세 겹의 줄은 쉽게 끊어지지 아니 하느니라.

-전도서 4장 12절

당신이 오늘 밤 잠이 들고 내일 아침에 깨어 보니 의료제도가 바뀌었다고 상상해 보라. 당신은 건강에 관심을 가지고 있다. 심각할 수도 있고 별로 대수롭지 않을 수도 있다. 병원에 전화한다. 당신의 의사와 통화하고 당일에 약속을 잡을 수도 있어서 놀랄 것이다. 당신이 도착했을 때 스텝은 주의 깊고 공손하며 당신에 대해서도 잘 알고 있다. 당신은 받는 치료에 대해 놀란다. 그것은 기술적으로 능숙하고 의사들은 당신의 관심에 대해 잘 알고 있다. 그들은 당신의 모든 것, 즉 가정과 직장, 그리고 소중히 여기는 것에 대해 관심이 있다. 최근 연구뿐만 아니라 당신의 가치와 임상적 상황을 고려하여 당신이 결정하도록 돕는다. 당신을 위하여 다양한 의사들과 간호사들과 건강 전문가가 서로 대화하고 필요한 도움을 주고 조언을 한결 같이 해준다. 안전 확인은 확신을 주고, 실수는 정말로 드물고 만약 발생했다 해도 충분하고 확실한 설명을 들어서, 실수가 다시는 일어나지 않을 것이라는 확신을 갖는다. 보살핌은 능률적이고 알맞고 효과적이다.

비록 의사들은 바쁘지만 당신의 관심사를 주의 깊게 듣는다. 그들은 말을 끊지 않는다.

케이스나 해결해야 할 문제가 아닌 인간적으로 보살핌 받음을 느낀다. 당신의 의견을 알고 당신이 질문하도록 도우며 관심을 표현하게 돕는다. 전문성을 내세우지도 않고 당신이 질문할 필요도 없이 편안함을 느끼게 만든다. 그들은 당신에게가 아니라 당신과 함께 대화한다. 헬스팀은 당신이 원하는 정도에 따라 보살핌의 결정에 참여할 수 있도록 정보와 지지를 제공한다. 당신은 행정적이고 관료적인 귀찮은 상황에 일과 시간을 소모하지 않을 수 있도록 의료에 대하여 영향력이 있다. 헬스팀이 기술적 전문성을 제공할 뿐 아니라 필요할 때 감정적인 지지도 제공함을 느낀다.

당신의 의사가 자신의 일에 의미를 느낀다고 상상해보라. 그 일은 어렵고 스트레스가 많고 힘들다. 그러나 당신의 의사는 매사에 훤히 아는 자각과 마음챙김과 회복력을 가졌다. 의미있는 환자와의 관계가 일하는 동안에 지속된다. 좋은 일을 할 수 있다고 느끼는 병원 조직을 가지고 스케줄을 조정할 능력을 충분히 가졌다. 가장 어려운 순간을 맞이할 때, 환자를 잃거나 불필요한 고통을 목격하거나 심각한 과실에 관여되었다고 생각하거나 어려운 윤리적 판단을 결정할 때도 의사는 회복력과 지지 받음을 느낀다.

이 의료의 유토피아 비전은 오늘날 의료 분야에서 큰 영향력을 가진 사람들 중 일부에 의해 공감되어지고 있다. 오바마 정부의 메디케어(Medicare)와 메디케이드(Medicaid, 역자주: 미국의 의료보장제도는 민간의료보험과 공보험으로 이원화되어있다. 1960년대 중반 공보험제도로 보험료를 지불할 능력이 없는 65세 이상 노인과 장애인을 위한 연방정부 차원의 메디케어와 저소득층을 위한 주정부 차원의 메디케이드가 도입되었다. 오바마 케어 법안은 민간의료보험과 공보험 사이에 있는 사람들을 위한 의료보장 법안이다)의 전 책임자인 Don Berwick는 "세 가지 목표"를 만들었는데, 그것은 환자에게 더 나은 의료의 경험을, 국민에게 더 나은 건강 결과를, 그리고 낮은 가격 등이다. 가정의학 전문의인 Tom Bodenheimer와 Christine Sinsky는 보살핌을 공급하는 의사와 스텝의 업무 환경을 개선하자는 네 번째 목표를 추가했다. 이 목표들은 많은 국가적인 의료 조직에 의해 명목상으로라도 받아들여졌다.[1)]

나는 의사다. 조직의 자문이나 대표나 매니저가 아니다. 나는 한 번에 한 명씩 환자를 돌보고 있다. 오래 전에 의료 조직이 나와 같이 내 환자에 영향을 미친다는 것을 깨달았다. 지금 의료의 변화가 의료제도에 접촉하는 어떤 사람에게도 나타나고 있음은 확실하다. 그러나 의료 조직이 모두 같지는 않다. 단지 몇몇 조직들은 의료 직원의 생존력을 유지하면서 환자가 받는 치료가 효과적이고 효율적이고 알맞은 의료의 비전을 받아들이는 목표를 성취하기 위해 얼마간의 노력을 할 뿐이다.[2)] 종종 의료기관은 생산성과 효율에 관해서만 생각하고 의사와 스텝이 최선의 상태로 도우는 것을 중요하게 생각하지 않는다고 여겨진다.

사람들처럼 조직들도 집중력, 호기심, 반응성과 현존 등을 가지기도 하고 그렇지 않기도 한다. 조직은 조직의 목표에 바탕을 둔 상의하달식 집중과 기대치 않는 기회와 도전에 의해 유발되는 하의상달식 집중을 동등하게 다룬다. 그리고 개인과 마찬가지로 조직은 어떤 것에 선택적 집중을 하고 다른 것은 무시한다. 불완전한 지식에 바탕을 둔 결정은 그 결정을 하는 데 완전히 합리적이지 않으며 결정이 복잡할 때는 혼란스럽다. 조직은 마음의 습성과 조직 문화를 구성하는 집단적인 습성을 가진다. 조직은 마음챙김 상태 또는 마음챙김보다 못한 상태로 기술될 수 있다. 내가 그리는 변화에서 의료 조직의 만남들이 이루어지고 정보가 공유되고 가치와 행동이 강조되기에 이르기까지 개인과 헬스팀과 조직 문화의 마음챙김을 증진시킨다. 조직이 마음챙김이 성장하는 조건을 창조한다. 도전이 이 모든 것을 가능하게 한다.

집단적인 마음

조직에서 마음챙김의 아이디어는 새로운 것이 아니다. 미시간 대학 로스 경영대학원의 Karl Weick는 1990년대에 소위 높은-신뢰 조직이라는 것을 처음 기술했다. 그는 항공 모함과 원자력 발전소와 비행기 조종 등 작은 실수가 엄청난 위험을 가져 오는 곳들을 방문했다. 그의 논문 시작 부분에서 항공 모함 갑판에서의 삶을 상상해보라고 독자에게 요청한다.[3] 항공기가 민간 공항에서 시행하듯이 30분 간격으로 갑판에서 이착륙한다. 적에게 발견되지 않기 위하여 레이더를 끈 상태에서 좌우로 흔들리는 배 위에서 모두 발생한다. 게다가 전 과정이 스무 살 정도의 집단에 의해 진행된다. 조종사와 비행기와 배 하나의 결함이 있으면 불바다가 된다. 그러나 실수는 드물다. 활주 갑판과 바쁜 도시 외상 센터와 수술실을 유사하게 보기란 어렵지 않다. 그러나 의학에서는 불행히도 의료 과실로 인하여 연간 100만 명 이상이 사망한다. "실수하는 것이 인간이다(To Err Is Human)"라고 의료 기관에 의해 공론화된 후 지난 15년간 충분히 개선되지 못했다.[4]

25년 이후에 Weick 등은 "높은-신뢰 조직"이라고 불리는 형태를 분석하고 이 조직들이 그들의 일을 어떻게 하는지도 궁금했다. 그들은 무엇을 하며 어떻게 생각하고 어떻게 문제를 해결하고 어떻게 조직문화를 창조하는지 궁금했다. 마음챙김이 연결 고리였다. Weick는 동료 Kathleen Sutcliffe와 함께 조직(organization)이 유기체(organisms)처럼 혁신과 일상의 균형을 배우며 더 집중적이고 반응적이며 신뢰를 어떻게 얻는지 시험하였다. 그들은 우리의 생각을 제한하는 개념들로부터 마음의 자유로움, 초심자 마음의 중요성, 그리고 공(空)의 개념이 잘 수련된 개인처럼 잘 수련된 조직에서 근본적이라고 보여주었다.[5] Weick는 소위 자신이 부르는 "집단적인 마음", "조직적인 마음"과 "조직적인 마음챙김"이라 부르는 것의 5가지 기본 원리를 발전시켰다.[6]

첫째, Weick의 주장은 "당신은 실수에 대해 사로잡힐 필요가 있다." 무엇인가 잘못 되는 데는 이유가 있다. 각각 특이하거나 종종 예측 불가능하다. 예상 밖의 것을 어떻게 다루는가를 배운다. 준비되지 않는 것에 대한 준비이다. 이 준비는 기관 문화의 일부분이 된다.[7]

둘째, Weick와 Sutcliffe의 원리는 "단순함을 꺼려야 한다." 개인들이 정신적 지름길을 사용하여 탈선하는 것처럼 팀이나 조직도 마찬가지다. Laszlo는 어깨 통증으로 내원했으며 3명의 모든 의사가 논리적인 단순한 답을 찾았지만 틀렸었다(2장에서 논의 되었다). 내 친구 Gary는 요도 폐쇄로 응급실에 갔을 때(4장) 그를 돌보았던 의사와 간호사는 똑같은 종류의 실수를 하였다. 가장 편리한 설명을 선택했다. 그들은 그것을 묻지 않았다. 그들의 마음은 너무 복잡했고 빨리 다음 환자를 치료하도록 많은 압박을 받았다. 응급실에는 어떤 답이든 빨리 답을 정해야 하는 조직적인 문화가 있고 깊이 인지하는 과정은 없었다. Gary의 보살핌은 단지 개인적으로가 아니라 집단적으로 집중과 현존이 부족했다.

세 번째, Weick와 Sutcliffe의 원리는 "작동에 대해 민감하라." 관리자가 의료에서 말해야 하는 것은 소위 상황 알아차림이다. 지금, 의료기관은 발전되어 있다. 대부분 기관에서 수술실, 중환자실, 분석실과 분만실 등의 임상팀은 문제를 관찰할 때 크게 말하여 멤버들을 도우라는 훈련을 받는다. 심지어 팀원이 아니더라도 크게 말하라고 교육 받는다. 바닥을 닦는 사람이 감염 관리자보다 중환자실에 감염이 왜 만연하는지에 대하여 더 나은 통찰을 가질 수도 있다. Weick는 말로만이 아닌 행동으로 안전이 효율보다 더 중요시되어야 한다고 제안한다. 다른 것들은 무시되더라도 안전에 집중할 수 있도록 마음챙겨 다시 방향을 잡아야 한다.

네 번째, Weick와 Sutcliffe의 원리는 "회복력에 전념하라." 이것은 단순한 되돌림 이상이다. 개인적인 회복력처럼 조직의 회복력은 배움과 위기로부터 성장 그리고 안락한 지역 밖에서의 작업에 달려 있다. 당신은 과거로부터 배우지만 과거를 놓아버릴 줄도 아는 적응의 전문가로부터 배울 필요가 있다.

다섯 번째, Weick와 Sutcliffe의 원리는 "조직이 보다 크게 큰 무질서가 되야 한다." 이것은 내게 가장 놀랍고 즐거운 원리였다. 건강한 조직에서 그들은 지배층의 가장 알맞은 구성원에 의하여 만들어진 결정을 요구하고 리더쉽이 집중되도록 지체 없는 결정을 요구한다. Weick와 Sutcliffe는 여기서 전체적인 무질서를 말하는 것이 아니고, 더 많은 결정이 문제와 밀접한 사람들을 위해 만들어질 수 있는, 경계가 다소 느슨함을 이야기한다. 이것은 조직에서 관례와 구조를 좀 더 유동적으로 만든다.[8] 나의 의원에서 의학적 조력자들은 환자의 맥박, 체온과 혈압 등을 재고 그들이 무슨 문제로 왔는지 상담한다. 가장 도움이 되는 의학적 조력자는 환자의 혈압이 너무 높거나 낮거나 할 때 단순히 차트에 기록하는 것보다 나에게 즉각적으로 알려 내가 그것에 집중하도록 하는 무엇인가 다른 지적을 해 주는 직원이다. 다른 극단적인 경우, 의학적 조력자가 환자의 주된 문제를 흉통이라고 의학 기록지에 정확하게 기재하고 내과 전문의가 그 환자를 보기 전까지 30분 동안 방에서 기다리게 놓아 두었다면 그 환자는 심정지가 왔을 것이다. 그 의학적 조력자의 실패는 개인적인 실수나 무책임이 아니라, 그것은 훈련의 부족과 마음챙김을 강화하지 않는 문화를 반영한다.[9]

질과 안전

의료에서 질을 높이는 것은 개인적인 마음챙김에 바탕을 두어야 하고 동시에 조직적인 마음챙김을 발전시켜야 한다. 개인적인 실수가 드물도록 기관이 집단적인 감시가 표준으로 구축되어 집중 상태로 있어야 한다. 예를 들어 의료에서 어려운 문제 중 하나가 노인에서 낙상을 예방하는 것이다. 낙상은 흔하고 만약 환자가 부상당하면 더 이상 못 움직이게 된다. 침대에서 며칠 지내면 노인 환자는 쇠약해지고 부가적인 재활 훈련이 필요하고 심지어 더 이상 못 걷게 되는 경우도 있다. 누워 있어서 감염이 되고 혈액이 응고되어 사망률이 50프로에 달하게 된다. 낙상을 방지하게 위해 집단적 감시가 필요하다. 간호사는 환자가 불안정하거나 침대에서 벗어나려고 할 때 잘 지켜보고 있어야 한다. 침대 알람이 울릴 때 한 사람이 하는 안전 조치보다 더 자주 발생하기 때문에 여러 명이 도와주어 환자가 안전하도록 빨리 반응하고 협력해야 한다. Vanderbilt 대학의 Timothy Vogus는 낙상을 감소시키는 하나의 요소는 집단적인 마음챙김이라고 한다. 그는 95개의 간호 팀에서 Weick와 Sutcliffe에 의해 정의된 5요소에 의한 마음챙김 설문으로 점수를 알아보고 간호 팀의 환자 낙상을 예측해 보았다. 집단적으로 점수가 높았던 구성원들의 간호팀에서 낙상이 적었고 투약 실수도 적었다.[10]

의료 조직은 임상 공간을 디자인할 때 인간의 집중력을 고려해야 하고 빈번한 중단과 집중의 방해로부터 자유롭게 해야 한다. 내가 응급실에 근무할 때 소음 정도는 매우 컸으며 몇 초마다 집중의 방해가 있었고 나는 환자에게 주의집중하기 위해서 주변의 소음들을 떨쳐 버렸다. 결국 기진맥진해졌다. 컴퓨터에 나의 소견서를 쓸 때가 되면 선택의 기로에 섰다. 내 스스로를 주변과 분리시키는 데 성공하느냐 아니면 5분 거리와 5층 계단의 다른 조용한 공간으로 가느냐에 직면했다. 그러나 더 나은 길이 있다. 마음챙김 작업 공간 디자인은 주의집중이 가능하도록 해 준다.

인간적인 대화

의료 기관은 보살핌과 연민의 조건들을 창조할 수 있다. 의료자문 내과의 Tony Suchman은 명령과 컨트롤의 리더쉽 스타일에서 관계 중심의 리더쉽 스타일로 바뀌고 있다고 말한다.[11] Suchman은 관계 중심의 리더쉽 스타일은 각각의 멤버의 고유한 개성을 존중하면서 전체적인 미션에 그들이 기여하도록 돕는다고 말한다. 마음챙김하는 리더들은 병원 문화에서 의료의 인간적인 면을 소중히 간직하고 조직의 구성원 사이에 의미있는 대화를 위한 공간을 제공하고 피고용인들의 드러나지않는 강력한 힘을 발견한다. Suchman은 조직에 대하여 근본적 관점을 가지고 있다. 그것들은 사람들 사이에 대화의 집합보다 그 이상이다. 감사 탐구를 바탕으로 동기와 자각과 효과적인 팀워크를 정진하고 개인들이 비전과 목적과 의미를 유지하도록 돕는다.[12]

리더들은 문제와 조직 가치에 대하여 조사와 자각과 집중을 정진시킨다. 지난 2년간 나는 며칠을 큰 가톨릭 의료제도에서 보냈다. 가톨릭 헬스 연합회의 컨퍼런스에서 기조 연설자였다. 가톨릭 의료제도와 세속 세계인 대학 병원 사이에 몇 가지 문화적 차이가 있음을 알았다. 첫째, 그들은 분명한 헌신으로 돌보는 연민을 가졌다. 7장에서 나는 고통의 언급을 찾기 위해 병원 미션 선언문을 확인하였고 동시에 연민도 찾아보았다. 거의 모든 가톨릭 의료제도에서 분명히 연민을 언급했으나 세속 병원 시스템에서는 거의 없었다. 아마도 연민이 자주 말해진 곳이 더 자주 실천될 것이다. 그러나 흥미로운 시간들이 있다. 미국에서 가톨릭 병원은 전통적으로 모든 사람을 돌보았으며 가난한 사람도 돌보았다. 역사적으로 수녀들에 의해 경영되었다. 지금은 평신도 경영자에 의해 관리되고 다른 병원과 융화되어 시장을 두고서 서로 경쟁하며 자라나는 고민을 경험하고 있다. 그러나 그들은 아직까지 관료적인 구조 속에 다른 병원에는 없는 "양성(formation)"의 책임자가 있어서 나는 그 역할에 흥미를 가졌다. 이 사람들은 의료 종사자에게 "나는 매일 어디에서 의미를 발견하는가?" "이 일의 배경은 무엇인가?" "무엇에 대하여 우리가 함께 라고 부르나?" "어떻게 우리는 반응해야 하는가?" 등의 질문을 생각하게 하여 방향성을 제시한다. 우리의 영적인 오리엔테이션에 관계

없이 나는 이 질문들의 소중함을 발견했다. 그들은 기술적인 것 뿐만 아니라 보살핌의 존재론적, 윤리적, 사회적 관점을 말한다. 이 병원들의 양성과 미션은 정확하게 옳다. 나는 특별히 연민에 투자하는 기관을 방문한 후에 마치 화이트 가운에 "나는 돌봅니다"라고 붙은 스티커처럼 신선함을 느꼈다.[13)]

Ken Schwartz는 성공한 보스턴 변호자이자 의료 기관의 대표였다. 그는 40세에 전이암으로 진단받고 10개월 후에 사망했다. 그러나 그 전까지 그가 받았던 의료에서 무엇이 가장 중요하고 때때로 무엇이 가장 부족한지 알지 못했다. 그는 글을 보스턴 글로브(Boston Globe)에 실었다. 참을 수 없음을 함께하는 친절의 작은 행동을 지적하였다. 그의 마지막 희망은 연민과 의료인 환자 관계와 인간적인 보살핌을 육성하는 기관을 만드는 것이었다. Ken Schwartz가 죽기 직전인 1995년에 설립된 Schwartz Center for Compassionate Healthcare[14)]는 Schwartz Rounds라는 뛰어난 프로그램을 가지고 있다. 현재 북미와 영국의 500여 개의 의료 기관에서 실행중이다. Schwartz Rounds는 학문 간의 접근을 요하는 복잡한 의학적 이슈들과 함께 환자에게 초점을 맞춘다. 각각 토론에 의사, 간호사, 물리 치료사, 목사 그리고 환자 가족과 뜻깊은 만남을 가지는 사람들로 이루어진 환자의 케어팀이 참가한다. 토론자는 환자를 돌보는 데 있어서 그들이 처한 어려움에 관하여 허심탄회하게 말한다. 환자와 환자 가족이 토론에 추가하여 참석한다.

최근 내 병원의 Schwartz Rounds에서 최근에 입원한 심한 장애가 있는 아들을 둔 엄마가 그녀의 경험을 피력했다. 아들은 전간과 폐렴과 체중 감소 때문에 자주 입원한 적이 있었다. 소아유전학자, 중환자실 의사, 간호사, 사회 사업가와 목사를 포함한 케어팀은 아이의 곤경을 설명했다. 그들 각자는 아이의 고통에 영향받고 있으며 아이의 악화를 막을 방법을 알지 못한다고 했다. 중요한 것은 다양한 지식 분야와 전문성을 가진 150명의 참석자는 의료제도가 가족을 최선으로 지지했다고 말했다. 이와 같은 토론이 Schwartz Center가 실시하기 시작 전까지는 병원에서 매우 드물었다. 지금 우리와 다른 기관에서도 Schwartz Rounds이 달마다 있고 의사와 간호사의 소통 기구의 원천이 되었다. 몇년 전, 내과 전문의며 Schwartz Center의 의학 감독인 Beth Lown은 Schwartz Rounds의 영향을 말했다.[15)] 참가한 사람들은 환자와 의료진의 감정적인 생활에 대해 깊은 통찰을 보고하였다. 그들은 언어적으로나 비언어적으로 더 잘 소통했고 연민으로써 환자의 필요에 반응할 준비가 되어있음을 느꼈다. 그들은 자신들의 일에 더 열정적이었다. 스트레스를 더 적게 받았고 분리감도 적었고 지지를 주고받음에 더욱 열려 있었다. 그들은 토론자가 했던 것처럼 진심으로 말하기를 배워서 더 마음챙김 상태가 되었다.

Arnold P. Gold Foundations는 유사한 미션을 가졌고 흰 가운 의식을 북미에서 거의 모든 의과대학에서 시행하도록 개척하였고 학생에서 치유자로 전파되게 하였다. 학생들은 성장하고 전문적인 맹세에 약속하기를 요청받는다. 의식은 학생들에게 그들의 경력의 시작에서 전문직이 되어서 가질 정확한 가치와 태도와 기여함에 대한 자각을 갖게 한다. 지침은 더욱 마음챙긴 인간적인 보살핌이다.

세 겹의 줄

치료의 질과 보살핌의 질 그리고 임상적인 회복력이 상승 효과가 있다는 것은 매우 합리적이다. 의료에서 어려운 때 나는 그들의 집중, 호기심, 창의력, 연민과 회복이 자랄 수 있는 토대에 헬스 전문가들이 더욱 더 이바지함을 안다. 아직 그들은 그들에게 동조하지 않고 지지하지 않는 조직에서 마음챙김을 시행하고 있다. 마음챙김 조직을 창조함은 거기서 일하는 임상의들을 존경하는 데서 시작한다. 조직은 일과중에 임상의가 전문적으로 성장할 수 있는 기회를 주어야 한다. 그리고 바쁜 날에 추가되는 일을 시키지 말아야 한다. 어떤 기관에서 자각과 마음챙김을 학생들과 전공의에게 필수 과목의 일부로 구성하고,[16] 이 조직은 알아차림을 좋은 환자 돌봄의 골격으로 만든다. 우리 각자는 소중하다. 나는 의대생을 가르칠 때 그들이 의학의 미래를 대표한다는 것을 잘 알고 한다. 나는 각기 학생이 의사가 되어서 만약 내가 콩팥 결석이 있으면 응급실에서 만나게 되고, 만약 내가 암 환자면 암 클리닉에서 만나게 되고, 만약 내가 수술이 필요하면 병원에서 만나게 될 것이다. 사실 이것은 일어날 일이다. 나의 학생 중에서는 나의 주치의가 되리라. 그리고 나는 희망적이다. 어떤 의대생들은 의료를 단지 직업으로 생각하지만, 내가 최근 몇몇 의과 대학 클래스를 조사했을 때 대부분은 명상 수련을 하고 있었고 그들 스스로가 전문가로서 가치를 알고 있었다. 그들은 의료를 깊이 의미있는 일로 알고 있다.

당신이 소중한 명상적 자원에 참여함은 선택이다. 도덕적 선택이다. 내가 20년 전에 의료에서 마음챙김 수련에 관하여 생각하기 시작했을 때, 나는 그것을 더 집중적이고 호기심 많고 초심자의 마음을 가지고 현존하는 개인적인 전념으로 생각했다. 나는 통찰, 균형감, 창의력과 관계된 기술들이 숙련자에서 마스터로 될 때 필요하다고 얘기했다. 지금 나는 목표가 더 커졌다. 아이를 키우려면 온 동네가 나서야 한다는 아프리카 속담처럼 마음챙김 수련에 동네가 나서야 한다. 마음챙김 수련의 비전을 공유하는 동료들, 또래들 그리고 다른 사람들과 공동체를 만들어야 이것이 가능하다. 임상적 보살핌에서 수혜자는 우리의 환자들이다. 그들이 예술가이든 선생님이든 버스기사이든 변호사이든 간에 스스로 자신의 일에 집중하고 자각한다. 마음챙김은 증가하고 있는 개인들과 우리 사회를 구성하는 큰 교육적인 기관과 공공 기관의 희망이다. 나는 지금 마음챙김 수련으로 의료가 인도되어 지고 주입되어져 올바른 해결책에 이르는 것이 가능하다고 믿는다. 개인과 집단과 조직(individual, collective, and institutional)의 세 겹의 줄은 쉽게 끊어지지 않는다.

감사의 글

이 책(Attending)은 핵심 인력 몇 사람의 노력 없이는 실현 될 수 없었습니다. 가장 주목할 만한 사람은 Rebecca Gradinger입니다. Rebecca Gradinger는 저를 신뢰하여 제가 자신의 목소리를 찾고 열정과 열정을 유지하도록 이끌어 주었습니다. 그녀는 비범한 에이전트이고 열렬한 옹호자이며 거친 평론가였는데, 제가 의심의 수렁에 빠졌을 때 조차도 이 책에 대한 믿음을 멈추지 않았습니다. 그녀는 정오와 자정에 이메일에 응답하고 내가 누구인지 그리고 내가 무엇을 줄 수 있는지에 집중하게 했습니다. Fletcher & Company에서 근무하는 Jennifer Herrera와 Veronica Goldstein을 포함한 그녀와 그녀의 팀은 믿을 수 없을 만큼 지지를 해주었습니다. Rebecca는 내 편집자인 Shannon Welch에게 저를 소개해주었습니다. Shannon Welch는 주제에 대한 열정, 사려 깊은 편집 지침 그리고 헌신적인 노력을 통해 최고의 성과를 거둘 수 있었습니나. 동료 편집인 John Glynn과 편집장 Colin Harrison을 비롯한 Scribner에 있는 놀라운 팀과 함께 그녀는 원고를 보다 명확하고 일관성있게 가다듬었습니다. 그들의 노력과 헌신에 대해 나는 영원히 감사할 것입니다.

이 책을 생각하고 있을 때 일찍 코치를 해준 Gail Gazelle, Tula Karras, Paula Derrow에게 감사를 드립니다. 내 친구이자 의과 대학 동급생인 Dan Siegel과 완화의학 동료인 Ira Byock은 출판계에 대한 중요한 조언을 주었습니다. 친구이자 대학 동급생인 Ron Siegel은 책과 편집자 그리고 에이전트에 대해 실제적으로 맞게 디자인해주었습니다. 그는 제안서의 첫 번째 초안을 읽고 싫어했습니다. 독자는 단지 무익한 아이디어가 아니라 풍요로운 이야기를 원한다고 조언을 주었습니다. 책 제안서를 작성할 때 Arthur Frank, Jon Kabat-Zinn, Tim Quill 그리고 Marc Lesser는 이전에 모든 일을 겪었던 사람들의 눈을 통해 지원, 열정 그리고 도움이 되는 비평을 또한 제공했습니다. Steven Henry Boldt, Mahala Ruppel,

Esther Brown, Maria Milella, Betsy Frarey 그리고 Deborah Fox는 완성된 원고를 읽고 스타일, 문법 그리고 감각에 대한 귀중한 편집 제안을 제공했습니다. 모두에게 감사드립니다.

Andy Elliot와 Bill Ventres는 작가로 매우 바쁜데 완성된 원고를 읽고 특별한 비평과 인상을 제공해주어서 놀라웠고 고마웠습니다. Andy는 각 문장에 독자의 시선을 가져다 주었고 나 자신을 이해시킬 뿐 아니라 다른 사람들에게도 손을 뻗기 위해 글을 쓰고 있음을 상기시켜 주었습니다. Bill은 나의 생각이 너무 추상적이고 학문적으로 되어갈 때 영감, 사려 깊은 비평, 그리고 "진짜"가 되도록 부드럽게 재촉을 하였습니다. Brocher 재단의 동료 연구원 Saskia Hendriks는 원고의 처음 두 장에서 중요한 변화를 이끌어 낸 통찰력 있는 의견을 제시했습니다.

저는 신경 과학자가 아닌 의사입니다. 주의력, 회복력, 애착, 연민 그리고 호기심의 신경생물학에 관한 수백 편의 논문을 읽었지만, 두뇌와 정신이 어떻게 작용하는지를 이해하는데 있어 경쟁 방식을 조율할 도움이 필요했습니다. Al Kaszniak과 Jud Brewer는 신경 과학 연구에 관한 원고의 일부를 읽고, 나의 착오를 바로 잡아 주었고 빠르게 진화하고 있는 분야에서 되도록 최신 정보를 얻게 해주었습니다. Olga Klimecki는 공감, 연민 그리고 갈등에 대한 연구를 포함해 기능 영상 연구의 절차와 한계를 설명해줄 정도로 친절했습니다. Amishi Jha와의 대화를 통해 주의 메커니즘을 보다 깊이 이해할 수 있었습니다. Eric Nestler와 Stephen Southwick이 회복력 연구에 대한 해석을 도왔고 Jean Decety와 Beth Lown은 공감과 연민에 대한 신경생물학과 심리학을 더 잘 이해할 수 있게 도와주었습니다. 인류학자이고 선 스승인 Roshi Joan Halifax는 Carl Batson과 Nancy Eisenberg의 작업에 저를 소개시켜주었습니다. 그들의 공감, 동정, 연민에 대한 이론은 내 생각에 깊은 영향을 주었습니다. 마음 철학자 그리고 인지 과학자인 Evan Thompson은 마음이 할 수 있는 것에 대한 내 개념을 넓혔으며, Rochester 동료인 Paul Duberstein은 협응 인지(collaborative cognition)를 소개시켜주어서 공유된 마음에 대한 나의 생각에 정보를 주었습니다. Chris Lyddy와 Darren Good은 조직적 마음챙김에 대한 아이디어를 개발하고 의학에 적용할 수 있는 비즈니스와 조직 관리 분야의 저서를 보내주었습니다. Yishai Mintzker는 명상과 의학의 공통된 어원에 주의를 기울이게 하였습니다.

여러 장들이 공통된 영감을 나타냅니다. 나는 Larry Dyche에게 감사의 말을 전해야 합니다. 이 책을 쓰는 것에 대해 생각하기 시작했을 때와 같이 호기심에 관한 원고를 함께 작성하자는 제안을 하면서 몇 달 동안 계속 문의를 하였습니다. 그리고 우리가 2011년에 함께 쓴 원고는 3장에 영향을 미쳤다. 마찬가지로, 7장에서 Tony Back의 각인과 고통에 대한 나의 이해는 깊이가 있어서 우리가 공동 저술한 2015년 원고에서 표현되었습니다. Jordan Silberman과 Dan Siegel은 셀프 모니터링에 대한 아이디어를 개발하는 데 도움을 주었습니다. 이것은 임상적 고객을 위한 마음챙김의 틀을 잡는 방법에 많은 영향을 미쳤습니다. 어려운 결정 (6장), 고통 (7장), 연민 (8장), 실수와 슬픔 (9장), 소진과 회복력 (10장)은 Mick Krasner와 제가 학생, 전공의 그리고 실습 임상의를 위해 협력하여 개발한 교육 프로그램의 과정과 매우 흡사합니다. 이 모든 동료들이 생각을 나누고 학문적 영역에서 대중의 시각으로 가져갈 수 있게 해준 너그러움에 감사를 합니다.

저는 시간이 준 선물에 감사를 합니다. Rochester 대학 가정의학과 학과장 Tom Campbell과 부학과장 Susan McDaniel은 Rochester 대학에서 2014년 안식년을 위해 옹호해주었는데, 그 동안 저는 책의 제안을 수도생활을 하며 개발했습니다. 저는 또한 공간이 준 선물에 감사를 드립니다. 스위스 제네바 밖에 있는 Brocher 재단은 의학의 사회적 측면에 전념하게 도와주었고 그리고 2016년 2월에 이 책의 첫 번째 초안을 완성할 수 있도록 Lac Léman이 내려다보이는 공간과 조용한 연구를 제공하면서 열정적으로 저의 글쓰기를 지원해주었습니다. 여러 재단에서 임상의들의 웰빙, 회복력 및 치료의 질에 있어 마음챙김 실습 훈련의 효과를 증명하는 교육 프로그램의 개발, 이식 그리고 평가를 위한 나의 시간에 투자를 해주며 배경에서 지원을 해주었습니다. 저는 Arthur Vining Davis Foundations, Arnold P. Gold Foundation, Maria Tussi Kluge, John W. Kluge Foundation, Mannix Fund 그리고 the Physicians Foundation for Health Systems Excellence에 특히 감사를 드립니다.

몇몇 스승들이 지속적인 영향력을 주었습니다. 제 5학년 스승인 Marguerite Britton은 자신의 교실을 개인의 학습 요구를 파악하는데 초점을 맞춘 민주적 조직으로 운영했으며 현존과 혼란에 대해 가르쳐주어서 저의 내용을 풍요롭게 해주고 학교장에게 당혹스러움을 주었습니다. 대학에서, Randy Huntsberry에게 영향을 받았습니다. 그는 저에게 공과 마음챙김 그리고 어떻게 마음챙김과 평정이 운동에서 생겨날 수 있는지를 소개해주었습니다. Ken Maue는 음악과 철학적 예지력을 주었습니다. 고인이 된 Jon Barlow는 야구, Charles Ives 그리고 John Ford를 포함한 어떤 현상과도 연결을 시킬 수 있었고, 16세기 영어 키보드 음악과 남부 인디언 므리단감(mridangam) 북연주를 연결시켜주었습니다. 그분들 모두는 당신이 세상을 보는 방식이 당신의 기대와 상상력에 의해서만 제한된다는 것을 가르쳐주었습니다. 의대시절에 심리 분석가인 Peter Reich와 Les Havens에서 영감을 얻었습니다. 두 분은 정신 분석의 경직성과 생물 환원주의의 흐름을 끊는 인본주의자였습니다. 나중에

Rochester대학에서 George Engel은 저에게 관찰하고 묻는 법을 가르쳐주었습니다. 저는 그분들에게 감사 할 수 있도록 여전히 이 세상에 있었으면 좋겠습니다

의학 훈련을 마친 후에는 동료가 저의 교사가 되었습니다. 고인이 된 Ian McWhinney는 가정의학의사이며 철학자로서 환자 중심의 치료를 위해 살었습니다. 저의 Catalan 동료 Francesc Borrell-Carrió는 가장 소중한 지적 파트너이면서 비평가 중 한 명입니다. 그는 저의 배경이 되는 실용주의 철학자 John Dewey와 William James를 소개시켜주었고 부드럽게 질문하면서 되도록 명료하게 해주었습니다. 또 다른 아리스토텔레스 철학자인 David Leach는 지혜라는 이름으로 규칙들을 부수는 논리, 나의 무정부주의자 마음을 향한 귀중한 생각, 그리고 조직 자체가 어떻게 과정에서 더 주의 깊게 될 수 있는지를 보여주었습니다. Stuart와 Hubert Dreyfus, Kevin Eva, Brian Hodges 그리고 Carol-Anne Moulton과 대화하면서 의학에 대한 전문적 지식과 어떻게 가지고 있는 지식을 사용할지에 대해 강력하게 형성되었습니다. Ed Hundert는 Rochester 대학의 의학 교육 담당 수석 부학장이었지만 능력을 이해하고 평가하는 방법에 대한 지적 토대를 마련할 수 있는 기회를 제공해 주었습니다. Lucy Candib는 고통과 억압의 의미와 의사가 할 수 있는 일을 이해도록 도와주었습니다. Susan McDaniel, Dave Seaburn 그리고 Pieter LeRoux로부터 가족의 시스템 오리엔테이션을 받고 가족 기원에 대해 배워 매 순간 실행할 수 있었고 한 방에 단지 한 사람의 환자가 있는 것은 아니라는 것을 배웠습니다. Peter Franks는 특히 제가 가장 강력하게 생각하는 것에 대해 감각과 확신에 대한 건강한 회의를 하도록 가르쳐주었습니다. 저의 가장 위대한 스승들은 환자의 기밀 유지를 위해 이름이 드러나지 않도록 하였는데 제가 표시하지 못했을 때 관대하게 받아주며 인내심을 보여주어 감사를 드립니다.

이 책에서 기술하는 마음챙김 실습 프로그램은 나의 동료 Mick Krasner와 저의 아이디어인데 Fred Marshall, Tim Quill, Scott McDonald, Stephen Liben, Patricia Lück, Shauna Shapiro, Tony Back 그리고 Heidi Schwarz로부터 상당한 정보를 얻은 집단적인 창조물입니다. 직관적이고 외향적인 Mick은 세상을 보는 저의 분석적이고 개념적인 방식을 완벽하게 보완해 주었는데, 우리의 교육 프로그램은 진정으로 공유된 마음의 본보기입니다. 저는 University of Massachusetts의 Center for Mindfulness in Medicine, Health Care, and Society에서 근무하는 Jon Kabat-Zinn과 Saki Santorelli 그리고 그들의 동료들로부터 얻은 지적인 리더십, 영감 그리고 안내에 감사를 드립니다. Rita Charon 과 Tom Inui는 마음챙김 실습 프로그램에서 이야기 의학 구성요성를 개발하에는 도움을 주었습니다. Penny Williamson는 감사의 설문에 대한 지혜를 나누어주었습니다. Michael Zimler,

Ed Brown, Reb Anderson, Richard Baker, Joseph Goldstein, and Christopher Titmuss는 제가 명상 실습을 개발할 수 있도록 도와주셔서 감사를 드립니다. 저는 지난 40년 동안 스승, 멘토, 친구 그리고 동료들과의 많은 대화를 나누며 깊은 영향을 받았는데 그들 모두의 이름을 대는 것은 불가능합니다. 때로는 아이디어의 근원을 잊어 감사를 못드릴 때가 있습니다.

저의 아내 Deborah에게 진심으로 깊이 감사를 드립니다. 무엇이 중요한지 분명하게 부각시키고, 다른 사람이 아닌 나의 심장에서 우러나온 솔직한 비평을 할 수 있도록 강력하게 말하였습니다. 엉터리 말을 잡아내고 사람들을 평가하는데 능력을 보여주었습니다. 올바른 말을 생각해낼 수 있도록 도와주는데 모든 것을 털어내는 의지가 있으며 떨어져 지낼 때도 연락을 유지하는 비범한 능력이 있습니다. 그녀는 저의 토라짐을 받아들이며 나에게 차와 잘 익은 배 그리고 심지어는 제가 해야 할 저녁 요리까지 맡아주어서 중단 없이 쓸 수 있었습니다. 저의 아이들 Eli와 Malk는 새로운 눈으로 세상을 보는데 도와주었습니다. 저는 감동의 눈물을 흘렸습니다. 저에게 기쁨을 주었던 부분에 대해 함께 즐거워하고, 제가 자랑스럽지 못했던 부분에 대해서는 참아주었습니다. 그리고 부모님이신 Joan과 돌아가신 Jules Epstein은 대학 첫 학기 성적증명서에 공(Emptiness)에 대한 학과목이 있어 혼란스러워 했지만 계속 등록금을 주셨습니다. 부모님이 이해 못하더라도 제가 가치 있다고 여기는 일들을 믿어주었습니다. 제가 하프시코드 연주자, 선 제자(Zen student), 음악학(musicologist, 역자 주: 음악에 관해 연구하는 학문), 세프(chef), 침술사 그리고 의사가 된다고 했을 때 움찔거리지 않으셨습니다. 저에 대한 신뢰가 확고하였고 어떻게든 일을 해결할 것이라고 알고 있었습니다.

부록: 주의집중 실습

명상의 시작은 다른 새로운 습관처럼 실습을 하며 익힌다. 첫째, 단지 실행하면 된다. 시간을 만들어 꾸준히 한다. 빈번하게 다가오는 두 번째 도전은 주의집중을 안정화시키고 어떻게 현재에 머물며 마음이 방황하며 돌아다니거나 반추하지 않도록 배우는 것이다. 실습을 계속하면, 명상이 점점 힘들지 않다. 어렵게 성취한 초점 맞추기와 알아차림이 자연스럽고 간단히게 느껴진다. 나는 오랫동안 실습을 하며 더 발전하려는 요구가 없었지만 명상을 양치질하듯 습관처럼 해서 명상없이는 하루가 불완전하다고 느꼈다.

초점을 맞추는 주의집중 실습과 자유로운 알아차림 모두의 지시문은 자세로 시작한다. 편안하게 그리고 "위엄있게" 갖춘다. 의자에 앉아있다면, 바닥에 발을 대고 등을 편다. 쿠션에 앉게 된다면 다리를 교차하거나 무릎을 꿇은 자세가 된다. 훈련이 앉는 것에 국한시킬 필요가 없다. 걷거나, 서있는 동안 또는 누워있을 때도 하는데 졸릴 수도 있어 주의해야 한다.

선 훈련 동안, 초점을 맞추는 주의집중 수련부터 시작하는 반면에, 마음챙김 명상이라고 부르는 위빠사나 훈련은 초점을 맞추는 주의집중과 자유로운 알아차림 모두를 초기부터 시행한다. 초점을 둔 주의집중은 호흡을 알아차리며 시작한다. 선 수련할 때, 수련자들은 호흡을 하나, 둘 그리고 열까지 그리고 다시 하나에서부터 열까지, 그리고 또 다시 반복해서 헤아리도록 가르침을 받는다. 위빠사나 수련에서, 호흡을 알아차리는데 초점을 두고, 숫자세기는 강조하지 않는다. 대신 호흡의 리듬, 깊이, 그리고 속도를 바라보고 알아차리도록 한다. 당신은 어떻듯 호흡을 조절하려 노력하지 않아도 된다. 그보다는 호흡이 깊은지 얕은지, 빠른지 느린지, 규칙적인지 불규칙적인지 주목하면 된다.

자유로운 알아차림 실습에서, 지시자는 조금 다르다. 당신은 호흡, 만트라 또는 어떤 것에도 초점을 맞출 필요가 없다. 그 보다는 모든 신체적 감각, 생각, 그리고 감정들이 몸 안이든 또는 밖이든 발원지와는 관계없이 그리고 어쩌면 호흡 사이에 존재할 수도 있는데 이것들을 바꾸려는 어떠한 시도도 없이 개방적으로, 받아들이고, 비판단적으로 알아차린다는 가정을 한다. 이것은 영화를 보면서 동시에 주인공으로 있는 것과 같다. 이것은 관찰자를 관찰되어지는 자를 관찰하는 것을 관찰하는 것이다.[1]

자유로운 알아차림은 이런 감각들을 포함한다, 즉 "아, 나는 나의 발이 가렵다고 느끼고 있다" 또는 "아, 저기 시끄러운 소리가 있을 뿐이다." 비슷하게 일어나는 것들에 대해 감정의 이름을 붙일 수 있다. "나는 화가 나있는 감정을 주목하고 있다" 또는 슬픔과 좌절에 대해서도 적용할 수 있다. 감정에 이름을 붙이면 비록 첫 번째 반응들이 회피되거나 교란되어져도 주관자로서, 호기심을 갖고, 지능적으로 감정에 반응을 하도록 도와준다.

만약 당신이 스스로 시작해야 한다면, 하나의 실습을 선택해서 계속하라. 청취기록물, 앱 또는 책들 중에서 하나를 선택하거나 워크샵에 가도록 한다.[2] 실습을 선택한다면, 운동이나 다른 생활방식의 변화처럼 파트너 또는 집단을 발견하느냐에 따라 달라질 수 있다. 당신은 하루에 20분에서 40분 동안 진행하길 바랄 수 있고 또한 좀 더 천천히 증량시킬 수도 있다. 단지 아침에 5분을 하더라도 결과가 달라질 수 있다. 중요한 것은, 자신이 호흡을 헤아려서 142에 있는데 그 숫자를 모르거나 그 다음으로 넘어가지 못했을지라도 친절하게 자신을 다시 과제로 돌이키는 것이다. 자신과 친절하게 있는 것이다. 일종의 미소가 항상 도움을 준다.

당신은 이 책의 앞에서 언급했던 다른 수련 2종류를 기억할 수도 있을 것이다. 제3장의 보디 스캔과 제8장의 메타 명상이다. 이 수련은 가이드가 개인적으로 또는 웹을 이용한 수많은 가이드 명상들 중 하나를 통해 도움을 받을 수 있다.

주석

1장. 마음챙김으로 있기

1. Jake의 젊은 나이를 고려하면, 콩팥 하나가 영구적인 손상이 있더라도 다른 콩팥이 시간이 지나면서 좀 더 커다란 기능을 할 것으로 예측이 되며 그의 콩팥의 기능은 콩팥 기증을 하는 사람들과 마찬가지로 정상적인 기능을 할 것이다.

2. 인지 함정(traps)에 대한 기술은 응급의학과 의사이며 결정 과학자 Patrick Croskerry의 논설에서 볼 수 있다. P. Croskerry,"The Importance of Cognitive Errors in Diagnosis and Strategies to Minimize Them," Academic Medicine 78(8) (2003): 775–80; P. Croskerry and G. Norman, "Overconfidence in Clinical Decision Making," American Journal of Medicine 121(5) (2008): S24–S29; P. Croskerry, "A Universal Model of Diagnostic Reasoning," Academic Medicine 84(8) (2009); 1022–28; P. Croskerry, "Context is Everything or How Could I Have Been That Stupid?," Healthcare Quarterly 12 (2009): e171–e176; P. Croskerry, "From Mindless to Mindful Practice–Cognitive Bias and Clinical Decision Making," New England Journal of Medcine 368(26) (2013): 2445–48; and Croskerry's practice in J. E. Groopman, How Doctors Think (New York: Houghton Mifflin, 2007) 기술이 있다.

3. 임상의들의 전문적인 능력에 있어 전반적이고 다중작업적인 특성에 대한 자세한 토의가 있다. R. M. Epstein and E. M. Hndert, "Defining and Assessing Professional Competence," JAMA 287(2) (2002): 226–35; and R. M. Epstein, "Mindful Practice," JAMA 282(9) (1999): 833–39.

4. 철학자 Michael Polanyi는 이것을 보조적인 알아차림이라고 불렀다. 의식에 접근할 수 있는 표면의 아래에 있지만 더듬거리지 않도록 암묵적으로 작용한다. 예를 들어 피아노 연주자에게 각 손가락의 운동을 지속적으로 알아차리는지를 물어봤을 때, 알아차림을 드러내려한다면 더욱 더듬거릴 것이다. Polanyi, Personal Knowledge: Towards a Post–critical Philosophy (Chicago: University of Chicago Press, 1974); and M. Polanyi, The Tacit Dimension (Gluocester, MA: Peter Smith, 1983). 관련된 구성은 초점 이전의

과정으로 뇌가 주의할 여러 원천 중의 어떤 것을 선택한다. J. H. Austin, Zen and the Brain: Toward an Understanding of Medicine and Consciousness (Cambridge, MA: MIT Press, 1988). 또 다른 관련된 구성은 어떻게 하는지를 아는 앎의 과정으로 암묵적으로 종종 있다. 외과의사의 매듭짓기, 자전거 타기, 피아노 연주자의 스케일 교육할 때 유용하게 학습되는 행동들이다. M. Eraut, Developing Professional Knowledge and Competence (London: Falmer Press, 1994).

5. C.-A. Moulton and R. M. Epstein, "Self-Monitoring in Surgical Practice: Slowing-Down When You Should," in Surgical Education: Theorising an Emerging Domain, ed. H. Fry and R. Kneebone (New York: Springer, 2011), chap 10, 169-82; and C.-A. Moulton et al., "Slowing Down When You Should: A New Model of Expert Judgment," Academic Medicine RIME: Proceedings of the Forty-Sixth Annual Conference 82(10) (2007): S109-S116.

6. 공평하게 보자면, Mehta가 호기심이 있었는지 여부는 모르겠다. 아마도 이 경우는 공유할 수 없는 내적인 경험일 것이다. Reich의 호기심은 볼 수 있었다.

7. 나는 Wesleyan University에서 이 과정과 다른 과정들을 마련해준 Randy Huntsberry 박사에게 감사를 드린다. 그는 나와 다른 학생들에게 강력하게 긍정적인 변혁을 주었다.

8. J. Kabat-Zinn, Wherever You Go, There You Are: Mindfulness Meditation in Everyday Life (New York: Hyperion, 1994).

9. 좀 더 정확하게 말하자면, 2세대 불교 철학자인 Nagarjuna는 4성제의 파라독스를 제안했을 것이다. 당신 자신을 오류로 보거나, 확실하게 보거나 또는 오류와 확실함 둘로 볼 수 있는데 마침내는 오류도 아니고 확실함도 아닌 것으로 볼 것이다. F. J. Streng, Emptiness: A Study in Religious Meaning (Nashville, TN: Abingdon Press, 1967).

10. G. L. Engel, "The Need for a New Medicine Model: A Challenge for Biomedincine," Science 196(4286) (1977): 129-36.

11. G. L. Engel, "The Clinical Application of the Biopsychosocial Model," American Journal of Psychiatry 137(5) (1980): 535-44; and G. L. Engel, "From Biomedical to Biopsychosocial: Being Scientific in the Human Domain," Psychosomatics 38(6) (1997): 521-28.

12. 1950년대, 영국 정신건강의학과 의사 Michael Balint는 일반의들이 어려운 사례를 토의할 수 있도록 집단을 형성한 선구자이다. 깊은 질문을 통해, Balint는 일반의들이 긍정적으로 그리고 부정적으로 환자들에게 제공한 치료에 영향을 줄 수 있는 환자에 대한 감추어진 감정적 반응을 발견하는데 도움을 주었다. 그는 약물을 처방하는 의사가 약을 처방하듯이 의사 개인의 인성은 치료적 대리인으로 중요하다고 강하게 믿고 있었다. M. Balint, The Doctor, His Patient, and the Illness (New York: International Universities Press, 1957); I. R. McWhinney, "Fifty Years On: The Legacy of Michael Balint," British Journal of General Practice 49 (1999): 418-19; and L. Scheingold, "Balint Work in England: Lessons for American Family Medicine," Journal of Family Practice 26(3) (1988): 315-20.

13. 가족 기원 그룹은 임상적 작업에서 가족들의 역사, 가치, 믿음, 언어의 사용, 통합의 정도 등에 대한 영향을

탐구한다. S. H. McDaniel, T. L. Campbell, and D. B. Seaburn, Family-Oriented Primary Care: A Manual for Medical Providers (New York: Springer-Verlag, 1990); R. M. Epstein, "Physician Know They Family: Looking at One's Family of Origin as a Method of Physician Self-Awareness," Medical Encounter 8(1) (1991): 9; S. H. McDaniel and J. Landdau-Stanton, "Family-of-Origin Work and Family Therapy Skills Training: Both-And," Family Process 30(4) (1991): 459-71; and M. Mengel, "Physician Ineffectiveness due to Family-of-Origin Issues," Family Systems Medicine 5(2) (1987): 176-90.

14. the American Academy on Communication in Health Care가 만든 개인 자각 그룹은 의사들이 심리학자 Carl Rogers의 작업에 기초하여 자신들의 내면의 모습과 대인관계를 탐구하기 위한 그룹 형태이다. D. H. Novack et al., "Calibrating the Physician: Personal Awareness and Effective Patient Care," JAMA 278(6) (1997): 502-9; T. E. Quill and P. R. Williamson, "Healthy Approaches to Physicians Stress," Archives of Internal Medicine 150(9) (1990): 1857-61; and R. C. Smith et al., "Efficacy of a One-Month Training Block in Psychosocial Medicine for Residents: A Controlled Study," Journal of General Internal Medicine 6(6) (1991): 535-43.

15. 나는 David Sperber에게 감사를 드린다. 그는 30년간 가정의학 전공의들에게 개인 자각 그룹을 이끌었다. 그리고 David Seaburn, Susan McDaniel, Pieter LeRoux 그리고 다른 분들에게 감사를 드린다. 그들은 내가 펠로우 훈련 기간 동안 가족 기원 반영 그룹(family-of-origin reflection group)을 이끌었다.

16. 내가 탐구했던 개념에는 개인적 지식, 절차 지식, 과정 지식, 암묵 지식, 자기-반영, 반영적 실습자, 행동 하면서 반영, 행동 안에 반영, 행동 안에 지식, 상호주관성, 행동화 등을 포함하고 있으며, 모든 것은 Epstein, "Mindful Practice"에서 인용하였다.

17. 1990년대 후반 출판물들은 의사들의 내부 삶과 의료 행위에서 자기자각의 영향에 초점을 맞추었다. S. L. Shapiro, G. E. Schwartz, and G. Bonner, "Effects of Mindfulness-Based Stress Reduction on Medical and Premedical Students," Journal of Behavioral Medicine 21(6) (1998): 581-99; S. L. Shapiro and G. E. Schwartz, "Mindfulness in Medical Education: Fostering the Health of Physicians and Medical Practice," Integrative Medicine 1(3) (1998): 93-94; R. C. Smith et al., "Teaching Self-Awareness Enhances Learning about Patient-Centered Interviewing," Academic Medicine 74(5) (1999): 516-20; D. H. Novac et al., "Personal Awareness and Professional Growth: A Proposed Curriculum," Medical Encounter 13(3) (1997): 2-7; and Novack et al., "Calibrating the Physician."

18. Epstein and Hundert, "Defining and Assessing Professional Competence."

19. 의과대학생들을 위한 The Comprehensive Assessment Program에서 진단과 치료의 기술뿐 아니라 반영하기와 자기자각 능력을 또한 강조한다. 학생들은 이것이 의과대학 경력 중 가장 격식적인 부분 중의 하나라고 지속적으로 말을 하는데 나에게는 학생들이 자신들을 좀 더 깊이 알기를 바란다는 희망을 주었다. R. M. Epstein et al., "Comprehensive Assessment of Professional Competence: The Rochester Experiment," Teaching and Learning in Medicine 16(2) (2004): 186-96.

20. Epstein, “Mindfulness Practice.”

21. M. C. Beach et al., “A Multicenter Study of Physician Mindfulness and Health Care Quality,” Annals of Family Medicine 11(5) (2013): 421–28. Beach는 다음과 같은 항목이 들어있는 표준적인 마음챙김 조사를 통하여 의사들의 마음챙김을 평가하였다. “길을 가다가 경험하는 것에 주의를 기울이지 않고 빨리 걸어가는 경향이 있다” “한 쪽 귀로 다른 것을 듣고, 동시에 다른 쪽 귀로 누군가 말하는 것을 듣고 있던 나 자신을 발견할 때가 있다” 또는 “만남 직 후에 그 사람의 이름을 자주 잊어 버린다.” 비록 자신의 마음챙김을 자기–평가한다면 이상하게 생각할 수도 있지만 조사는 무엇을 가장 마음챙김 행동으로 간주하고 명상을 좀 더 경험과 함께 연관시킬 수 있는지를 예측한다. P. Grossman, “On Measuring Mindfulness in Psychosomatic and Psychological Research,” Journal of Psychsomatic Research 64(4) (2008): 405–8.

22. 나는 Rochester에서 생각이 비슷한 동료 Dr. Mick Krasner를 발견하였다. 우리 둘은 Rochester에서 의사, 전공의, 학생 그리고 의학 교육자들을 위한 마음챙김 실습 워크샵과 세미나를 진두지휘했다. 6개 대륙에서 프로그램으로 꽃이 피어났다. 여러 기업들이 아이디어들이 실현되도록 도움을 주었다. The 1999 JAMA “Mindful Practice” 원고가 천 번이 넘게 의학 문헌에서 인용이 되었다.

23. 우리는 결과를 2009년 JAMA에서 출간했고, 2012년 Academic Medicine에서 추후 연구를 발표했다. H. B. Beckman et al., “The Impact of a Program in Mindful Communication on Primary Care Physicians,” Academic Medicine 87(6) (2012): 1–5; and M. S. Krasner et al., “Association of an Educational Program in Mindful Communication with Burnout, Empathy, and Attitudes among Primary Care Physicians,” JAMA 320(12) (2009): 1284–93.

24. 우리는 인격을 평가하는데 가장 널리 쓰고 있는 NEO 5–요인 척도를 사용하여 그들의 인격을 평가하였다. P. T. Costa and R. R. McCrae, “NEO PI–R: Professional Manual, Revised Neo Personality Inventory (NEO PI–R), and Neo Five–Factor Inventory (NEO–FFI)” (Odessa, FL: Psychological Assessment Resources, 1992); R. R. McCrae and P. T. Costa Jr., “Personality Trait Structure as a Human Universal,” American Psychologist 52(5) (1997): 509–16.

25. 2014년 University of Pennsylvania 연구에서 의사는 환자와의 관계성이 업무에서 가장 의미가 있고 보상을 주는 측면이 있다고 재차 확인하였다. 연구자들은 학생과 전공의에게 인도주의적으로 환자 치료를 하는 의사들의 예들을 확인하기 위해 질문하였다. 이 의사들은 겸손 같은 태도와 자기–성찰과 같은 습관들이 치유자로서의 효과와 소진의 감소에 기여한다고 보고하였다. C. M. Chou, K. Kellom, and J. A. Shea, “Attitudes and Habits of Highly Humanistic Physicians,” Academic Medicine 89(9) (2014): 1252–58.

26. A. Verghese, “Culture Shock–Patient as Icon, Icon as Patient,” New England Journal of Medicine 359(26) (2008): 2748–51.

27. 초기에 대중 건강과 증거중심 의학은 개인 환자의 관점과 필요 또는 치료 안내하는 알고리듬에 “가치”를 포함하는 정량적 모델의 발달을 무시하였다. 이 한계를 다행히도 증거중심 의학의 최근 개념에서 강조하였고, 지금은 환자 중심의 요소를 포함시켰다. D. Bassler et al., “Evidence–Based Medicine Targets the

Individual Patient. Part 2: Guides and Tools for Individual Decision Making," ACP Journal Club 149(1) (2008): 2; V. M. Montori and G. H. Guyatt, "Progress in Evidence-Based Medicine," JAMA 300(15) (2008); 1814-16; and G. Guy et al., "Patients at the Center: In Our Practice, and in Our Use of Language," ACP Journal Club 140(1) (2004): A11-A12.

28. 나는 개인적으로 선과 위빠사나 명상을 경험하였다. 이들과 관상 수련은 각자의 경험, 초점의 배양, 그리고/또는 수용과 비판단적 태도에 대한 매 순간의 주의를 공통으로 하고 있다. 중요한 특성은 헌신, 일관성, 인내심 그리고 지역사회 감각이 있다. 보다 자세한 내용은 11장과 부록을 보시오.

2장. 주의집중

1. 이 글은 고인이 된 위대했던 미국 야구 영웅이며 철학자인 Yogi Berra에서 인용하였다.
2. 그의 암전문의는 한 달 일찍 진단을 받았더라도 결과는 같았을 것이라고 우리에게 확언을 주었다. 그러나 슬프게도, Emil은 잘 지내지 못했다.
3. 이 관찰이 지금은 The Invisible Gorilla라는 베스트셀러 책의 제목이 되어 깊이있게 현상을 탐구한다. C. Chabris and D. Simons, The Invisible Gorilla: How Our Intuition Deceive Us (New York: Crown, 2011). 비디오는 http://www.youtube. com/watch?=47LCLoidJh4에서 보시오.
4. 고릴라는 검게 보이는 폐의 우측 상부에 있다. T. Drew, M. L. Vo, and J. M. Wolfe, "The Invisible Gorilla Strikes Again: Sustained Inattentional Blindness in Expert Observers," Psychological Sc-ience 24(9) (2013): 1848-53.
5. 나는 왜 다른 사람들이 말을 하지 않았는지 잘 모른다. 아마도 그들이 알아차리지 못했거나, 외과의사의 반응을 두려워했다.
6. J. S. Macdonald and N. Lavie, "Visual Perceptual Load Induces Inattentional Deafness," Attention, Perception, and Psychophysics 73(6) 2011: 1780-89.
7. D. Kahneman, Thinking, Fast and Slow (New York: Farrar, Straus and Girousx, 2013).
8. the Accrediation Council for Graduate Medical Education의 전임 회장인 David Leach에게 감사들 드린다. 그는 의료 행위의 맥락에 맞춰 아리스토텔레스의 철학을 지지해주는 개념과 논리를 나에게 소개시켜 주었다. 전문가가 단지 경험한 것 보다 어떻게 나은지를 이해시켜 주었다. Bereiter and M. Scardamalia, Surpassing Ourselves: An Inquiry into the Nature and Implications of Expertise (Chicago: Open Court, 1993).
9. W. Levinson, R. Gorawar-Bhat, and J. Lamb, "A Study of Patient Clues and Physician Responses in Primary Care and Surgical Settings," JAMA 284(8) (2000): 1021-27; and A. L. Suchman et al., "A Model of Empathic Communication in the Medical Interview," JAMA 277(8) (1997):678-82.

10. D. S. Morse, E. A. Edwardsen, and H. S. Gordon, "Missed Opportunities for Interval Empathy in Lung Cancer Communication," Archives of Internal Medicine 168(17) (2008): 1583–58.
11. 의사 결정에 있어 감정의 기여에 대한 토의는 6장에서 더 다루고 있다.
12. 의사들은 연구 참여자에게 동의서와 다음 해에 두 장의 "알리지 않은 표준화된 환자"라고 보여주는 동의서를 제공하였다. R. M. Epstein et al., "Could This Be Something Serious?" Reassurance, Uncertainty, and Empathy in Response to Patients' Expressions of Worry, Journal of General Internal Medicine 22(12) (2007): 1731–39; and D. B. Seburn et al., "Physician Responses to Ambiguous Patient Symptoms," Journal of General Internal Medicine 20(6) (2005): 525–30.
13. R. M. Epstein et al., "Awkward Moments in Patient–Physician Communication about HIV Risk," Annals of Internal Medicine 128(6) (1998): 435–42.
14. 의료에서 환자–임상의 의사소통과 관계성에 대한 최근의 리뷰가 있다. J. M. Kelly et al., "The Influence of the Patient–Clinician Relationship on Healthcare Outcomes: A Systematic Review and Meta-analysis of Randomized Controlled Trials," PLoS ONE 9(4) (2014).
15. R. J. Baron, "An Introduction to Medical Phenomenology: I Can't Hear You While I'm Listening," Annals of Internal Medicine 103(4) (1985): 606–11.
16. 철학자 Michael Polanyi는 보조적인 알아차림이란 용어를 만들었다. 꼭 필요할 때 늦출 수 있는 능력에 대한 전제조건이다. 자동적인 집중은 외사의사 Carol–Anne Moulton과 내과의사 Annie Leung가 기술하였다. M. Polanyi, The Tacit Dimension (Gloucester, MA: Peter Smith, 1983); and A. S. O. Leung, R. M. Epstein and C.–A. Moulton, "The Competent Mind: Beyond Cognition," in The Question of Competence, eds. B. D. Hodges and L. Lingard (Ithaca and London: Cornell University Press, 2012), chap. 7, 155–76.
17. D. D. Salvucci, N. A. Taatge, and J. P. Borst, "Toward a Unified Theory of the Multitasking Continuum: From Concurrent Performance to Task Switching, Interruption, and Resumption," Proceedings of ACM CHI 2009 Conference on Human Factors in Computing System–Understanding UI2 (2009): 1819–28.
18. 직접적으로 문제와 관련되지 않은 관계성 없는 인지적 부하에 대하여 관계성 인지 부하를 다루는 교육과 심리학의 많은 문헌들이 있다. J. Sweller, "Cognitive Load During Problem Solving: Effects on Learning," Cognitive Science 12(2) (1988): 257–85; N. W. Mulligan, "The Role of Attention during Encoding in Implicit and Explicit Memory," Journal fo Experimental Psychology: Learning, Memory, & Cognition 21(1) (1998): 27–47; and C. Stangor and D. McMillan, "Memory for Expectancy–Congruent and Expectancy–Incongruent Informantion," Psychological Beulletin 111(1) (1992): 42–61. 그리고 어떻게 태도와 동기가 이런 효과를 무효로 만들고 일관성 없는 자료를 알아보는지에 대한 좀 더 미묘한 차이를 이해하기 위해서는 J. W. Sherman, F. R. Conrey, and C. J. Groom, "Encoding Flexibility Revisited: Evidence for Enhanced Encoding of Stereotype–Inconsistent Information under Cognitive Load," Social Cognition 22(2) (2004): 24–32.를 보시오.

19. 하향식 또는 상향식 주의에 대한 좀 더 자세한 탐구를 위해서는 M. Corbetta and G. L. Shulman, "Control of Goal-Directed and Stimulus-Driven Attention in the Brain," Nature Review Neurscience 3(3) (2004): 214-32.를 보시오.

20. 발진은 위험하지 않은 바이러스 질환에 흔하지만 어떤 종류는 홍역, 뇌막염 또는 몇 가지 약물 반응으로 심각한 징후로 있다.

21. 오른쪽 두정엽의 네트워크와 우측으로의 편향화에 대한 구조와 기능에 대한 토의는 Corbetta와 Shulman의 "Control of Goal-Directed"를 보시오. 오른쪽-왼쪽의 대뇌 반구 차이는 대중화된 신경과학에 의해 종종 너무 단순화 되었다. 현재의 연구는 차이보다는 더 많은 유사한 기능을 가지고 있음을 제시하지만 분명히 어떤 기능의 장애는 국소화 되었있다. 예를 들어, 우울증은 왼쪽보다는 오른쪽 전전두엽의 과다한 활성과 관련이 있다. 그러나 오른쪽의 뇌졸중은 결함을 의식을 하지 못하는 경향이 있다는 등이다.

22. Bereiter and Scardamalia, Surpassing Ourselves를 보시오.

23. 모든 중요한 일에 주의를 하는 것은 항상 가능하지 않다. 또한 응급 상황 같은 어떤 경우에는 바람직하다.

24. 심리학자들은 "변화 맹시"로써 점진적인 또는 기대하지 않는 이미지의 변화를 알아차리지 못한다고 기술하였다. http://www.youtube.com/watch?=1nL5sulWMYc를 보시오.

25. 약물 경고는 의사가 일하는 날 8분에서 10분 간격으로 평균 63번 일어난다. A. L. Russ et al., "Prescribers' Interaction with Medication Alerts at the Point of Prescribing: A Multi-method, In Situ Investigation of the Human-Computer Interaction," International Journal of Medical Informatics 81(4) (2012): 232-43.

26. 출처의 근원은 K. Maue, Water in the Lake: Real Events for the Imagination (New York: Harper & Row, 1979)이다. Ken Maue는 1970년대에 Wesleyan University에서 가르쳤고, 일반인이 주의를 가져오도록 만들어주는 번뜩이는 방식은 놀라웠다. 아방가드로(avant-garde, 역자 주: 실험적 성격이 짙은 전위예술) "부분들"로 훈련을 받은 음악가는 환경의 소리에 대한 관심이 점차 줄어들고 "음악"으로 더욱 경험하게 되었다. 그의 부분들은 우리가 알아차리는 능력을 형상화하는 격식적인 관상 수련과 유사하게 내적인 생활을 드러나게 한다. 부분들은 우리의 알아차리는 능력을 조각처럼 뚜렷하게 새겨준다.

27. 오류가 전혀 없는 지각에 대한 생각은 출처를 찾기 어렵다. 이 개념은 서양과 불교 철학 모두에 있었는데, 불교 철학은 경험 연구에 의해 굳어졌다. 불교 철학은 지각을 포함한 모든 것들이 공하며, 명상을 통해서 의미, 판단 그리고 편견을 제거하여 있는 그대로를 보도록 한다. F. J. Streng, Emptiness: A Study in Religious Meaning (Nashville, TN: Abingdon Press, 1967)를 보시오. Francis Bacon(1605)은 오류가 전혀 없는 지각으로 세상을 있는 그대로 볼 필요가 있다고 주장하였다. "자연의 사실에 시선을 지속적으로 고정하고 단순히 있는 그대로 이미지를 받아들이라."고 했다. Nietzche는 "짜라스트라우스는 이렇게 말했다"에서 지각을 물들이게 하는 욕망과 소망이 있을 때, 이런 가능성은 없다고 논박하였다. Anaïs Nin(역자 주: 프랑스-미국 작가로 '북회귀선' 등을 썼다.)는 "그들이 있는 그대로를 보는 것이 아니라, 우리가 보는 식으로 그들을 본다."라며 자주 인용되는 문장에서 반영을 시켰다. A. Nin, The Diary of Aaïs Nin, 1939-1944(New York: Harcourt, Brace & World, 1969)를 보시오. 오류가 전혀 없는 지각의 결여는 T.D.Wilson, Strangrs to Ourselves: Discovering the Adaptive Unconscious (Cambridge, MA:

Belknap Press of Harvard University Press, 2002)에서 보여주었듯이 암묵적(무의식적) 편향과 상동적 태도를 사용하는 사회 심리학에서 반복적으로 확립되어져 있다. 의학에서 이런 편향들은 임상적인 결정에 영향을 준다. A.R.Green et al., "Implicit Bias among Physicians and Its Prediction of Thrombolysis Decisions for Black and White Patients," Journal of General Internal Medicine 22(9) (2007): 1231–38을 보시오. Jerry Kang은 TEDx에서 이 원칙을 분명히 말하였다. http://thesituationist.wordpress.com/2014/02/01/immaculate-perception를 보시오. 이 책에서 나는 자기자각을 통해 정상적으로 알아차림의 수준 아래에 있는 이런 과정들에 접근하는 것이 가능하다고 제안을 한다.

28. 대본은 훈련하는 동안 배워지는 임상적 시나리오의 프로토타입에 기초한 정신 이야기들을 내부에 지니고 있다. B. Charlin et al., "Scripts and Clinical Reasoning," Medical Education 41(12) (2007): 1178–84.

29. 캐나다 응급의학과 의사인 Patrick Croskerry는 "반응에 대한 인지적 기질"로 임상적 결정에 영향을 주는 내재적 편향을 기술하였다. J. E. Groopman, How Doctors Think (New York: Houghton Mifflin, 2007)에 기술이 잘 되어있다. Croskerry는 편향, 상동적 태도 그리고 잘못 적용된 발견적 학습에 대해 지난 15년간 잘못된 귀인, 지나친 자신감 그리고 미숙한 종결에서 오는 십 여개의 출처에 대한 윤곽을 보여주었다. 대부분은 알아차리는 수준이 부족해서 일어난다. 좀 더 읽기를 원하면 다음을 보시오. P. Croskerry and G. Norman, "Overconfidence in Clinical Decision Making," American Journal of Medicine 121(5) (2008): S24–S29; P. Croskerry and G. R. Nimmo, "Better Clinical Decision Making and Reducing Diagnostic Error," Journal of the Royal College of Physicians of Edinburgh 41(2) (2011): 155–62; P. Croskerry, A. A. Abbass, and A. W. Wu, "How Doctors Feel: Affective Issues in Patients' Safety," Lancet 372(9645) (2008): 1205–6; P. Croskerry, "The Importance of Cognitive Errors in Diagnosis and Strategies to Minimize Them," Academic Medicine 78(8) (2003): 775–80; P. Croskerry, "Clinical Cognition and Diagnostic Error: Applications of a Dual Process Model of Reasoning," Advances in Health Sciences Education 14(1) (2009): 27–35; and P. Croskerry, "From Mindless to Mindful Practice—Cognitive Bias and Clinical Decision Making," New England Journal of Medicine 368(26) (2013): 2445–48.

30. 일련의 연구 실험을 Mohanty's lab.에서 시행하여 이런 관찰을 확인시켜주었다. A. Mohanty et al., "Search for a Threatening Target Triggers Limbic Guidance of Spatial Attention," Journal of Neuorscience 29(34) (2009): 10563–72; and A. Mohanty and T. J. Sussman, "Top-Down Modulation of Attention by Emotion," Frontiers in Human Neuroscience 7 (2013): 102.

31. 의료에서 상동적 태도는 분명히 개인적인 환자의 행동을 넘어서 인종, 민족, 성, 성적 지향, 습관, 비만, 생활양식의 선택 그리고 질병을 포함한다. 나는 이것을 이 책의 후반부에서 자세하게 논의할 것이다.

32. 피부과 의사 Neil Prose는 비슷한 상황에 대하여 환자의 심리적 고통은 피부보다 깊이 볼 때 분명해진다고 기술하였다. N. Prose, "Paying Attention," JAMA 283(21) (2000):2763를 보시오.

33. Carol-Anne Moulton는 이런 특질을 "자동성 주의"라고 불렀다. C.-A. Moulton et al., "Slowing Down When You Should: A New Model of Expert Judgment," Academic Medicine RIME: Proceedings of the Forty-Sixth Annual Conference 82(10) (2007): S109–S116을 보시오.

3장. 호기심

1. 이번 장 내용의 일부는 내가 Larry Dyche와 저술했던 문헌으로부터 인용하였다. L. Dyche and R. M. Epstein, "Curiosity and Medical education," 45(7)(2011): 663–68. 또한 D. E. Berlyne, "Novelty and Curiosity as Determinants of Exploratory Behaviour," British Journal of Psychiatry 41(1–2)(1950): 68–80을 보시오.

2. Erich Leowy의 내용을 F. T. Fitzgerald, "Curiosity," Annals of Internal Medicine 130(1)(1999): 70–72.에서 재인용하였다.

3. 여기서 나는 인격의 5 요인 모델을 참조 하였다. R. R. McCrea et al., "Nature over Nurture: Temperament, Personality and Life Span Development," Journal of Personality and Social Psychology 78(1)(2000): 173–86.

4. 의학에서의 불확실성과 불확실성에 대한 의사들의 반응들은 Renee Fox의 1959년의 독창적인 책 이후로 심도 있게 탐구되어져 왔다. 여기서는 관점만 선별한다. 광범위한 참고를 하기에는 지면상 여의치 않다. R. Fox, Experiment Perilous: Physicians and Patients Facing the Unkown(Glencoe, IL:Free Press, 1959); J. P. Kassirer, "Our stubborn Quest for Diagnostic Certainty: A Cause of Excessive Testing," New England Journal of Medicine 320(22)(1989): 1489–91; F. Borrell–Carrió and R. M. Epstein, "Preventing Errors in Clinical practice: A Call for Self–Awareness," Annals of Family Medicine 2(4)(2004): 310–16; G. Gillett, "Clinical Medicine and the Quest for Certainty," Social Science ε Medicine 58(4)(2004): 727–38; K.J.Volz and G. Gigerenzer, "Cognitive Processes in Decisions under Risk are not the same as in Decisions under Uncertainty," Frontiers in Decision Neuroscience 6(105)(2012): 1–6; R. M. Epstein, B. S. Alper, T. E. Quill, "Communicating Evidence for participatory Decision making," JAMA 291(19)(2004): 2359–66; R. M. Epstein et al., "'Could this be something serious?' Reassurance, Uncertainty and Empathy in response to Patients' Expressions of Worry," Journal of General Internal Medicine 22(12)(2007): 1731–39; M. S. Gerrity, R. F. DeVellis and J. A. Earp, "Physicians' Reactions to Uncertainty in Patient Care: New Measure and New Insights," Medical Care 28(8)(1990): 724–36; G. H. Godon, S. K. Joos, and J. Byrne, "Physician Expressions of Uncertainty during Patient Encounters," Patient Education ε Counseling 40(1)(2000): 59–656; C. G. Johnson et al., "Dose Physician Uncertainty Affect Patient Satisfaction?," Journal of General Internal Medicine 3(2)(1988): 144–49; J. Ogden et al.,"Doctors' Expressions of Uncertainty and Patient Confidence," Patient Education& Counseling 48(2)(2002): 171–76.

5. Fitzgerald, "Curiosity"

6. 1912년 타이타닉 호는 처녀항해에서 빙산과 충돌하여 승선자의 대다수가 사망하였다.

7. 그냥 호기심 때문에 나의 진료 기록을 확인하였다. 거기에 30가지 문제 목록이 있었는데 대부분 수십 년 전에 이미 해결되었던 문제들이었다. 그 중 2가지 문제만이 실제로 현재 나의 건강과 연관이 되었다.

8. E. Baumgarten, "Curiosity as a Moral Virtue," International Journal of Applied Philosophy 15(2) (2001): 23–42; J. Halpern, From Detached Concern to Empathy: Humanizing Medical Practice (Oxford: Oxford University Press, 2001); Institute of Medicine, Crossing the Quality Chasm: A new Health system for the 21st Centry (Washington, DC: National Academies Press, 2001); R. P. Epstein et al., "Measuring Patient–Centered Communication in Patient–Physician Consultations: Theoretical and Practical issues," Social Science ε Medicine 61(7)(2005): 1516–28; C. M. Chou, K. Kellom and J. A. Shea, "Attitudes and Habits of Highly Humanistic Physicians," Academic Medicine 89(9)(2014): 1252–58.

9. M. Polanyi, "Knowing and Being, The logic of Tacit Inference," in Knowing and Being: Essays by Michael Polanyi, ed. M. Grene (Chicago: University of Chicago Press, 1974), chaps. 9 and 10, 123–58; and M. Polanyi, Personal Knowledge: Towards a Post–Critical Philosophy (Chicago: University of Chicago Press, 1974).

10. V. E. Reyna, "A Theory of Medical Decisions Making and Health: Fuzzy Trace Theory," Medical Decisions Making 28(6)(2008): 850–65.

11. 전문가들 진료에 있어서 능숙한 직관에 관한 흥미로운 논의들에 대해 아래를 보시오. M. C. Price, "Intuitive Decision on the Fringes of Consciousness: Are they Conscious and Does it Matter?," Judgement and Decision Making 3(1)(2008): 28–41; V. E. Reyna and F. J. Lloyd, "Physicians Decisions Making and Cardiac Risk: Effects of Knowledge, Risk Perception, Risk Tolerance, and Fuzzy Processing," Journal of Experimental Psychology: Applied 12(3)(2006): 179; and D. Kahneman and G. Klein, "Conditions for Intuitive Expertise: A Failure to Disagree," American Psychologist 64(6)(2009): 515–26.

12. 바디 스캔은 눕거나 앉아서 할 수 있으며 서있는 자세로도 할 수 있다. 방법은 간단하다. 당신이 스스로 하기를 원한다면 인터넷에서 쉽게 가이드를 받을 수 있다. http://www.urmc.rochester.edu/family-medicine/mindful-practice/curricula-materials/audios.aspx 이 사이트에서 음성으로 녹음된 바디스캔 가이드를 받을 수 있다.

13. 이 이야기에 대하여 Laura Hogan에 감사를 드린다.

14. E. J. Langer, The Power of Mindful learning (Reading, MA:Perseus Books, 1997); G.C. Spivak, L. E. Lyons and C. G. Franklin, "'On the Cusp of Personal and the Impersonal': An Interview with Gayatry Chakravorty Spivak," Biography 27(1)(2004): 203–21.

15. 4장과 6장에서 의심과 불확실성에 대해 좀 더 다룬다.

16. J. Greenberg and N. Meiran, "Is Mindful Meditation Associated with 'Feeling less'?," Mindfulness 5(5)(2014): 471–76.

17. C. R. Horowitz et al., "What do doctors find Meaningful about Their Work?" Annals of Internal Medicine 139(8)(2003): 772–75.

18. T.B. Kashdan et al., "Curiosity Enhances the Role of Mindfulness in Reducing Defensive Responses to Existential Threat," Personality and Individual Differences 50(8)(2011): 1227-32; C. P. Niemiec et al., "Being Present in the face of Existential Threat: The Role Mindfulness in Reducing Responses to Mortality Salience," Journal of Personality and Social Psychology 99(2)(2010): 344-65.

19. C. Kidd and B. Y. Hayden, "The Psychology and Neuroscience of Curiosity," Neuron 88(3)(2015): 449-60.

20. J. Gottlieb et al., "Information-seeking, Curiosity, and Attention: Computational and Neural Mechanisms," Trends in Cognitive Sciences 17(11)(2013): 585-93.

21. 도파민은 인간과 동물에서 탐구적 행동을 유발시키며 기억과 지능에도 영향을 미치고 있다. 전전두엽 피질에서 작업적 결정 기능, 충동 조절과 다른 인지 과정들을 수행하고 있는데, 여기서 특별히 D4수용체가 매우 강하게 표현되고 있다. Catechol-O-methyltransferase는 도파민과 다른 신경전달 물질을 파괴시키는 효소인데 이 또한 전전두엽 피질에서 활성화 되어 있다. 그러므로 최근의 모델에서는 도파민 D4수용체와 COMT의 유전자 둘 다 호기심에 영향을 주는 것으로 되어 있다. R. P. Epstein et al., "Dopamine D4 receptor(D4DR) Exon III Polymorphism Associated with the Human Personality Trait of Novelty Seeking," Nature Genetics12(1)(1996): 78-80; C. G. DeYoung et al., "Sources of Cognitive Exploration: Genetic variation in the Prefrontal Dopamine System Predicts Openness/Intellect," Journal of Research in Personality 45(4)(2011): 364-71.

22. 여기 그리고 이 책의 어느 곳에서도 과도하게 단순화 시키고 있는 것에 용서를 구한다. 복합적인 다차원적 생물학적 과정들은 복합적 조절 기전을 가지고 있다. 경이로운 상호연결을 발견적 가치를 위해서 통합을 시켰지만 너무 축소시키게 되었다. 특히, 사회적 후성유전학은 과학 발달의 과정에서는 아직 신생아 수준에 있다. 그러나 사회적 환경은 유전자 표현에 영향을 미친다는 기본적인 원칙에 대해 어떻게 이것이 일어나는지에 대한 자세한 사항들을 의심할 것 없이 근본적으로 검토함으로써 지속적으로 입증해 나갈 것이다.

23. Dyche and Epstein, "Curiosity and Medical education"; L. K. Michaelson, A. B. Knight and D. Flink, Team-based Learning: A Transformative Use of Small Groups (New York: Praeger Publishing,2002).

24. P. Fonagy et al., Affect Regulation, Mentalization, and the Development of Self (New York: Other Press, 2002); D. W. Winnicott, The maturational Processes and the Facilitating Environment (Madison, CT: International University Press, 1965).

25. E. J. Langer, Mindfulness (Reading, MA: Addison-Wesley, 1989); Langer, power of Mindful learning; D. A. Schon, The reflective Practitioner (New York:Basic Books,1983); N. H. Leonard and M. Harvey, "Curiosity, Mindfulness and learning Style in the Acquisition of Knowledge by Individuals/Organisations," International Journal of Learning and Intellectual Capital 4(3)(2007): 294-314; J. P. Fry, "Interactive Relationship between Inquisitiveness and Student Control of Instruction," Journal of Educational Psychology 68(5)(1972): 459-65; B. Roman and

Kay, "Fostering Curiosity: Using the Educator–Learner Relationship to Promote a Facilitative Learning Environment," Psychiatry:Interpersonaland Biologic Processes 70(3)(2007): 205–8.

26. 성인기에 가족과 친구들에 대한 애착은 작업 환경에 있어서 호기심과 탐색활동에 대해 영향을 준다. 나에게 지지적이지 않은 환경 속에 있는 사람들은 그들의 가족이나 친구들과의 관계로부터 독점적으로 지지를 이끌어 내려는 노력을 하게 된다. 그렇지만 가족과 친구들은 의사들이 직면하는 어려운 상황과 아프다는 이야기에 금방 싫증나게 되고 만다. A. J. Elliot and H. T. Reis, "Attachment and Exploration in Adulthood," Journal of Personality and Social Psychology 85(2)(2003): 317–31.

27. E. R. Kandel, "A New Intellectual Framework for Psychiatry," American Journal of Psychiatry 155(4)(1998):457–69.

4장. 초심자의 마음: 진료에서의 선

1. S. Suzuki, Zen Mind, Beginner's mind (New York: Weatherhill, 1980).

2. Suzuki Roshi는 내가 샌프란시스코에 도착하기 3년 전에 이미 사망했으나 초심자의 마음에 대한 그의 가르침은 그대로 그 센터의 수행 지침서로 남아 있다.

3. Stewart와 Hubert Dreyfus는 숙련가들은 어떻게 이 방법을 받아들이는지 이해하기 위해 체스 플레이어들과 다양한 영역의 전문가들을 관찰 하였다. 그들은 초심자, 발전된 초심자, 숙련자, 능통자 그리고 전문가와 나중에 마스터 수준을 더 첨가 하는 각 단계의 모델을 만들어 냈다. H. L. Dreyfus, On the Internet (Thinking in Action) (New York: Routledge, 2001)

4. C. G. Shields et al., "Pain Assessment: The Roles of Physician Certainity and Curiosity," Health Communication 28(7)(2013): 740–46.

5. M. Hojat et al., "The Devil Is in the Third Year: A Longitudinal Study of Erosion of Empathy in Medical School," Academic Medicine 84(9)(2009): 1182–91 .

6. 대만의 한 연구팀이 일련의 신경영상 연구를 통해 어떻게 이것이 일어날 수 있는지에 대한 실마리를 제공하였다. 연구자들은 한 세트의 간단한 비디오를 준비하였는데 여기서 한 그룹의 배우들에게는 Q–tip으로 다른 그룹에서는 침을 이용하여 자극을 했다. 그들은 이 비디오를 실제로 침을 시술하는 의사들에게 보여 주었다. 대조 집단에서는 나이나 교육수준이 비슷한 비임상가들이었다. 의사와 비임상가들의 대뇌 활성도를 처음에 MRI 스캐닝으로 시작하여 자기뇌파검사(MEG), 뇌파(EEG) 등 다양한 기능적 신경영상 기술을 이용하여 모니터함으로써 어떻게 의사의 전문지식이 다른 사람의 통증을 지각하는 방법을 조율하고 있는지 알아보기 위해 시행되었다. 침을 맞는 환자들을 Q–tip에 자극된 사람들과 비교해서 보는 장면들이 비전문가에 있어서 감정적 공명과 공감을 반영하고 있는 대뇌의 감각과 감정 전달 부위의 반응을 유발한다는 증거를 보여 주었다. 그렇지만 의사–침술사에서는 이런 대뇌의 영역들은 활성화 되지 않았고 그 대신에 대뇌의 다

른 부위가 활성화 된 것을 볼 수 있었다. 특히 감정 조절과 환자의 경험에 대해 인지적으로 이해하는 영역이 활성화 되었다. 감정적 공명은 이루어지지 않았다. 이것은 소위 마음이론이라고 부른다. 그들의 성장된 전문지식은 세상을 다르게 볼 수 있도록 이끌고 있다. 이러한 능력은 질병을 각 질환의 범주로 나누고 감정을 조절 하는 훌륭한 진료의 기본이 되고 있다. 그러나 불필요한 불균형도 있으며 그렇게 할 필요가 없다. 우리는 기술적인 전문지식과 인간적인 이해 둘 다를 가질 수 있다. J. Decety, C. Y. Yang, and Y. Cheng, "Physicians Down-Regulate Their Pain Empathy Response: An event-Related Brain Potential study," Neuroimage 50(4) (2010): 1676-82; and Y. Cheng et al., "The perception of Pain in others Suppresses Somatosensory Oscillations: A Magnetoencephalography Study," Neuroimage 40(4) (2008): 1833-40.

7. P. Goldberg, The intuitive edge: Understanding and Developing Intuition (Los Angeles: J. P. Tarcher, 1983).

8. Karl Ditters von Dittersdorf는 아주 존경받는 18세기 작곡가인데 그의 음악은 하이든, 모차르트나 바흐의 영감 없이도 흠잡을 데 없고 알기 쉬웠다.

9. P. Croskerry "From Mindless to Mindful Practice-Cognitive Bias and Clinical. Decision Making," New England Journal of Medicine 368(26)(2013): 2445-48.

10. 원천은 F. S. Fizgerald, "The Crack Up," in The Crack up ed. E. Wilson (New York: New Directions, 1945)이다. 그렇지만 이 사상은 새로운 것이 아니다. John Keats라는 시인은 창조성은 속박하고 있는 철학을 거부하고 절대적인 진리와 신비로움과 의심을 탐구함으로서 나온다고 생각하였다. Keats는 John Dewey 같은 실용주의 철학자에게 영향을 끼쳤는데 아마도 Fizgerald에게도 역시 영향을 미쳤다.

11. 이러한 인용은 Einstein의 덕분으로 생각하고 있으나 근원은 결코 밝혀지지 않았으며 많은 다른 사람들도 이와 비슷한 관찰을 하고 있었다.

12. 이러한 선에 관한 이야기들은 많은 곳에서 인용되어 지고 있으나 원래는 고전을 번역하여 K. Yamada, The Gateless gate: The Classic book of Koans(New York: Simon& Schusyer, 2005)으로 현재 사용하고 있다.

13. G. Fronsdal이 이야기 한 것에 의한다. "Not-Knowing," http://www.insightmeditation center.org/books-articles/articles/not-knowing.

14. L. Festinger, "Cognitive Dissonance" Scientific American 207(4)(1962): 93-107

15. J. E. Groopman의 책에서 의사들이 진단할 때 그들 자신을 속일 수 있는 여러 가지 방법들에 대해 다루어 놓았다. How doctors think (New York: Houghton Mifflin, 2007).

16. G. E. Simon and O. Gureje, "Stability of Somatization Disorder and Somatization symptoms among Primary Care Patients," Archives of General Psychiatry 56(1)(1999):90-95.

17. 이 이야기는 P. Reps와 N. Senzaki의 책을 포함해서 여러 곳에서 근원을 찾을 수 있다. Zen Flesh, Zen Bones: A collection of Zen and pre-Zen writings (Claredon, VT: Tuttle Publishing, 1998).

18. D. J. Levitin, The organized Mind: Thiking straight in the age Information overload(New York: Dutton Adult, 2014); Croskerry, "From Mindless to Mindful Practice"; P. Croskerry and G. Norman, "Overconfidence in clinical Decision Making," American Journal of Medicine 121(5) (2008): S24–S29; P. Croskerry, "The Importance of Cognitive Errors in diagnosis and strategies to Minimize Them," Academic Medicine 78(8)(2003): 775–80.

19. J. Dewey, Experience and Nature (New York: Dover, 1958).

20. 허술한 범주와 그들의 철학적인 실용주의적인 함축된 의미에 대한 설득력 있는 논의들은 W. James, Pragmatism (Cambridge, MA: Harvard University Press, 1975)을 보라. 공에 대한 불교적 관점들은 F. J. Streng의 저술을 참조 하라. Emptiness : A Study in Religious Meaning (Nashville, TN: Abingdon Press, 1967).

21. C. Barks, The Essential Rumi (London: Castle Books,1997).

22. G. Norman and M. Young, L. Brooks, "Non–Analytical Models of Clinical Reasoning: The Role of Experience," Medical Education 41(12)(2007): 1140–45.

23. T. J. Kaptchuk, The Web that has no Weaver: Understanding Chinese Medicine (New York: Congdon & Weed, 1983).

24. J. Greenberg, K. Reiner and N. Meiran, "Mind the Trap: Mindfulness Practice Reduce Cognitive Rigidity," PLoS ONE 7(5)(2012):e36206.

25. 이와 같은 중재는 의사 수련 프로그램에서처럼 같은 요소들을 많이 가지고 있었다.

26. J. Connelly, "Being in The Present Moment: Developing the Capacity for Mindfulness in Medicine," Academic Medicine 74(4)(1999):420–24.

27. D. A. Schön, Educating the Reflective Practitioner (San Francisco: Jossey–Bass, 1987).

5장. 현존

1. 철학자 Michel Foucault는 "임상적 시선"에 대해서 기술하였다. 이는 평범한 사회적 상호작용과는 대조적이며, 특히 병원 환경에서 환자를 객관화하고 그들이 영향력을 행사할 수 없도록 하는 것이다. 다음을 보라. M. Foucault, The Birth of the Clinic: An Archaeology of Medical Perception (New York: Random House, 1994). 철학자 Emmanuel Levinas는 원칙, 말, 생각보다 다른 사람의 얼굴을 이해하는 것을 통해 어떻게 윤리적 행동이 시작되는지를 기술하였다. 건강 관리 분야에서 Levinas의 직접적인 윤리적 의무에 대해 좀 더 알고 싶다면 다음을 보라. R. Naef, "Bearing Witness: A Moral Way of Engaging in the Nurse–Person Relationship," Nursing Philosophy 7(3)(2006): 146–56; P. Komesaroff, "The Many Faces of the clinic: A Levinasian View," in Handbook of Phenomenology and Medicine, ed. S. K. Toombs

(Dordrecht, Netherlands: Kluwer Academic Publishers, 2001), 317–30; and J. V. Welie, "Towards an Ethics of Immediacy: A Defense of a Noncontractual Foundation of the Care Giver–Patient Relationship," Medicine, Health Care, and Philosophy 2(1)(1999): 11–19.

2. A. L. Suchman and D. A. Matthews, "What Makes the Patient–Doctor Relationship Therapeutic? Exploring the Connexional Dimension of Medical Care," Annals of Internal Medicine 108(1)(1988): 125–30.

3. M. K. Marvel et al., "Soliciting the Patient's Agenda: Have We Improved?," JAMA 281(3)(1999): 283–87.

4. 나는 Steve McPhee, M.D.에게 감사한다. 그는 관대하게도 현존에 대한 자신의 생각과 Harper 및 Marcel 과의 작업을 통한 영감을 나와 공유해주었다. 다음을 보라. R. Harper, On Presence: Variations and Reflections (Philadelphia: Trinity Press International, 1991).

5. 관찰하는 자기에 대한 개념은 교육적, 정신분석적, 철학적, 그리고 더욱 최근에는 신경과학적 관점으로부터 접근되어지고 있다. 여기에 몇 가지 참고 문헌이 있다. M. Epstein, Thoughts without a Thinker: Psychotherapy from a Buddhist Perspective (New York: Basic Books, 1995); R. M. Epstein, D. J. Siegel, and J. Silberman, "Self–Monitoring in Clinical Practice: A Challenge for Medical Educators," Journal of Continuing Education in the Health Professions 28(1)(2008): 5–13; and B. J. Baars, T. Z. Ramsoy, and S. Laureys, "Brain, Conscious Experience and the Observing Self," Trends in Neurosciences 26(12)(2003): 671–75.

6. J. E. Connelly, "Narrative Possibilities: Using Mindfulness in Clinical Practice," Perspectives in Biology and Medicine 48(1)(2005): 84–94; J. Coulehan, "Compassionate Solidarity: Suffering, Poetry, and Medicine," Perspectives in Biology and Medicine 52(4)(2009): 585–603; J. L. Coulehan, "Tenderness and Steadiness: Emotions in Medical Practice," Literature and Medicine 14(2)(1995): 222–36; and R. Charon, "Narrative Medicine: Form, Function, and Ethics," Annals of Internal Medicine 134(1)(2001): 83–87.

7. 이 이야기는 다음의 문헌에서 다루어졌으며, 인용 허가를 받았다. R. M. Epstein, "Making the Ineffable Visible," Families, Systems, & Health 33(3)(2015): 280–82.

8. K. J. Swayden et al., "Effect of Sitting vs. Standing on Perception of Provider Time at Bedside: A Pilot Study," Patient Education & Counseling 86(2)(2012): 166–71.

9. K. Zoppi, "Communication about Concerns in Well–Child Visits" (Ann Arbor: University of Michigan, 1994).

10. A. L. Back et al., "Compassionate Silence in the Patient–Clinician Encounter: A contemplative Approach," Journal of Palliative Medicine 12(12)(2009):1113–17; and J. Bartels et al., "Eloquent Silences: A Musical and Lexical Analysis of Conversation between Oncologists and Their Patients," Patient Education & Counseling (forthcoming, 2016).

11. C. Lamm, C. D. Batson, and J. Decety, "The Neural Substrate of Human Empathy: Effects of Perspective-Taking and Cognitive Appraisal," Journal of Cognitive Neuroscience 19(1)(2007): 42-58.

12. C. Barks, The Essential Rumi (London: Castle Books, 1997); and J. E. Connelly, "The Guest House (Commentary)," Academic Medicine 83(6)(2008): 588-89.

13. G. Riva et al., "From Intention to Action: The Role of Presence," New Ideas in Psychology 29(1)(2011): 24-37.

14. J. Leff et al., "Computer-Assisted Therapy for Medication-Resistant Auditory Hallucinations: Proof-of-Concept Study," British Journal of Psychiatry 202(6)(2013): 428-33.

15. 이렇게 마음이 관계적이라고 이해하는 것은 마음이 어떻게 작동하는지에 대한 예전의 개념으로부터 근본적으로 벗어난 것이다. Giuseppe Riva, 철학자 Evan Thompson, 그리고 신경과학자 Antonio Damasio 모두가 "마음"은 뇌, 신체, 그리고 세상 사이의 관계적 특성으로 나타나며, 자신에 대한 감각과 현존감이 체화된 확장된 마음으로부터 비롯된다고 하였다.

16. E. Thompson and M. Stapleton, "Making Sense of Sense-Making: Reflections on Enactive and Extended Mind Theories," Topoi 28(1)(2009): 23-30.

17. 상호주관적에 대해 좀 더 알고 싶다면, 나는 다음을 읽어보기를 제안한다. M. Buber, I and Thou (New York: Scribner, 1970); and N. Pembroke, "Human Dimension in Medical Care: Insights from Buber and Marcel," Southern Medical Journal 103(12)(2010): 1210-13.

18. 내가 이전에 언급했던 것처럼, 이 기술은 서로의 경험들을 이해하기 위해 자기 자신과 타인 사이를 충분히 식별할 수 있을 때 오직 "작동한다". 그렇지 않으면 공유된 망상으로 붕괴된다.

19. D. B. Baker, R. Day, and E. Salas, "Teamwork as an Essential Component of High-Reliability Organizations," Health Services Research 41(4, pt. 2)(2006): 1576-98.

20. J. Chatel-Goldman et al., "Non-local Mind from the Perspective of Social Cognition," Frontiers in Human Neuroscience 7(2013): 107; and J. Zlatev et al., "Intersubjectivity: What Makes Us Human?," in The Shared Mind: Perspectives on Intersubjectivity, eds. J. Zlatev, T. P. Racine, C. Sinha, and E. Itkonen (Amsterdam and Philadelphia: John Benjamins, 2008), chap. 1, 1-14.

21. W. B. Ventres and R. M. Frankel, "Shared Presence in Physician-Patient Communication: A graphic Representation," Families, Systems, & Health 33(3)(2015): 270-79.

22. R. Klitzman, When Doctors Become Patients (New York: Oxford University Press, 2008).

23. 많은 연구들이 건강 관리에서 암묵적 편향을 보여준다. 여기에 그 몇 가지가 있다. D. J. Burgess, "Are Providers More Likely to Contribute to Healthcare Disparities under High Levels of Cognitive Load? How Features of the Healthcare Setting May Lead to Biases in Medical Decision Making," Medical Decision Making 30(2)(2010): 246-57; J. A. Sabin, F. P. Rivara, and A. G. Greenwald,

"Physician Implicit Attitudes and Stereotypes about Race and Quality of Medical Care," Medical Care 46(7)(2008): 678–85; D. J. Burgess, S. S. Fu, and M. van Ryn, "Why Do Providers Contribute to Disparities and What Can Be Done About It?," Journal of General Internal Medicine 19(11)(2004): 1154–59; M. van Ryn, "Research on the Provider Contribution to Race/Ethnicity Disparities in Medical Care," MedCare 40(1)(2002): 1140–1151; and J. Sabin et al., "Physicians' Implicit and Explicit Attitudes about Race by MD Race, Ethnicity, and Gender," Journal of Health Care for the Poor and Underserved 20(3)(2009): 896–913.

24. W. J. Hall et al., "Implicit Racial/Ethnic Bias among Health Care Professionals and Its Influence on Health Care Outcomes: A Systematic Review," American Journal of Public Health 105(12)(2015): e60–e76.

25. R. M. Epstein et al., "Understanding Fear of Contagion among Physicians Who Care for HIV Patients," Family Medicine 25(4)(1993): 264–68; and J. Shapiro, "Walking a Mile in Their Patients' Shoes: Empathy and Othering in Medical Students' Education," Philosophy, Ethics, and Humanities in Medicine 3(1)(2008): 1.

26. J. A. Bartz et al., "Oxytocin Selectively Improves Empathic Accuracy," Psychological Science 21(10)(2010): 1426–28; and C. K. De Dreu, "Oxytocin Modulates Cooperation within and Competition between Groups: An Integrative Review and Research Agenda," Hormones and Behavior 61(3)(2012): 419–28.

27. 현대 문화의 부족주의에 대한 흥미로운 토론을 위해 다음을 보라. J. Greene, Moral Tribes: Emotion, Reason, and the Gap between Us and Them (New York: Penguin Press, 2013).

28. 사람들은 훈련을 통해 더 큰 감정적 공명을 경험할 수 있다. 하지만 만약 우리가 다른 사람에게 "나와 다름"이라는 표식을 붙이면, 공명은 억눌러진다. 설상가상으로, 고정관념에 대한 경향은 사람들이 응급실에서와 같이 높은 인지적 부하가 걸린 상황에서 더욱 악화된다. T. J. Allen et al., "Stereotype Strength and Attentional Bias: Preference for Confirming versus Disconfirming Information Depends on Processing Capacity," journal of Experimental Social Psychology 45(5)(2009): 1081–87; Burgess, "Are Providers More Likely to Contribute?"; and Burgess, Fu, and van Ryn, "Why Do Providers Contribute to Disparities?" Knox Todd가 시행한 연구에서는 바쁜 Los Angeles 응급실에서 동등한 정도의 장골 골절로 방문한 라틴계 및 비-라틴계 환자들에게 처방된 진통제에 대해서 조사가 이루어졌다. 라틴계 환자들은 훨씬 적은 처방전과 낮은 용량의 약물을 처방받았으며, 백인에 비해 두 배나 많은 라틴계 환자들이 진통제를 전혀 받지 못했다. K. H. Todd, N. Samaroo, and J. R. Hoffman, "Ethnicity as a Risk Factor for Inadequate Emergency Department Analgesia," JAMA 269(12)(1993): 1537–39. 아마도 의사들은 무의식적으로 라틴계 환자들이 더욱 금욕적이거나 약물 남용 가능성이 더 높다고 생각했을 것이다. 인지적 부하와 검증되지 않은 편향은 분명히 어떤 관계가 있다. 편향은 인종에 국한되지 않는다. 의사들은 동등한 위험 요인을 가진 백인 남성에 비해 여성과 흑인에서 심장 질환에 대한 검사를 덜 하는 경향이 있다. K. A. Schulman et al., "The Effect of Race and Sex on Physicians' Recommendations for Cardiac Catheterization," New England journal of Medicine 340(8)(1999): 618–26. 그리고 유방암에서 동일

한 질병 특성을 가진 백인 여성에 비해 흑인 여성에게 적절한 치료가 덜 제공되기도 한다. V. L. Shavers and M. L. Brown, "Racial and Ethnic Disparities in the Receipt of Cancer Treatment," Journal of the National Cancer Institute 94(5)(2002): 334–57. 유사한 편향들은 과체중이거나 낮은 교육 수준을 지닌 환자들에서도 존재한다.편향은 의사 및 다른 전문가들에게는 허용될 수 없다. 우리의 임무는 삶의 경험이 우리와 크게 다른 환자들까지도 포함한 모든 사람들을 돕는 것이다. 일반적으로 사람들은 편향이 있는 것을 부인하기 때문에 제일 먼저 도전해야 하는 것은 이를 자각하는 것이다. 편향들은 인식 수준 아래에 있으므로 암묵적 편향을 측정하기 위해 다소 논란이 있지만 흥미로운 검사가 있다. 이는 인종과 관련된 질문으로, 예를 들어 긍정적 또는 부정적 단어에 대해 대답하는데 얼마나 오랜 시간이 걸리는지를 측정한다. 이는 암묵적–연관 검사라고 불리며, 점수들은 사람들의 특징, 능력, 잠재력과 관련된 우리의 판단과 관계가 있다. 무료 버전은 https://implicit.harvard.edu/implicit/takeatest.html에서 찾을 수 있다. 검사와 그 의미에 대해 좀 더 알고자 한다면 다음을 보라. M. Banaji and A. Greenwald, Blindspot: Hidden Biases of Good People (New York: Delacorte Press, 2013); J. F. Dovidio et al., "On the Nature of Prejudice: Automatic and Controlled Processes," Journal of Experimental Social Psychology 33(5)(1997): 510–40; and A. G. Greenwald, D. E. McGhee, and J. L. K. Schwartz, "Measuring Individual Differences in Implicit Cognition: The Implicit Association Test," Journal of Personality and Social Psychology 74(6)(1998): 1464–80. 예를 들어 착한 마음을 지녔고 다른 곳에서도 뛰어난 의사가 남자와 여자의 통증을 비슷하게 치료하고 있다고 믿고 있지만, 시험을 통해 성별에 따라 통증에 대하는 방식은 그가 잘 알아차리지 못하고 처방에도 영향을 주었다는 편향을 드러낼 수 있다. 암묵적 연상시험(Implicit Association Test)에 대한 반응은 단조로운 수용에서 격렬한 부정까지 있다. 편향을 부정하는 사람들은 놀라울 것도 없이 편향을 효과를 받아들이고 감소시키는 방법들을 가지고 있지 않다.

29. 자기–타인을 구분하고 인지적 평가를 하는 뇌의 특별한 영역이 있다. 예를 들면 배내측 전전두엽과 우측 하전두엽이다. 사회 신경과학자 Claus Lamm과 Jean Decety는 사람들이 좋아하지 않는 사람들의 통증을 평가할 때 얼마나 수고를 하는지에 대해 기능적인 MRI 변화를 통해 보여주었다. Lamm, A. N. Meltzoff, and J. Decety, "How Do We Empathize with Someone Who Is Not Like Us? A Functional Magnetic Resonance Imaging Study," Journal of Cognitive Neurscience 22(2) 2010): 362–76.

30. J. Decety, C. Yang, and Y. Cheng, "Physicians Down–Regulate Their Pin Empathy Response: An Event–Related Brain Potenital Study," NeuroImage 50(4) 2010): 1676–82.

31. R. L. Reniers et al. "Empathy, ToM, and Self–Other Differentiation: An fMRI Study of Internal States," Social Neuroscience 9(1) (2014): 50–62; and Lamm, Batson, Decety, "Neural Substrate of Human Empathy."

32. P. Fonay et al., Affect Regulation, Mentalization, and the Development of Self (New York: Other Press, 2002).

33. social epigenetics in chanpter 3, "Curiosity."의 토론을 보라.

34. A. Lutz et al., "Bold Signal in Insula Is Differentially Related to Cardiac Function during Compassion Meditation in Experts vs. Novices," NeuroImage 47(3) (2009): 1038–46.

35. Evan Thompson과 다른 인지 과학자들 그리고 철학자들은 이것을 체화된 인지 또는 체화된 마음이라고 불렀다. F. J. Varela, E. Thompson, and E. Rosch, The Emobodied Mind: Cognitive Science and Human Experience (Cambridge, MA: MIT Press, 1991).

36. 인지 과학은 마침내 수백만의 관상 수련 경험을 따라잡아 과학적인 입장에서 신체적진 자아의 알아차림과 생각과 감정의 알아차림의 사이의 연결을 이해하는데 도와주고 있다. 처음은 미소에 대해 시작했는데 이후 행복한 감정을 확인시켜주었다. A. R. Damasio. The Feeling of What Happen: Body and Emotion in the Making of Consciousness (New York: Harcourt Brace, 1999).

37. C.-M. Tan, Search Inside Yourself (New York: HarperCollins, 2012 역자 주: '너의 내면을 검색하라'로 번역되어 출간되었다). Reprinted from https://siyli.org/two-siyli-ways-to-change-your-min-2.

6장. 지도 없이 길 찾기

1. R. A. Rodenbach et al., "Relationships between Personal Attitudes about Death and Communication with Terminally Ill Patients: How Oncology Clinicians Grapple with Mortality," Patient Education & Counseling 99(3)(2015): 356-63.

2. 사람들이 그들 스스로 결정하도록 내버려두는 것이 항상 자율-지지적인 것은 아니며, 실제로 자기결정에 대한 감각을 약화시킬 수도 있다. S. Sherwin, No Longer Patient: Feminist Ethics and Health Care (Philadelphia: Temple University Press, 1992).

3. E. B. Larson and X. Yao, "Clinical Empathy as Emotional Labor in the Patient-Physician Relationship," JAMA 293(9)(2005): 1100-1106.

4. J. R. Adams et al., "Communicating with Physicians about Medical Decisions: A Reluctance to Disagree," Archives of Internal Medicine 172(15)(2012): 1184-86.

5. S. Glouberman and B. Zimmerman, "Complicated and Complex Systems: What Would Successful Reform of Medicare Look Like?," in Romanow Papers: Changing Health Care in Canada, eds. P.-G. Forest, G. P. Marchildon, and T. McIntosh (Toronto: University of Toronto Press, 2002).

6. 가치 대조표, 정보 영상, 환자의 추천 등이 결정을 내리는데 도움을 준다. Elwyn et al., "Developing a Quality Criteria Framework for Patient Decision Aids: Online International Delphi Consensus Process," BMJ 333(7565)(2006): 417.

7. T. E. Quill and H. Brody, "Physician Recommendations and Patient Autonomy: Finding a Balance between Physician Power and Patient Choice," Annals of Internal Medicine 125(9)(1996): 763-69. 또한 의사들은 때때로 그들의 경우라면 고르지 않을 치료를 권유한다. D. Gorenstein, "How Doctors

Die: Showing Others the way," New York Times, November 19, 2013, http://www.nytimes.com/2013/11/20/your-money/how-doctors-die.html?_r=2.

8. C. E. Lindblom, "The Science of 'Muddling Through,'" Public Administration Review 19(2)(1959): 79–88.

9. https://en.wikiquote.org/w/index.php?title=H._L._Mencken&oldid=2093748.

10. K. M. Weick and K. M. Sutcliffe, Managing the Unexpected: Assuring High Performance in an Age of Complexity (San Francisco; Jossey-Bass, 2001).

11. S. Weiner and A. Schwartz, "Contextual Errors in Medical Decision Making: Overlooked and Understudied," Academic Medicine: Journal of the Association of American Medical Colleges 91(5) (2015).

12. 이 인용문은 다음의 서문에 나와 있다. W. James, The Varieties of Religious Experience: A Study in Human Nature (New York: W. W. Norton, 1902: repr., 1961).

13. 나는 의사 결정을 포함한 임상적 훈련의 본질을 탐구하는 Kathryn Montgomery Hunter의 블로그로부터 이 인용문과 관련된 고찰들을 도움받게 되어 감사한다. K. Montgomery, "Thinking about Thinking: Implications for Patient Safety," Healthcare Quarterly (Toronto, Canada) 12(2008): e191–e194. William James의 인용문은 다음에서 찾아볼 수 있다. W. James, William James: The Essential Writings (Albany: State University of New York Press, 1986); W. M. James, "Brute and Human Intellect," Journal of Speculative Philosophy 12(3)(1878): 236–76; and W. James, "Brute and Human Intellect," in William James: Writings, 1878–1899 (New York: Library of America, 1992), 11.

14. 이 문맥에서, 내가 어느 날 사무실에서 직면했던 몇 가지 딜레마가 있었다. 환자가 도움 받을 확률이 불과 10%임을 알고서도 잠재적으로 독한 항암화학요법을 한 번 더 사용하도록 제안해야할까? 심각한 심장 질환이 있는지를 확인하기 위해 침습적 검사를 해야한다고 말하려면 얼마의 빈도나 "전형적" 양상의 가슴 통증이 필요할까? 다루기 힘든 허리 통증 환자에게 작은 비율의 환자들이 중독될 수 있음을 알면서도 언제 마약을 처방해야할까? 현재 환자가 지난번에 보았던 환자와 비슷한 양상일 때 어떤 치료를 선택해야할까? 가용성 편향이나 다른 형태의 자기기만은 언제 나타날까?

15. 공유된 마음은 생각, 직관 및 결정이 개인뿐 아니라 여러 사람들의 상호작용으로부터 나타날 때 발생한다. 즉 상호주관적인 경험이다. R. M. Epstein and R. L. Street Jr., "Shared Mind: communication, Decision Making, and Autonomy in Serious Illness," Annals of Family Medicine 9(5)(2011): 454–61; R. M. Epstein and R. E. Gramling, "What Is Shared in Shared Decision Making? Complex Decisions When the Evidence Is Unclear," Medical Care Research and Review 70(1S)(2012): 94–112; R. M. Epstein, "Whole Mind and Shared Mind in Clinical Decision-Making," Patient Education & Counseling 90(2) (2013): 200–206; and J. Zlatev et al., The Shared Mind: Perspectives on Intersubjectivity (Amsterdam and Philadelphia: John Benjamins, 2008.)

16. 하이퍼스캐닝을 사용하는 도발적인 연구(MRI 스캐너 속에서 서로 의사소통을 하는 두 사람)는 대상자들이 사회적으로 더욱 연결되어있을수록 뇌활동이 조화롭다는 것을 보여주었다. E. Bilek et al., "Information Flow between Interacting Human Brains: Identification, Validation, and Relationship to Social Expertise," Proceedings of the National Academy of Sciences 112(16)(2015): 5207–12.

17. L. R. Mujica–Parodi et al., "Chemosensory Cues to Conspecific Emotional Stress Activate Amygdala in Humans," PLoS ONE 4(7)(2009): e6415.

18. 이 삽화는 다음의 내용으로부터 인용되었다. F. Borrell–Carrio and R. M. Epstein, "Preventing Errors in Clinical Practice: A Call for Self–Awareness," Annals of Family Medicine 2(4)(2004): 310–16.

19. R. Srivastava, "Speaking Up–When Doctors Navigate Medical Hierarchy," New England journal of Medicine 368(4)(2013): 302–5.

20. 이 인용문은 Dr. Faith Fitzgerald가 이야기한 것으로 다음에서 확인할 수 있다. A. K. Smith, D. B. White, and R. M. Arnold, "Uncertainty–the Other Side of Prognosis," New England journal of Medicine 368(26)(2013): 2448–50.

21. F. Ismail–Beigi et al., "Individualizing Glycemic Targets in Type 2 Diabetes Mellitus: Implications of Recent Clinical Trials," Annals of Internal Medicine 154(8)(2011): 554–59.

22. D. L. Sackett et al., Clinical Epidemiology: A Basic Science for Clinical Medicine, 2nd ed. (Boston: Little, Brown, 1991).

23. G. Guyatt et al., "Patients at the Center: In Our Practice, and in Our Use of Language," ACP Journal Club 140(1)(2004): A11–A12. The presence of multiple conditions also affects patients' choices. 다음을 보라. M. E. Tinetti, T. R. Fried, and C. M. Boyd, "Designing Health Care for the Most Common Chronic Condition–Multimorbidity," JAMA 307(23)(2012): 2493–94.

24. A. Tversky and D. Kahneman, "The Framing of Decisions and the Psychology of Choice," Science 211(4481)(1981): 453–58.

25. D. Kahneman, "A Perspective on Judgment and Choice: Mapping Bounded Rationality," American Psychologist 58(9)(2003): 697–720.

26. Croskerry는 메타인지를 강화시키는 것이 임상의들에게 좋을 결과를 가져올 것이라고 제안하였다. 만약 우리가 의사결정 과정에서 자신의 편향만이라도 이해할 수 있다면, 그것은 Croskerry가 불렀던 "편향제거 전략"이 되어 우리에게 일부 희망을 줄 수 있다. 이는 우리가 가진 정보와 지식을 고려하는 것뿐 아니라 어떻게 선택하고 이용할지까지도 생각하여 더 타당하고 충분히 정보에 입각한 결정을 내리도록 도와준다. Croskerry는 Nova Scotia의 Dalhousie University에서 Critical Thinking Program을 지도하며, 편향제거에는 보통 자동조종에서 마음챙김으로의 전환이 포함된다. 다음을 보라. P. Croskerry, "From Mindless to Mindful Practice–cognitive Bias and Clinical Decision Making," New England journal of Medicine 368(26) (2013): 2445–48.

27. 일부 개입들은 암묵적 편향을 줄이는데 유망했으며, 암묵적 편향의 감소는 의학의 범위를 넘어서까지도 영향

력을 가졌다. 다음을 보라. Y. Kang, J. R. Gray, and J. F. Dovidio, "The Nondiscriminating Heart: Lovingkindness Meditation Training Decreases Implicit Intergroup Bias," journal of Experimental Psychology: General 143(3)(2014): 1306; Y. Kang, J. Gruber, and J. R. Gray, "Mindfulness and De-automatization," Emotion Review 5(2)(2013): 192-201; A. Lueke and B. Gibson, "Mindfulness Meditation Reduces Implicit Age and Race Bias: The Role of Reduced Automaticity of Responding," Social Psychology and Personality Science (2014): 1-8; and A. C. Hafenbrack, Z. Kinias, and S. G. Barsade, "Debiasing the Mind through Meditation Mindfulness and the Sunk-Cost Bias," Psychological Science 25(2)(2014): 369- 76.

28. G. Norman, M. Young, and L. Brooks, "Non-analytical Models of Clinical Reasoning: The Role of Experience," Medical Education 41(12)(2007): 1140-45.

29. 다음을 보라. P. Croskerry "A Universal Model of Diagnostic Reasoning," Academic Medicine 84(8)(2009): 1022-28.

30. J. M. Harlow, "Recovery after Severe Injury to the Head," History of Psychiatry (1993): 274-81 (originally published 1868 in the Bulletin of the Massachusetts Medical Society).

31. Epstein and Gramling, "What Is Shared in Shared Decision Making?"

32. S. Farber, "Living Every Minute," Journal of Pain and symptom Management 49(4)(2015): 796-800.

33. K. Murray, "How Doctors Die-It's Not Like the Rest of Us, but It should Be," Zocalo Public Square, November 30, 2011, 1775-77.

7장. 고통에 대한 반응

1. 이 장의 내용들은 의료에서의 고통과 연민에 대한 큰 프로젝트의 일부로서, 내가 감사의 뜻을 전하는 Tony Back과 함께 공동으로 저술한 문헌에서 발췌되고 확장되었다. 다음을 보라. Epstein and A. L. Back, "Responding to Suffering," JAMA 314(24)(2015): 2623-24.

2. R. B. Haynes et al., "Increased Absenteeism from work after Detection and Labeling of Hypertensive Patients," New England Journal of Medicine 299(14)(1978): 741- 44; and J. E. Dimsdale, "Reflections on the Impact of Antihypertensive Medications on Mood, Sedation, and Neuropsychologic Functioning," Archives of Internal Medicine 152(1)(1992): 35-39.

3. A. W. Frank, "Can We Research Suffering?," Qualitative Health Research 11(3)(2001): 353-62.

4. E. J. Cassell, "The Nature of Suffering and the Goals of Medicine," New England Journal of Medicine 306(11)(1982): 639-45; E. J. Cassell, "Diagnosing Suffering: A Perspective," Annals of

Internal Medicine 131(7)(1999): 531–34; and E. J. Cassell, "The Phenomenon of Suffering and Its Relationship to Pain," in Handbook of Phenomenology and Medicine, ed. S. K. Toombs(Dordrecht, Netherlands: Kluewer Academic Publishers, 2001), 371–90.

5. Eldridge Cleaver의 "세상에는 중립성이 없다. 당신은 해결책의 일부가 되거나 문제의 일부가 될 것이다."라는 말이 약간 잘못 인용되었다. 하지만 그가 이 말을 처음이나 마지막으로 한 것은 아니다.

6. 이 주제에 대한 자세한 내용은 다음을 보라. T. H. Lee, "The Word That Shall Not Be Spoken," New England Journal of Medicine 369(19)(2013): 1777–79.

7. 설명되지 않는 신체 증상, 외상 사건, 정신 질환, 기능 사이의 관계에 대한 풍부한 문헌이 다음에 있다. P. Salmon, "Patients Who Present Physical Symptoms in the Absence of Physical Pathology: A Challenge to Existing Models of Doctor–Patient Interaction," Patient Education & Counseling 39(1)(2000): 105–13; and W. Katon, M. Sullivan, and E. Walker, "Medical Symptoms without Identified Pathology: Relationship to Psychiatric Disorders, Childhood and Adult Trauma, and Personality Traits," Annals of Internal Medicine 134(9, pt. 2)(2001): 917–25. 의사가 그러한 환자들에게 어떻게 반응하는지에 대한 참고자료는 다음을 보시오. E. A. Walker et al., "Predictors of Physician Frustration in the Care of Patients with Rheumatological Complaints," General Hospital Psychiatry 19(5)(1997): 315–23.

8. 이 사례를 읽는 임상의들은 분명히 신체의 비밀을 밝혀주고 명확한 경로를 제공해주는 추가적인 혈액 검사나 영상 촬영 등의 다른 어떤 일을 할 수 있었는지에 대한 이론을 가지고 있을 것이다. 어떤 사람들은 진단이 감염성 물질, 환경적 독소 또는 심리석 과정으로 인한 것과 관련되어 주류 의학에 의해 인정되지 않는 진단이라고 주장할 수 있다. 전통적 중국 의학이나 아유르베다 의학에 따른 체액성 진단을 내릴 수도 있다. Karen은 이러한 많은 선택지를 탐구했다. 여기에서 요점은 가능성이 무한하다는 것이다. 하지만 조사는 항상 비용이 든다. 때로는 비용이 약물의 부작요이기도 하다. 때로는 그것은 많은 의사들이 피로를 겪는 에너지에 관련되었거나 재정적 또는 실존적으로 완전하고 전체적이 아니라 오히려 축소되고 분열된 것으로 보는 것일 수 있다.

9. 여기에 사람들에게 "신체화"라고 이름 붙이는 것의 위험에 대한 몇 가지 정보가 있다. R. M. Epstein, T. E. Quill, and I. R. McWhinney, "Somatization Reconsidered: Incorporating the Patient's Experience of illness," Archives of Internal Medicine 159(3)(1999): 215–22; I. R. McWhinney, R. M. Epstein, and T. R. Freeman, "Rethinking Somatization," Advances in Mind–Body Medicine 17(4)(2001): 232–39; R. M. Epstein et al., "Physicians' Responses to Patients' Medically Unexplained Symptoms," Psychosomatic Medicine 68(2)(2006): 269–76; P. Salmon et al., "Doctors' Responses to Patients with Medically Unexplained Symptoms Who Seek Emotional Support: Criticism or Confrontation?," General Hospital Psychiatry 29(5)(2007): 454–60; and H. Waitzkin and H. Magana, "The Black Box in somatization: Unexplained Physical Symptoms, Culture, and Narratives of Trauma," Social Science & Medicine 45(6)(1997): 811–25.

10. 그녀의 경우, TNF 억제제이며 선택적 T–세포 보조자극 차단제인 methotrexate였다.

11. 나는 Tony Back에게 감사한다. 그는 JAMA에 우리가 공동으로 개제한 문헌의 일부에서 내가 카렌의 상황

을 처음으로 말했을 때의 이 단어들을 선별해주었다. 다음을 보시오. Epstein and Back, "Responding to suffering."

12. Tony는 또한 Vital Talk라 불리는 새로운 벤처 기업의 설립자이기도 하다. Vital Talk는 어려운 순간에 환자와의 의사 소통을 향상시키는데 도움이 되는 교육을 의사에게 제공한다.

13. A. L. Back et al., "'Why Are We Doing This?'; Clinician Helplessness in the Face of Suffering," Journal of Palliative Medicine 18(1)(2015): 26–30.

14. S. E. Thorne et al., "'Being Known': Patients' Perspectives of the Dynamics of Human Connection in Cancer Care," Psycho–Oncology 14(10)(2005): 887–98.

15. Henry James에 대한 참조는 다음을 보시오. R. Charon, Narrative Medicine: Honoring the Stories of Illness (London: Oxford University Press, 2006).

16. J. Coulehan, "Compassionate Solidarity: suffering, Poetry, and Medicine," Perspectives in Biology and Medicine 52(4)(2009): 585–603.

17. M. L. Johansen et al., "'I Deal with the Small Things': The Doctor–Patient Relationship and Professional Identity in GPs' Stories of cancer Care," Health 16(6)(2012): 569–84.

18. A. L. Back et al., "Compassionate Silence in the Patient–Clinician Encounter: A Contemplative Approach," Journal of Palliative Medicine 12(12)(2009): 113–17.

19. A. M. Kleinman, The Illness Narratives: Suffering, Healing, and the Human Condition (New York: Basic Books, 1988).

20. Kubler–Ross의 죽음에 대한 5단계(부정, 분노, 타협, 우울, 수용)는 다음에 기술되어 있다. E. Kubler–Ross, S. Wessler, and L. V. Avioli, "On Death and Dying," JAMA 221(1972): 174–79.

21. "Do Not Go Gentle into the Night," in The Poems of Dylan Thomas (NewYork: New Directions, 1938).

22. L. M. Candib, "Working with Suffering," Patient Education & Counseling 48(1)(2002): 43–50.

8장. 연민이 흔들리는 상태

1. G. L. Engel, "The Need for a New Medical Model: A Challenge for Biomedicine," Science 196(4286)(1977): 129–36.

2. G. L. Engel, "From Biomedical to Biopsychosocial: Being Scientific in the Human Domain," Psychosomatics 38(6)(1997): 521–28.

3. D. L. Berry et al., “Clinicians Communicating with Patients Experiencing Cancer Pain,” Cancer Investigation 21(3)(2003): 374–81.

4. G. E. Pence, “Can Compassion Be Taught?,” Journal of Medical Ethics 9(4)(1983): 189–91.

5. B. A. Lown, J. Rosen, and J. Marttila, “An Agenda for Improving Compassionate Care: A Survey Shows About Half of Patients Say Such Care Is Missing,” Health Affairs 30(9)(2011): 1772–78.

6. Milgram 실험들은 대부분의 시민이 윤리적 타협에 취약하다는 것을 입증하기 위해서 나치 전범인 Adolf Eichmann의 재판 직후인 1960년대 초에 수행되었다. 다음을 보라. See S. Milgram, “Behavioral Study of Obedience,” Journal of Abnormal Psychology (1963): 67371–78.

7. 참여자 중 일부에게 장기적인 심리적 손상이 가해졌는지 그리고 연구 프로토콜이 당시의 윤리적 규범을 위반했는지 여부는 논쟁의 여지가 있다. 하지만 이 연구는 모든 행동 연구에서 고지에 입각한 동의와 윤리적 검토에 대한 엄격한 규칙을 불러일으켰다.

8. J. M. Darley and C. D. Batson, “‘From Jerusalm to Jericho’: A Study of Situation and Dispositional Variables in Helping Behavior,” Journal of Personality and Social Psychology 27(1)(1973): 100–108.

9. 최근의 한 예를 들자면, 다음을 보라. A. Schattner, “My Most Informative Error,” JAMA Internal Medicine 175(5)(2015): 681.

10. J. Halifax, “A Heuristic Model of Enactive Compassion,” Current Opinion in Supportive and Palliative Care 6(2)(2012): 228–35. 또한, 그녀의 책 Being with Dying을 보라 (Boulder, CO: Shambhala Publications, 2008). 우리가 다르게 인식하는 누군가와 어떻게 공감할 수 있는가에 대한 이해를 위해 다음을 보라. C. Lamm, A. N. Meltzoff, and J. Decety, “How Do We Empathize with Someone Who Is Not Like Us? A Functional Magnetic Resonance Imaging Study,” Journal of Cognitive Neuroscience 22(2)(2010): 362–76.

11. H. Fukushima, Y. Terasawa, and S. Umeda, “Association between Interoception and Empathy: Evidence from Heartbeat–Evoked Brain Potential,” International Journal of Psychophysiology 79(2)(2011): 259–65; and T. Singer, H. D. Critchley, and K. Preuschoff, “A Common Role of Insula in Feelings, Empathy and Uncertainty,” Trends in Cognitive Sciences 13(8)(2009): 334–40.

12. C. Lamm, C. D. Batson, and J. Decety, “The Neural Substrate of Human Empathy: Effects of Perspective–Taking and Cognitive Appraisal,” Journal of Cognitive Neuroscience 19(1)(2007): 42–58.

13. H. De Jaegher and E. Di Paolo, “Participatory Sense–Making: An Enactive Approach to Social Cognition,” Phenomenology and the Cognitive Sciences 6(4)(2007): 485–507.

14. 의사의 자기–노출로 엉망이 되는 몇 가지 예시 사례를 참고하기 위해 다음을 보라. S. H. McDaniel et al., “Enough about Me, Let’s Get Back to You: Physician Self–Disclosure during Primary Care Encounters,” Annals of Internal Medicine 149(11)(2008): 835–37.

15. 복부 선조(ventral striatum)와 내측 안와전두피질(medial orbitofrontal cortex)을 연결하는 이 경로의 간결한 요약은 다음에서 찾을 수 있다. O. M. Klimecki et al., "Differential Pattern of Functional Brain Plasticity after Compassion and Empathy Training," Social Cognitive and Affective Neuroscience 9(6)(2014): 873–79.

16. 다음을 보라. M. Hojat et al., "The Devil Is in the Third Year: A Longitudinal Study of Erosion of Empathy in Medical School," Academic Medicine 84(9)(2009): 1182–91.

17. D. C. Batson, "These Things Called Empathy: Eight Related but Distinct Phenomena," in The Social Neuroscience of Empathy, eds. J. Decety and W. Ickes (Denver, CO: Bradford, 2009), chap. 1, 13–15; Lamm, Batson, and Decety, "Neural Substrate of Human Empathy"; and N. Eisenberg and N. D. Eggum, "Empathic Responding: Sympathy and Personal Distress," in Social Neuroscience of Empathy, eds. Decety and Ickes, chap. 6, 71–83.

18. 임상의가 자기-노출을 보다 효과적으로 사용할 수 있는 방법에 대한 권장사항은 다음을 보라. McDaniel et al., "'Enough about Me.'"

19. J. Halpern, "What Is Clinical Empathy?," Journal of General Internal Medicine 18(8)(2003): 670–74.

20. M. K. Kearney et al., "Self-Care of Physicians Caring for Patients at the End of Life: 'Being Connected... a Key to My Survival,'" JAMA 301(11)(2009): 1155–64.

21. J. Decety and C. Lamm, "Empathy versus Personal Distress: Recent Evidence from Social Neuroscience," in Social Neuroscience of Empathy, eds. Decety and Ickes, chap. 15, 199–213.

22. S. Salzberg, Lovingkindness: The Revolutionary Art of Happiness (Boston: Shambhala, 1997).

23. 이 부위는 앞뇌섬엽(anterior insula)과 전방 중심부 대상피질(anterior midcingulate cortex)일 것이다.

24. 도파민, 아편, 그리고 옥시토신 중추

25. F. de Vignemont and T. Singer, "The Empathic Brain: How, When and Why?", Trends in Cognitive Sciences 10(10)(2006): 435–41.

26. Salzberg의 저서, "Lovingkindness: The Revolutionary Art of Happiness"에서 제목을 인용했다.

27. 아리스토텔레스, The Nicomachean Ethics, trans. David Ross, revised with an introduction and notes by Lesley Brown (New York: Oxford University Press, 2009); and T. J. Oord, Defining Love: A Philosophical, Scientific, and Theological Engagement (Grand Rapids, MI: Brazos Press, 2010).

28. 독일, 라이프치히의 Max Planck 연구소의 심리학자 Tania Singer의 연구가 매우 적절하다. Singer는 어떤 종류의 명상도 한 적이 없는 사람들이 9개월의 프로그램에 참여한 실험의 결과를 보고했다. 그들은 3개월 동안 집과 집단 회기에서 초점 주의 훈련을 실습했다. 이후 다음 3개월 동안은 직접 또는 전화로 진행되는 구조화된 대화를 통해 다른 사람들에 대해 "주의깊은 경청"을 하는 마주보는 주의 훈련 형태를 시행했다.

마지막 3개월에는 고전적인 연민 실습에 참여했다. Singer와 그녀의 팀은 각각의 관상 수련이 효과가 있음을 발견했다. 초점 주의 훈련은 주의망을 강화시키고 산만함을 감소시켰다. 연민 실습은 다른 사람들에 대한 배려와 관심, 다른 사람들의 고통을 개선하려는 욕구와 같은 친사회적 태도에 큰 영향을 미쳤다. Singer의 연구는 다양한 직업을 가진 일반인들에게 이루어졌지만, 의료 환경에서 일하는 사람들에게도 쉽게 적용될 수 있다. 다음을 보라. Singer and M. Bolz, Compassion: Bridging Practice and Science (Munich, Germany: Max Planck Society, 2013).

29. 부가적 정보를 위해서 다음을 보라. H. G. Engen and T. Singer, "Compassion-Based Emotion Regulation Up-Regulates Experienced Positive Affect and Associated Neural Networks," Social Cognitive and Affective Neuroscience 10(9)(2015): 1291-301.

30. H. Y. Weng et al., "Compassion Training Alters Altruism and Neural Responses to Suffering," Psychological Science 24(7)(2013): 1171-80.

9장. 나쁜 일이 일어날 때

1. L. T. Kohn, J. M. Corrigan, and M. S. Donaldson, To Err Is Human: Building a Safer Healthe System (Washington, DC: National Academy Press, 2000).

2. T. H. Gallagher et al., "Patients' and Physicians' Attitudes regarding the Disclosure of Medical Errors," JAMA 289(8) (2003): 1001-7.

3. Kohn, Corrigan, and Donaldson, To Err Is Human.

4. 이 장에서 내가 소개한 의료사고의 대부분은 모호한 사례였다. 그것은 의도적이었다. 뚜렷한 무능함이나 혹은 무관심에서 비롯되는 적나라한 실수, 예를 들어 다리를 잘못 절단하거나 치사량의 약물 투여 같은 경우는 드물다. 소송제도의 억지력이 균형과 연결을 회복하려는 주의 깊은 노력에 우선할 수 있다. 사실 좋지 않은 결과로 인한 환자와 의사에게 지워지는 많은 짐들은 약간의 주의 놓침이나 운수 나쁜 병발, 의도에 대한 오해, 그리고 팀과 시스템의 실패들이 복합적으로 작용한 결과이다.

5. H. B. Beckman et al., "The Doctor-Patient Relationship and Malpractice: Lessons from Plaintiff Depositions," Archives of Internal Medicine 154(12) (1994): 1365-70.

6. B. Ho and E. Liu, "Does Sorry Work? The Impact of Apology Laws on Medical Malpractice," Journal of Risk an Uncertainty 43(2) (2011): 141-67.

7. N. M. Saitta and S. K. Hodge, "Is It Unrealistic to Expect a Doctor to Apologize for an Unforeseen Medical Complication?-A Primer on Apologies Laws," Pennsilvania Bar Association Quarterly (2011): 93-110.

8. N. M. Saitta and S Hodge, "Physician Apologies," Practical Lawter, Edcember 2011, 35-43; and

N. Saitta and S. D. Hodge, "Efficacy of a Physician's Words of Empathy: An Overview of State Apology Laws," Journal of the American Osteopathic Association 112(5) (2012): 302–6.

9. A. D. Wateman et al., "The Emotional Impact of Medical Errors on Practicing Physicians in the United States and Canada," Joint Commission Journal on Quality and Patient Safety 33(8) (2007): 467–76.

10. A. W. Wu, "Medical Error: The Second Victim. The Doctor Who Makes the Mistake Needs Help Too," Western Journal of Medicine 176(6) (2000): 358.

11. M. P. Stiegler, "A Piece of My Mind. What I Learned about Adverse Events from Captain Sully: It's Not What You Think," JAMA 313(4)(2015): 361–65.

12. S. K. Howard et al., "Anesthesia Crisis Resource Management Training: teachig Anesthesiologists to Handle Critical Incidents," Aviation, Space, and Environmental Medicine 63(9) (1992): 763–70.

13. C. P. West et al., "Association of Perceived Medical Errors with Residen Distress and Empathy: A Prospectiv Longitudinal Study," JAMA 296(9) (2006):1071–78.

14. 그 프로그램에 대한 사려 깊은 논문에서 Karan은 한 레지던트가 두 개의 주사기에 재어놓고는 어느 약이 어떤 주사기에 들어갔는지 표시하는 것을 잊어버린 사례를 기록했다. 또 다른 레지던트는 강력한 각성제를 주사기에 꽉 채워놓고는 그것이 식염수라고 생각하고 관리했다. 또 다른 사례에서 한 레지던트가 수술실에서 혈압계의 가압밴드에 묻어있는 "의심스러운" 얼룩을 다른 환자의 피라고 노트하기도 했다. 다음을 보시오. S. B. Karan, J. S. Berger, and M. Wajda, "Confessions of Physicians: What Systemic Reporting Does Not Uncover," Journal of Graduate Medical Education 7(4) (2015): 528–30.

15. L. Granek, "When Doctors Grive," New York Times, May 27, 2912; and L. Granek et al., "Nature and Ipact of Grief over Patient Loss on Oncologists' Personal and Professional Lives," Archives of Internal Medicine 172(12) (2012):964–66.

16. R. A. Rodenbach et al., "Relationships between Personal Attitudes about Death and Communication with Terminally Ill Patients: How Oncology Clinicians Grapple with Mortality," Patient Education & Counselling 99(3) (2015): 356–63.

17. L. Granek et al., "What Do Oncologists Want?," Supportive Care in Cancer 20(10) (2012): 2627–32.

18. M. Shayne and T. E Quill, "Oncologists Responding to Grief," Archives of Internal Medicine 172(12) (2012): 966–67.

19. C. K. Germer, The Mindful Path to Self–Compassion: Freeing Yourself from Destructive Thoughts and Emotions (New York: Guilford Press, 2009); and K. D. Neff and C. K. Germer, "A Pilot Study and Randomized Controlled Trial of the Mindful Self–Compassion Program," Journal of Clinical Psychology 69(1) (2013): 28–44.

20. K. D. Neff, Y.-P. Hsieh, and K. Dejitterat, "Self-Compassion, Achievement Goal, and Coping with Academic Failure," Self and Identity 4(3) (2005): 263-87; Neff and Germer, "Pilot Study and Randomized Controlled Trial"; and M. R. Leary et al., "Self-Compassion and Reactions to Unpleasant Self-Relevant Events: The Implications of Treating oneself Kindly," Journal of Personality and Social Psychology 92(5) (2007): 887.

21. M. Lesser, Know Yourself, Forget Yourself: Five Truths to Transform Your Work, Relationships, and Everyday Life (Novato, CA: New World Library, 2013).

22. S. D. Scott et al., "The Natural History of Recovery for the Healthcare Provider 'Second Victim' after Adverse Patient Events," Quality and Safety in Health care 18(5) (2009): 325-30.

23. 다음을 보시오. http://www.brighamandwomens.org/medical_professionals/career/cpps/default.aspx.

24. 샌프란시스코 공중보건과는 외상 정보 체계(Trauma Informed Systems, TIS) 을 개발했다. 조직기능을 향상시키고, 회복탄성을 높이며 근로 경험을 증진시키기 위함이었다. 이것은 다음과 같은 것들을 포함하고 있다. 9천명의 공중보건 종사자들이 공유할 언어를 만들고 트라우마를 이해하는 의무적인 기초 훈련과 챔피언 학습 지역사회(Champions Learning Community, CLC)프로그램, 훈련자 양성 프로그램, 외상 정보 체계와 모든 종사자 및 정책 구상자들을 조정하는 노력, 외상 정보 체계 원칙을 매일 매일의 실무에 통합시키고, 프로그램과 정책 수준에서 시스템을 변화시키기 위한 리더십 관여와 봉사활동 등을 내용으로 한다.

10장. 치유자를 치유하기

1. 이는 JAMA 189 (1964):97에서 인용하였다.

2. 한 가지 예를 들자면, 일차의료에서 당뇨병 환자에 대한 진료는 전형적으로 장기적 당뇨조절 지표인 헤모글로빈 A1c 측정을 얼마나 자주 했는가에 따라 평가된다. 어떤 클리닉은 실제로 검사 결과를 질 측정으로 사용한다(정상 대 높음 대 매우 높음). 그러나 검사의 빈도가 당뇨 조절에 대해 신뢰할 만한 예측 인자는 아니다. 65세가 넘는 제2형 당뇨병을 가진 많은 환자에서 A1c가 7 이하 인지(적정 수준) 혹은 8에 가까운지(열악) 하는 것이 장기적 예후에 극히 미미한 영향을 줄 뿐이다. 또한 어떤 경우에는 저혈당의 위험이 있다면 그 보다 더 높은 수치가 바람직할 수도 있다. 혈당 조절인자는 처방전 너머에서도 잘 작동되고 (예를 들면, 운동 프로그램, 영양상담, 사회적 지지), 일반적으로 보상받지 못한다. 역으로 의사의 공감이 혈당조절의 강력한 요인이지만 측정되지 않고 보상 받지 못한다. 다음을 보라. M. Hojat et al., "Physician's Empathy and Clinical Outcomes for Diabetic Patients," Academic Medicine 86(3) (2011): 359-64.

3. 도덕적 곤경은 자신이 옳다고 생각하는 것을 못하거나 자신의 가치관과 상충하는 것을 강요 받는 것으로, 예를 들면 진통제가 필요한 환자의 필요를 노골적으로 또는 서서히 부정할 수 있다. 다음을 보시오. A. Caltlin et al., "Conscientious Objection: A Potential Neonatal Nursing Response to Care Orders That Cause Suffering at the End of Life? Study of a Concept," Neonatal Network-Journal of Neonatal

Nursing 27(2) (2008): 101–8; L. H. Pololi et al., "Why Are a Quarter of Faculty Considering Leaving Academic mdicine? A Study of Their Perceptions of Institutional Culture and Intentions to Leave at 26 Representative US Medical Schools," Academic Medicine 87(7) (2012): 859–69; C. H. Rushton, A. W. Kaszniak, and J. S. Halifax, "Addressing Moral Distress: Application ofa Framework to Palliative Care Practice," Journal of Palliative Medicine 16(9) (2013): 1080–88; C. H. Rushton, A. W. Kaszniak, and J. S. Halifax, "A Framework for Understanding Moral Disress among Palliative Care Clinicians," Journal of Palliative Mdicine 16(9) (2013): 1074–79; and C. Varcose et al., "Nurses' Perceptions of and Responses to Morally Distressing Situations," Nursing Ethics 19(4) (2012):488–500.

4. 소진은 중년이 되어갈수록 악화된다. 임상적 및 관리적 책임은 커지고 삶의 다른 측면들은 복잡해지기 때문이다. 연구에 의하면 여성이 남성보다 더 많이 소진되기 쉬운데, 그들의 사회적 역할과 책임이 보다 복합적이라는 사실을 고려한다면 이해할 수 있는 일이다. 또 다른 연구에 의하면 여성들이 더 회복탄성이 강하다. 다음을 보시오. T. D. Shanafelt et al., "Changes in Burnout and Satisfaction with Work–Life Balance in Physicians and the General US Working Population between 2011 and 2014," Mayo Clinic Proceedings 90(12) (2015): 1600–1613; and Http://www.medscape.com/features/slidehow/lifestyle/2016/public/overview#page=1 for 2016 statisticson physician burnout, overall and by physician specialty. Also see m. W. C. Friedberg, PG, K. R. VanBusum, F. M. Aunon, C. Pham, JP. Caloyera S. Mattke, E. Pitchforth, D. D. and R. H. Brook, "Factors Affecting Physician Professional Satisfaction and Their Implications for Patient Care, Health Systems, and Health Policy," 2013, http://www.rand.org/content/dam/rand/pubs/research_reports/RR400/RR439/RAND_RR439.pdf; "Physician Wellness Services and Cejka Search: 2011 Physician Stress and Burnout Survery," 2011, http://www.cejkasearch.com/wp–content/uploads/physician–stress–burnout–survey.pdf; and Phycian's Foundation, "A Survey of America's Physicians: Practice Patterns, Career Plans, and Healthcare Perspectivesof Today's Physicians, Aggregated by Age, Gender, Primary Care/Specialists, and Practice Owners/Emplyees," 2012, gttp://www.physiciansfoundation.org/uploads/defaults/physicians_Foundation_2012_Biennial_Survey.pdf. Atlantic 2014년 11월호에 실린 한 논문에는 의사들의 소진이 가져오는 파멸적인 결과들을 기록한 5권의 최근 저서들을 인용하고 있다. 다음을 보시오. M. O'Rourke, "Doctors Tell All–and It's Bad." Atlantic November 2014, http://www.theatlantic.com/magazine/archive/2014/11/doctors–tell–all–and–its–bad/380785/; and D. Ofri, "The Epidemic of Disillusioned Doctors," Time, published electronically July 2, 2013, http://ideas.time.com/2013/07/02the–epidemic–of–disillusioned–doctors.

5. M. D. McHugh et al., "Nurses' Widespread Job Dissatisfaction, Burnout, and Frustration with Health Benefits Signal Problems for Patient Care," Health Affairs 30(2) (2011): 202–10; and C. A. J. Dixon et al., "Abusive Behavior Experienced by Primary Care Receptionists: A Cross–Sectional Survey," Family Practice 21(2) (2004): 137–39.

6. 의사 소진에 대한 대부분의 연구들은 미네소타의 Mayo 클리닉의 한 연구 그룹과 Physicians Worklife Study에 의해 수행되었고, 약간의 다른 중요한 연구들은 다른 그룹이 수행했다. 다음을 보시오. L. N.

Dyrbye et al., "Relationship between Burnout and Proffesional Conduct and Attitudes among US Medical Students," JAMA 304(11) (2010): 1173–80; L. N. Dyrbye et al., "Burnout and Suicidal Ideation among JS Medical Students," Annals of Internal Medicine 149(5) (2008): 334–41; L. N. Dyrbye et al., "Physicians Satisfaction and Burnout at Different Career Stages," Mayo Clinic Proceedings 88(12) (2013): 1358–67; A. M. Fahrenkopf et al., "Rates of Medication Errors among Depressed and Burnout Residents: Prospective Cohort Study," BMJ 1(7642) (2008): 488–91; S. Gabel, "Demoralization: A Precursor to Physician Burnout?," American Family Physician 86(9) (2012): 861–62; L. N. Dyrbye et al., "Burnout among US Medical Students, Residents, and Early career Physicians Relative to the General US Population," Academic Medicine 89(3) (2014): 443–51; T. D. Shanafelt et al., "Career Fit and Burnout among Academic Faculty," Archives of Internal Medicine 169(10) (2009): 990–95; C. P. West et al.,"Association of Resident atique and Distress with Perceived Medical Errors," JAMA 302(12) (2009): 1294–300; M. Linzer et al., "Predicting and Preventing Physician Burnout: Results from the United State and the Netherlands," American Journal of Medicine 111(2) (2001): 170–75; J. E. McMurray et al., "The Work Lives of Women Physicians: Results from the Physician Work Life Study. The SGIM Career Satisfaction Study Group," Journal of General Internal Medicine 15(6) (2000): 372–80; E. Williams et al., "The Relationship of Organizational Culture, Stress, Satisfaction, and Burnout with Physician-Reported Error and Suboptimal Patient Care: Results from the Memo Study," Health Care Mangement Review 32(3) (2007): 2013–12; E. S. Williams et al., "Understanding Physicians' Intentions to Withdraw from Practice: The Role of Job Satisfaction, Sob Stress, Mental and Physical Health," Health Care Mangement Review 26(1) (2001): 7–19.

7. T. Kushnir et al., "Is Burnout Associated with Referral Rates among Primary Care Physicians in Community Clinics?," Family Practice 31(1) (2014): 44–50; K. H. Bachman and D. K. Freeborn, "HMO Physicians' Use of Referrals," Social Science & Medicine 48(4) (1999): 547–57; and B. E. Sirovich, S. Woloshin, and L. M. Schwartz, "Too Little? Too Much? Primary Care Physicians' Views on JS Health Care: A Brief Reprot," Archives of Internal Medicine 171(17) (2011): 1582–85.

8. 다음을 보시오. J. S. Haas et al., "Is the professional Satisfaction of Genral Internists Associated with Patient Satisfaction?," Journal of General Internal Medicine 15(2) (2000): 122–28.

9. 이들 대부분은 의업을 계속하지만 일차의료를 시행하지는 않는다. 많은 이들이 응급의학 그리고 병원 의료를 선택한다. 어떤 이는 관리직을 가지기도 한다.

10. R. L. Lichtenstein, "Review Article: The Jo Satisfaction and Retention of Physicians in Organized Settings: A Literature Review," Medical Care Research and Review 41(3) (1984): 139–79; J. E. Berger and R. l. Boyle Jr., "How to Avoid the High Costs of Physician Turnover," Medical Group Mangement Journal 39(6) (1991): 80–82; S. B. Bunchbinder et al., "Estimates of Costs of Primary Care Physician Turnover," American Journal of Managed Care 5(11) (1999): 1431–38; and J. D. Waldman et al., "The Shocking Cost of Turnover in Health Care," Health Care Management

Review 29(1) (2004): 2–7.

11. R. G. Hill Jr., L. M. Sears, and S. S=W. Melanson, "4,000 Clicks: A Productivity Analysis of Electreonic Medical Records in a Community Hospital ED," American Journal of Emergency Medicine 31(11)(2013): 1591–94; and S. Babbott et al., "Electronic Medical Records and physician Stress in Primary Care: Results from Memo Study," Journal of the American Medical Informatics Association 21(e1)(2014): e100–e106.

12. C. Maslach, "Job Bunrnout," Current Directions in Psychological Science 12(5)(2003): 189–92.

13. A. Spickard Jr., S. G. Gabbe, and J. F. Christensen, "Mid–Career Burnout in Generalist and Specialist Physicians," JAMA 288(12)(2002):1447–50.

14. Dyrbye et al., "Burnout and Suicidal Ideation."

15. L. Y. Abramson, M. E. Seligman, and J. D. Teasdale, "Learned Helplessness in Humans: Critique an Reformulation," Journal of Abnormal Psychology 87(1)(1978): 49–74.

16. 의사의 심리적 취약성에 대한 논의는 다음을 보라. A. Nedrow, N. A. Steckler, and J. Hardman, "Physician Resilience and Burnout: Can You Make the Swithc?," Family Practice Management 20(1) (2013):25–30 and G. E. Vaillant, N. C. Sobowale, and C. McArthur, "Some Psychological Vulnerabilities of Physicians," New England Journal of Medicine 287 (1972): 372–75.

17. 의사의 과잉 검사는 의료과실 소송에 대한 두려움 때문만은 아니다. 이러한 행동은 의료과실 소송의 비율이 낮은 나라에서도 흔하다. 다음을 보라. G. O. Gabbard, "The Role of Compulsiveness in the Normal Physician," JAMA 254(20) (1985):2926–29.

18. 다음을 보라. J. Legassie, E. M. Zibrowski, and M. A. Goldszmidt, "Measuring Resident Well–Being: Impostorism and Burnout Syndrome in Residency," Journal of General Internal Medicine 23(7) (2008): 1090–94; and P. R. Clance, The Impostor Phenomenon: When Success Makes You Feel Lide a Fake (New York: Bantam Books, 1986).

19. 더 깊은 논의를 위해서 다음을 보라. A. D. Mancini and G. A. Bonanno, "Predictors and Parameters of Resilience to Loss: Toward an Individual Differences Model," Journal of Personality 77(6): 1805–32.

20. J. Halifax, "A Heuistie Model of enactive Compassion," Current Opinion in Supportive and Palliative Care 6(2) (2012): 228–35.

21. JAMA의 "A Piece of My Mind" 부분과 Annal of Internal Medicine의 "On Being a Doctor"부분을 보라.

22. N. N. Taleb, Antifragile: Things That Gain from Disorder (New York: Random House, 2014).

23. S. M. Southwick and D. S. Charnery, Resilience: The Science of Mastering Life's Greatest Challenges (Cambridge: Cambridge University Press, 2012).

24. S. J. Russo et al., "Neurobiology of Resilience," Nature Neuroscience 15(11) (2012): 1475–84).

25. 로체스터 대학교에서 발달된 자기결정이론에 의하면, 조종당하는 느낌이 아닌 자율성 의식, 능력있게 목표를 달성하는 기술을 가지고 있다는 의식, 그리고 타인과의 강력한 보살핌의 관계를 맺을 수 있는 능력은 보다 높은 회복력과 관련이 있다. 다음을 보라. E. L. Deci and R. M. Ryan, Intrinsic Motivation and Self–Determination in Human Behavior (New York: Plenum Press, 1985).

26. D. Cicchetti and F. a. Rogosch, "Gene × Environment Interactions and Resilience: Effects of Child Maltreatment and Serotonin, Corticotropin Releassng Hormone, Dopamine, and Oxytocin Genes," Development and Psychopathology 24(02) (2012): 411–27; A. Feder, E.J. Nestler, and D. S. Charney, "Psychobiology and Molecular Genetices of Resilience," Nature Reviews Neuroscience 10(6) (2009): 446–57; and Russo et al., "Neurobiology of Resilience."

27. D. C. Johnson et al., "Modifying Resilience Mechanisms in At–Risk Individuals: A Controlled Strudy of Mindfulness Training in Marines Preparing for Deployment," America Journal of Psychiatry 171(8) (2014): 844–53; G. Wu et al., "Understandin Resilience," Frontiers in Behavioral Neuroscience 7(10) (2013); and Russo et al., "Neurobiology of Resilience."

28. K. Olson, K. J. Kemper, and J. D. Mahan, "What Factors Promte Resilience and Protect against Burnout in First–Year Pediatric and Medicine–Pediatric Residents?" Journal of Evidence–Based Complementary and Alternative Medicine 20(3) (2015); 192–98;, K. J. Kemper and M. Khirallah, "Acute Effect of Online Mind–Body Skills Training on Resilience, Mindfulness, and Empathy," Journal of Evidence–Based Complementary and Alternative Medicine 20(4) (2015): 247–53; J. T. Thomas, "Intrapsychic Predictors of Professional Quality of Life: Mindfulness, Empathy, and Emotional Separation" (Lexington: University of Kentucky, 2011); and Johnson et al., "Modifying Resilience Mechanisms."

29. H. B. Beckman et. al., "The Impact of a Program in Mindful Communication on Primary Care Physicians," Academic Medicine 87(6) (2012): 1–5 and M. S. Krasner et. al., "Association of an Educational Program in Minful Communication with Burnout, Empathy, and Attitudes among Primary Care Pysicians," JAMA 302(12) (2009): 1284–93. 5대 성격요인이란 신경증성, 외향성, 경험에 대한 개방성, 우호성, 양심성을 말한다. 집중은 양심성의 한 요소이고, 정신적 안정성은 신경증성 결핍의 한 요소이다.

30. A. Caspi and B. W. Roberts, "Personality Development across the Life Course: The Argument for Change and Continuity," Psychological Inquiry 12(2) (2001): 49–66.

31. 정반대로 일에서만 만족을 얻고 가정생활에는 둔한 일중독자는 동일하게 삶이 제공하는 풍요로움을 박탈당하고 있다.

32. http://www.marclesser.net/tag/work–life–balance을 보라. 제 9장에서 마크 레서에 대해 언급했다. 마크는 포춘 500대 기업에서 마음챙김 프로그램을 운영하는 선사이다.

33. K. W. Brown and R. M. Ryaan, "The Benefits of Being Present: Mindfulness and Its Role in Psychological Well–Being," Journal of Personality and Social Psychology 84(4) (2003): 822–48;

and N. Weinstein and R. M. Ryan, "When Helping Helps: Autonomous Motivation for Prosocial Behavior and Its Influence on Well-Being for th Helper and Recipient," Journal of Personality and Social Psychology 98(2) (2010): 222-44.

34. Shanafelt et al., "Career Fit and Burnout."

35. 사본은 다음을 보라. C. Maslach, S. Jackson, and M. Leiter, "Maslach Burnout Inventory: Third Edition," in Evaluating Stress: A Book of Resources, eds. C. P. Zalaquett and R. J. Wood (Lanham, MD: Scarecrow Press, 1998), 191-218; and C. Maslach, W. B. Schaufeli, and M P. Leiter, "Job Burnout," Annual Review of Psychology (2001): 52397-422.

36. 이러한 구조물들이 무엇을 어떻게 서로 상호작용하는지에 대한 우리의 이해는 아직도 초보적인 수준이다. 또한 예를 들면, 이들 구조물들의 활성화가 특정한 정신 상태의 원인인지 결과인지에 대해서도 잘 모른다. 신경영상은 단지 뇌의 변화에 대한 단순한 표식일 뿐, 실제로 생각이나 감정을 "볼" 수 없지만, 그럼에도 불구하고 연구의 결과는 흥미진진하다. 다음을 참고하라. B. K. Hoelzel et. al., "How Does Mindfulness Meditaion Works? Proposing Mechanisms of Action from a Conceptual and Neural Perspective," Perpectives on Psychological Science 6(6) (2011): 537-59; D. Vago and D. Silbersweing, "Self-Awareness, Self-Refulation and Self-Transcendence (S-ART): A Framework for Understanding the Neurobiological Mechanisms of Mindfulness," Frontiers in Human Neuroscience 6(296) (2012): 1-6; and R. J. Davidson et al., "Alterations in brain and Immune Function Produced by Mindfulness Meditation," Psyhosomatic Medicine 65(4) (2003): 564-70; Y.-Y. Tang, B. K. Hoelzel, and M. I. Posner, "The Neuroscience of Mindfulness Meditation," Nature Reviews of Neuroscience 16(4) (2015): 213-25; and A. Brewer and K. Garrison, "The Posterior Cingulate Cortex as a Plausible Mechanistic Target ofMeitaion: Findings from Neuroimaging," Annals of the New York Academy of Sciences 1307(1) (2014): 19-27.

37. 다음을 보라. D. C. Johnson et. al., "Modifying Resilience Mechanisms"; E. A. Stanley et al., "Mindfulness-Based Mind Fitness Training: A Case Study of a High Stress Pre-deployment Military Cohort," Cognitive and Behavioral Practice 18(4) (2011): 566-76; E. A. Stanley, "Mindfulness-Based Mind Fitness Training (MMFT): An Approach for Enhancing Performance and Building Resilience in High Stress Cohtexts," in The Wiley Blackwell Handbook of Mindfulness, eds. A. le, C. T. Ngnoumen, and E. J. Langer (Hoboken, MJ: Wiley, 2014), 964-85; A. P. Jha et al., "Examining the Protective Effects of Mindfulness Traiing on Working Memory Capacity and Affective Experience," Emotion 10(1) (2010): 54-64; and A. P. Jha et al., "MInds 'at Attention' : Mindfulness Training Curbs Attentional Lpases in Military Chorts," "PLoS ONE 10(2) (2015): e0116889."

11장. 마음챙김 되기

1. E. A. Maguire, K. Woollett, and H. J. Spiers, "London Taxi Drivers and Bus Drivers: A Structural MRI and Neuropsychological Analysis," Hippocampus 16(12)(2006): 1091–101.

2. K. Woollett and E. A. Maguire, "Acquiring 'the Knowledge' of London's Layout Drives Structural Brain Changes," Current Biology 21(24) (2011): 2109–14.

3. This famous postulate of neuroscience is attributed to Carla Shatz at Stanford University (see C. J. Shatz, "The Developing Brain," Scientific American 267(3)(1992): 60–67) and is based on a theory of learning proposed by Donald Hebb in 1949. See D. Hebb, The Organization of Behavior (New York: Wiley, 1949). "함께 배선"은 기술습득이나 마음의 습관을 촉진한다는 긍정적인 면이 있고 "함께 발화"는 원하지 않는 정신적 반추, 강박증, 충동, 불안, 우울증을 강화시키는 문제점이 있다.

4. K. A. Ericsson, "An Expert–Performance Perspective of Research on Medical Expertise: The Study of Clinical Performance," Medical Education 41(12)(2007): 1124–30. 다음 몇 단락에 있는 많은 논쟁들이 아래에 정리되어 있다. A. S.O. Leung, C. A. Moulton, and R. M. Epstein, "The Competent Mind: Beyond Cognition," in The Question of Competence: Reconsidering Medical Education in the Twenty–First Century, eds. B. D. Hodges and L. Lingard (Ithaca and London: Cornell University Press, 2012), chap. 7, 155–76.

5. G. L. Engel, "What If Music Students Were Taught to Play Their Instruments as Medical Students Are Taught to Interview?," Pharos of Alpha Omega Alpha Honor Medical Society (1982): 4512–13.

6. H. L. Dreyfus, On the Internet (Thinking in Action) (New York: Routledge, 2001).

7. Leung, Moulton, and Epstein, "Competent Mind."

8. 적응적 전문가에 대한 논의는 아래를 보시오. G. Hatano and K. Inagaki, "Child Development and Education in Japan," in Two Courses of Expertise, eds. H. Stevenson, H. Azuma, and K. Hakuta (New York: Freeman, 1986), 262–72. 맥락에 대한 풍부한 논의는 아래를 보시오. S. Weiner and A. Schwartz, "Contextual Errors in Medical Decision Making: Overlooked and Understudied," Academic Medicine: Journal of the Association of American Medical Colleges 91(5) (2016): 657–62.

9. 재즈와 임상 실습과의 유사성은 아래의 두 개의 위대한 논문에 기술되어 있다. 중요한 것은 향상의 능력은 실습의 기간에 달려있고 조화의 원칙과 음악의 구조에 대한 동화에 달려 있다. P. Haidet, "Jazz and the 'Art' of Medicine: Improvisation in the Medical Encounter," Annals of Family Medicine 5(2) (2007): 16469; and A. F. Shaughnessy, D. C. Slawson, and L. Becker, "Clinical Jazz: Harmonizing Clinical Experience and Evidence–Based Medicine," Journal of Family Practice 47(6)(1998): 425–28.

10. W. James, The Principles of Psychology (Cambridge, MA: Harvard University Press, 1981).

11. Y.–Y. Tang et al., "Short–Term Meditation Training Improves Attention and Self–Regulation,"

Proceedings of the National Academy of Sciences 104(43) (2007): 17152–56; and Y.-Y. Tang et al., "Central and Autonomic Nervous System Interaction is Altered by Short-Term Meditation," Proceedings of the National Academy of Sciences 106(22) (2009): 8865–70.

12. D. M. Levy et al., "The Effects of Mindfulness Meditation Training on Multitasking in a High-Stress Information Environment," in Proceedings of Graphics Interface 2012 (Toronto: Canadian Information Processing Society, 2012), 45–52; R. J. Davidson and A. W. Kaszniak, "Conceptual and Methodological Issues in Research on Mindfulness and Meditation," American Psychologist 70(7)(2015): 581–92; B. K. Hölzel et al., "How Does Mindfulness Meditation Work? Proposing Mechanisms of Action from a Conceptual and Neural Perspective," Perspectives on Psychological Science 6(6)(2011): 537–59; and Y.-Y. Tang, B. K. Hölzel, and M. I. Posner, "The Neuroscience of Mindfulness Meditation," Nature Reviews Neuroscience 16(4) (2015): 213–25.

13. 주의집중 훈련, 수련으로 성취되는 10단계에 대한 기술과 삶에서의 의미는 아래의 저작에서 발견할 수 있다. B. A. Wallace, The Attention Revolution: Unlocking the Power of the Focused Mind (Somerville, MA: Wis dom Publications, 2006). 집중의 10단계는 직접적이고, 연속적이며, 되살아나고, 친밀하고, 길들여지고, 진정되고, 완전히 진정되고, 한 점에 집중하고, 이후에 집중적인 균형 그리고 "사마타"이다.

14. A. W. Kaszniak, "Meditation, Mindfulness, Cognition, and Emotion: Implications for Community-Based Older Adult Programs," in Enhancing Cognitive Fitness Adults, eds. P. E. Hartman-Stein and A. LaRue (New York: Springer, 2011), chap. 5, 85–104.

15. 마음챙김이란 단어는 혼동스러울 수도 있다. 사람들은 보통 상대적으로 고정된 성격적 특성을 묘사하는데 사용하거나 성취된 마음의 상태를 묘사하는데 사용하거나 명상과 같은 어떤 특별한 수련을 묘사하는데 사용한다. 어떤 이들은 일상 활동에서 마음챙김 수련을 할 수도 있다. 예를 들어 마음챙기고 테니스를 칠수도 있고 마음챙기고 달리거나, 요리하거나, 먹거나, 시를 읽거나, 음악을 듣거나, 음악을 만들 수 있다. 나는 빨리어로 사띠의 원래 뜻인 "기억함"을 더 선호한다. 매일 매순간 당신이 누구인지 기억하고 무엇이 중요한가를 기억하는 것이다.

16. Jon Kabat-Zinn은 남아시아와 동남아시아의 전통적인 명상을 세속화하였다. 그리고 일반 서양 대중에게 접근하기 쉽게 만들었다. J. Kabat-Zinn, Full Catastrophe Living: Using the Wisdom of Your Body and Mind to Face Stress, Pain, and Illness (New York: Bantam Dell, 1990).

17. 조직화된 믿음 체계에 집착하지 않고 알아차림 실습을 할 수 있는 방법에 관한 두 논문이 있다. S. Batchelor, Buddhism without Beliefs: A Contemporary Guide to Awakening (New York: Riverhead Books, 1997); and S. Harris, Waking Up: A Guide to Spirituality without Religion (New York: Simon & Schuster, 2015).

18. 이 경로는 집중적인 경로보다 잘 상술되지 않고 있다. 신경과학 연구의 최첨단을 대표한다. O.M. Klimecki et al., "Differential Pattern of Functional Brain Plasticity after compassion and Empathy Training," Social Cognitive and Affective Neuroscience 9(6)(2014): 873–79.

19. D. A. Schroeder et al., "A Brief Mindfulness-Based Intervention for Primary Care Physicians: A

Pilot Randomized Controlled Trial," American Journal of Lifestyle Medicine (2016): 1–9.

20. S. B. Goldberg et al., "The Secret Ingredient in Mindfulness Interventions? A Case for Practice Quality over Quantity," Journal of Counseling Psychology 61(3) (2014): 491–97.

21. 이 복합적인 영역에 매우 읽을 만한 소개를 하겠다. A. R. Damasio, Descartes' Error: Emotion, Reason, and the Human Brain (New York: G. P. Putnam's Sons, 1994 역자 주: '데카르트의 오류'로 번역되었다); and A. R. Damasio, The Feeling of What Happens: Body and Emotion in the Making of Consciousness (New York: Harcourt Brace, 1999). 신경과학 연구의 몇몇은 아직도 새로워지고 있지만, Damasio의 일상생활 기술은 뛰어나고 여전히 정확하다. 또한 E. Thompson, Mind in Life: Biology, Phenomenology, and the Sciences of Mind (Cambridge, MA: Belknap Press of Harvard University Press, 2007); and F. J. Varela, E. Thompson, and E. Rosch, The Embodied Mind: Cognitive Science and Human Experience (Cambridge, MA: MIT Press, 1991 역자 주: '인지과학의 철학적 이해'로 번역되었다)을 보라.

22. "The Depth of a Smile" 에세이에서 나의 카탈로니아 가정의학과 의사 동료 Francesc Borrell-Carrió는 소위 그의 "미소로 수용하기"를 기술하였다. F. Borrell-Carrió, "The Depth of a Smile," Medical Encounter 15(2) (2000): 13–14.

23. A. M. Glenberg et al., "Grounding Language in Bodily States: The Case for Emotion," in Grounding Cognition: The Role of Perception and Action in Memory, Language, and thinking, eds. D. Pecher and R. A. Zwaan (Cambridge: Cambridge University Press, 2005).

24. L. Nielsen and A. Kaszniak, "Awareness of Subtle Emotional Feelings: A Comparison of Long-term Meditators and Nonmeditators," Emotion 6(3)(2006): 392–405.

25. P. M. Niedenthal, "Embodying Emotion," Science 316(5827) (2007): 1002–5.

26. G. Kramer, Insight Dialogue: The Interpersonal Path to Freedom (Boulder, CO: Shambhala Publications, 2007).

27. D. L. Cooperrider and D. Whitney, Appreciative Inquiry: A Positive Revolution in Change (San Francisco: Berrett-Koehler, 2005).

28. R. M. Epstein, "Making the Ineffable Visible," Families Systems and Health 33(3) (2015): 280–82; and J. Zlatev et al., The Shared Mind: Perspectives on Intersubjectivity (Amsterdam and Philadelphia: John Benjamins, 2008).

29. J. L. Coulehan, "Tenderness and Steadiness: Emotions in Medical Practice," Literature and Medicine 14(2)(1995): 222–36.

30. See G. C. Spivak, L. E. Lyons, and C. G. Franklin, "On the Cusp of the Personal and the Impersonal: An Interview with Gayatri Chakravorty Spivak," Biography 27(1)(2004): 203–21; and R. M. Epstein, "Realizing Engel's Biopsychosocial Vision: Resilience, Compassion, and Quality of Care," International Journal of Psychiatry in Medicine 47(4) (2014): 275–87.

31. M. K. Kearney et al., "Self-Care of Physicians Caring for Patients at the End of Life: 'Being Connected...a Key to My Survival," JAMA 301(11) (2009): 1155-64.

32. Coulehan, "Tenderness and steadiness."

33. W. Steig, Doctor De Soto (New York: Square Fish, 2010).

12장. 마음챙김 의료제도의 상상

1. Institute of Medicine, Crossing the Quality Chasm: A New Health System for the 21st Century (Washington, DC: National Academies Press, 2001); D. M. Berwick, T. W. Nolan, and J. Whittington, "The Triple Aim: Care, Health, and Cost," Health Affairs 27(3) (2008): 759-69; and T. Bodenheimer and C. Sinsky, "From Triple to Quadruple Aim: Care of the Patient Requires Care of the Provider," Annals of Family Medicine 12(6) (2014): 573-76.

2. 가장 영향력있는 세 가지 자료는 아래와 같다. Institute of Medicine, Crossing the Quality Chasm: Berwick, Nolan, and Whittington, "Triple Aim"; and Bodenheimer and Sinsky, "From Triple to Quadruple Aim."

3. K. E. Weick and K. H. Roberts, "Collective Mind in Organizations-Heedful Interrelating on Flight Decks," Administrative Science Quarterly 38(3)(1993): 357-81. 이 특별한 이야기의 실제적인 참고문헌은 아래와 같다. G. I. Rochlin, T. R. La Porte, and K.H. Roberts, "The Self-Designing High-Reliability Organization: Aircraft Carrier Flight Operations at Sea," Naval War College Review 51(3)(1998): 97.

4. L. T. Kohn, J. M. Corrigan, and M. S. Donaldson, To Err Is Human: Building a Safer Health System (Washington, DC: National Academy Press, 2000).

5. K. E. Weick and T. Putnam, "Organizing for Mindfulness: Eastern Wisdom and Western Knowledge," Journal of Management Inquiry 15(3)(2006): 275-87; and K. E. Weick and K. M. Sutcliffe, "Mindfulness and the Quality of Organizational Attention," Organization Science 17(4) (2006): 514-24.

6. Weick and Sutcliffe, "Mindfulness and the Quality of Organizational Attention"; D. J. Good et al., "Contemplating Mindfulness at Work: An Integrative Review," Journal of Management (2015): 1-29; T. J. Vogus and K. M. Sutcliffe, "Organizational Resilience: Towards a Theory and Research Agenda" (paper presented at the 2007 IEEE International Conference on Systems, Man and Cybernetics, Montreal, Quebec, 2007); T. J. Vogus and K. M. Sutcliffe, "Organizational Mindfulness and Mindful Organizing: A Reconciliation and Path Forward," Academy of Management Learning

& Education 11(4)(2012): 722–35; and K.M. Weick and K. M. Sutcliffe, Managing the Unexpected: Assuring High Performance in an Age of complexity (San Francisco:Jossey–Bass, 2001).

7. T. J. Vogus and K. M. Sutcliffe, "The Safety Organizing Scale: Development and Validation of a Behavioral Measure of Safety Culture in Hospital Nursing Units," Medical Care 45(1) (2007): 46–54.

8. 이 접근은 1990년대 도요다에 의해 유명해졌다. the Harvard Business Review article at https://hbr.org/1999/09/decoding-the-dna-of-the-toyota-production-system.

9. 당신이 걱정한 이 환자는 즉시 응급실로 갔고, 잘 회복되었다.

10. T. J. Vogus and K. M. Sutcliffe, "The Impact of Safety Organizing, Trusted Leadership, and Care Pathways on Reported Medication Errors in Hospital Nursing Units," Medical Care 45(10) (2007): 997–1002; and Vogus and Sutcliffe, "Safety Organizing Scale."

11. 의료분야가 아닌 다른 기업들과 관련있는 Suchman의 업적에 대한 몇 개의 문헌들이 있다.: A. L. Suchman, "Organizations as Machines, Organizations as Conversations: Two Core Metaphors and Their Consequences," Medical Care 49 (2011): S43–548; K. Marvel et al., "Relationship-Centered Administration: Transferring Effective Communication Skills from the Exam Room to the Conference Room," Journal of Healthcare Management/American College of Healthcare Executives 48(2)(2002): 112–23, and discussion, 23–24; A. L. Suchman, "The Influence of Health Care Organizations on WellBeing," Western Journal of Medicine 174(1)(2001): 43; A. L. Suchman, D. J. Sluyter, and P. R. Williamson, Leading Change in Healthcare: Transforming Organizations Using Complexity, Positive Psychology, and Relationship–Centered Care (Abingdon, UK: Radcliffe Publishing, 2011); and A. L. Suchman and P. R. Williamson, "Principles and Practices of Relationship–Centered Meetings" (Rochester, NY: Relationship Centered Health Care, 2006.)

12. D. L. Cooperrider and D. Whitney, Appreciative Inquiry: A Positive Revolution in Change (San Francisco: Berrett–Koehler, 2005).

13. 세속적인 의료제도에서도 "최고 공감 책임자", "환자경험"의 감독자, 그리고 신념과 유대와 치유관계를 강화시키는 역할을 하는 사람들의 중요성이 증가하고 있다.

14. K. B. Schwartz, "A Patient's Story," Boston Globe Magazine, 1995, 16; and Schwartz Center for Compassionate Healthcare, http://www.theschwartzcenter.org, for further information about the foundation.

15. B. A. Lown and C. F. Manning, "The Schwartz Center Rounds: Evaluation of an Interdisciplinary Approach to Enhancing Patient–Centered Communication, Teamwork, and Provider Support," Academic Medicine 85(6)(2010): 1073–81.

16. 오스트레일리아에서 가장 큰 의과대학인 모나쉬 대학과 내가 일하고 있는 로체스터 대학이 개척자였다. 로체스터 대학에서, 우리는 의대 3학년에게 다섯가지 요구사항의 수행을 제공하였다. 우리는 또한 더 발전하기를

원하는 의사들과 교육자들에게 4일 내지 5일간의 워크샵도 제공하였다. 여기에 대한 자료는 http://www.mindfulpractice.urmc.edu 에 있다. 여기에 더 많은 임상에서 웰빙을 증진시킬 수 있는 프로그램에 대한 웹사이트들이 있다. http://www.medicine.virginia.edu/administration/faculty/facultydev/copy_of_home-page;http://www.ohsu.edu/xd/education/schools/school-of-medicine/gme-cme/gme/resident-fellowwellness-program/index.cfm; http://www.tfme.org/regional conferences/physician-well-being-conference; and http:// www.mayo.edu/research/centers-programs/physician-well-being-program/overview. For general information about mindfulness and medical education, see P. L. Dobkin and T. A. Hutchinson, "Teaching Mindfulness in Medical School: Where Are We Now and Where Are We Going," Medical Education 47(8) (2013): 768 - 79.

부록: 주의집중 실습

1. R. M. Epstein, "Mindful Practice," JAMA 282(9)(1999): 833-39.
2. 심리치료사들을 위해 서로 다른 명상 실습들에 접근할 수 있도록 S.M. Pollak, T. Pedulla, 그리고 R.D. Siegel이 지은 Sitting Together: Essential Skills for Mindfulness-Based Psychotherapy(New York: Guilfor Press, 2014)가 있다(역자 주: "심신자각과 정신치료: 심신자각에 근거한 정신치료를 위한 필수기술들"이란 제목으로 메디컬 마인드풀니스 연구회에서 번역하여 2016년 하나출판사에서 출간하였다). 우리 프로그램에 대한 오디오 파일은 아래 사이트로 가기 바란다. http://www.urmc.rochester.edu/famili-medicine/mindful-practice/curricula-materials/audios.aspx. 웹 가이드 명상은 아래 사이트에서 발견할 수 있다. http://www.mindfulness-solution.com/DownloadMeditations.html and http://www.tarabrach.com/guided-meditations. 짧은 명상을 위해서라면 아래 사이트로 가기 바란다. http://marc.ucla.edu/body.dfm?id=22. 초보 명상가를 위한 인기 많은 앱은 "Headspace"로 강렬하고 즐겁다.

참고문헌

Abramson, L. Y., M. E. Seligman, and J. D. Teasdale. "Learned Helplessness in Humans: Critique and Reformulation." *Journal of Abnormal Psychology* 87(1) (1978): 49–74.

Adams, J. R., G. Elwyn, F. Legare, and D. L. Frosch. "Communicating with Physicians about Medical Decisions: A Reluctance to Disagree." *Archives of Internal Medicine* 172(15) (2012): 1184–86.

Allen, T. J., J. W. Sherman, F. R. Conrey, and S. J. Stroessner. "Stereotype Strength and Attentional Bias: Preference for Confirming versus Disconfirming Information Depends on Processing Capacity." *Journal of Experimental Social Psychology* 45(5) (2009): 1081–87.

Aristotle. *The Nicomachean Ethics*, trans. David Ross. Revised with an introduction and notes by Lesley Brown. New York: Oxford University Press, 2009.

Austin, J. H. *Zen and the Brain: Toward an Understanding of Meditation and Consciousness*. Cambridge, MA: MIT Press, 1998.

Baars, B. J., T. Z. Ramsoy, and S. Laureys. "Brain, Conscious Experience and the Observing Self." *Trends in Neurosciences* 26(12) (2003): 671–75.

Babbott, S., L. B. Manwell, R. Brown, E. Montague, E. Williams, M. Schwartz, E. Hess, and M. Linzer. "Electronic Medical Records and Physician Stress in Primary Care: Results from the Memo Study." *Journal of the American Medical Informatics Association* 21(e1) (2014): e100–e106.

Bachman, K. H., and D. K. Freeborn. "HMO Physicians' Use of Referrals." *Social Science & Medicine* 48(4) (1999): 547–57.

Back, A. L., S. M. Bauer-Wu, C. H. Rushton, and J. Halifax. "Compassionate Silence in the Patient-Clinician Encounter: A Contemplative Approach." *Journal of Palliative Medicine* 12(12) (2009): 1113–17.

Back, A. L., C. H. Rushton, A. W. Kaszniak, and J. S. Halifax. "'Why Are We Doing This?': Clinician Helplessness in the Face of Suffering." *Journal of Palliative Medicine* 18(1) (2015): 26–30.

Baker, D. B., R. Day, and E. Salas. "Teamwork as an Essential Component of High-Reliability Organizations." *Health Services Research* 41(4, pt. 2) (2006): 1576–98.

Balint, M. *The Doctor, His Patient, and the Illness*. New York: International Universities Press, 1957.

Banaji, M., and A. Greenwald. *Blindspot: Hidden Biases of Good People*. New York: Delacorte Press, 2013.

Barks, C. *The Essential Rumi*. London: Castle Books, 1997.

Baron, R. J. "An Introduction to Medical Phenomenology: I Can't Hear You While I'm Listening." *Annals of Internal Medicine* 103(4) (1985): 606–11.

Bartels, J. "Eloquent Silences: A Musical and Lexical Analysis of Conversation between Oncologists and Their Patients." *Patient Education & Counseling* (forthcoming, 2016).

Bartz, J. A., J. Zaki, N. Bolger, E. Hollander, N. N. Ludwig, A. Kolevzon, and K. N. Ochsner. "Oxytocin Selectively Improves Empathic Accuracy." *Psychological Science* 21(10) (2010): 1426–28.

Bassler, D., J. W. Busse, P. J. Karanicolas, and G. H. Guyatt. "Evidence-Based Medicine Targets the Individual Patient. Part 2: Guides and Tools for Individual Decision-Making." *ACP Journal Club* 149(1) (2008): 2.

Batchelor, S. *Buddhism without Beliefs: A Contemporary Guide to Awakening*. New York: Riverhead Books, 1997.

Batson, D. C. "These Things Called Empathy: Eight Related but Distinct Phenomena." In *The Social Neuroscience of Empathy*, edited by J. Decety and W. Ickes, chap. 1, 3–15. Denver, CO: Bradford, 2009.

Baumgarten, E. "Curiosity as a Moral Virtue." *International Journal of Applied Philosophy* 15(2) (2001): 23–42.

Beach, M. C., D. Roter, P. T. Korthuis, R. M. Epstein, V. Sharp, N. Ratanawongsa, J. Cohn, et al. "A Multicenter Study of Physician Mindfulness and Health Care Quality." *Annals of Family Medicine* 11(5) (2013): 421–28.

Beckman, H. B., K. M. Markakis, A. L. Suchman, and R. M. Frankel. "The Doctor-Patient Relationship and Malpractice: Lessons from Plaintiff Depositions." *Archives of Internal Medicine* 154(12) (1994): 1365–70.

Beckman, H. B., M. Wendland, C. Mooney, M. S. Krasner, T. E. Quill, A. L. Suchman, and R. M. Epstein. "The Impact of a Program in Mindful Communication Primary Care Physicians." *Academic Medicine* 87(6) (2012): 1–5.

Bereiter, C., and M. Scardamalia. *Surpassing Ourselves: An Inquiry into the Nature and Implications of Expertise*. Chicago: Open Court Publishing, 1993.

Berger, J. E., and R. L. Boyle Jr. "How to Avoid the High Costs of Physician Turnover." *Medical Group Management Journal* 39(6) (1991): 80–82.

Berlyne, D. E. "Novelty and Curiosity as Determinants of Exploratory Behaviour." *British Journal of Psychiatry* 41(1–2) (1950): 68–80.

Berry, D. L., D. J. Wilkie, C. R. J. Thomas, and P. Fortner. "Clinicians Communicating with Patients Experiencing Cancer Pain." *Cancer Investigation* 21(3) (2003): 374–81.

Berwick, D. M., T. W. Nolan, and J. Whittington. "The Triple Aim: Care, Health, and Cost." *Health Affairs* 27(3) (2008): 759–69.

Bilek, E., M. Ruf, A. Schafer, C. Akdeniz, V. D. Calhoun, C. Schmahl, C. Demanuele, et al. "Information Flow between Interacting Human Brains: Identification, Validation, and Relationship to Social Expertise." *Proceedings of the National Academy of Sciences* 112(16) (2015): 5207–12.

Bodenheimer, T., and C. Sinsky. "From Triple to Quadruple Aim: Care of the

Patient Requires Care of the Provider." *Annals of Family Medicine* 12(6) (2014): 573–76.

Borrell-Carrió, F. "The Depth of a Smile." *Medical Encounter* 15(2) (2000): 13–14.

Borrell-Carrió, F., and R. M. Epstein. "Preventing Errors in Clinical Practice: A Call for Self-Awareness." *Annals of Family Medicine* 2(4) (2004): 310–16.

Brewer, A., and K. Garrison. "The Posterior Cingulate Cortex as a Plausible Mechanistic Target of Meditation: Findings from Neuroimaging." *Annals of the New York Academy of Sciences* 1307(1) (2014): 19–27.

Brown, K. W., and R. M. Ryan. "The Benefits of Being Present: Mindfulness and Its Role in Psychological Well-Being." *Journal of Personality and Social Psychology* 84(4) (2003): 822–48.

Buber, M. *I and Thou*. New York: Scribner, 1970.

Buchbinder, S. B., M. Wilson, C. F. Melick, and N. R. Powe. "Estimates of Costs of Primary Care Physician Turnover." *American Journal of Managed Care* 5(11) (1999): 1431–38.

Burgess, D. J. "Are Providers More Likely to Contribute to Healthcare Disparities under High Levels of Cognitive Load? How Features of the Healthcare Setting May Lead to Biases in Medical Decision Making." *Medical Decision Making* 30(2) (2010): 246–57.

Burgess, D. J., S. S. Fu, and M. van Ryn. "Why Do Providers Contribute to Disparities and What Can Be Done about It?" *Journal of General Internal Medicine* 19(11) (2004): 1154–59.

Candib, L. M. "Working with Suffering." *Patient Education & Counseling* 48(1) (2002): 43–50.

Caspi, A., and B. W. Roberts. "Personality Development across the Life Course: The Argument for Change and Continuity." *Psychological Inquiry* 12(2) (2001): 49–66.

Cassell, E. J. "Diagnosing Suffering: A Perspective." *Annals of Internal Medicine* 131(7) (1999): 531–34.

———. "The Nature of Suffering and the Goals of Medicine." *New England Journal of Medicine* 306(11) (1982): 639–45.

———. "The Phenomenon of Suffering and Its Relationship to Pain." In *Handbook of Phenomenology and Medicine*, edited by S. K. Toombs, 371–90. Dordrecht, Netherlands: Kluewer Academic Publishers, 2001.

Catlin, A., C. Armigo, D. Volat, E. Vale, M. A. Hadley, W. Gong, R. Bassir, and K. Anderson. "Conscientious Objection: A Potential Neonatal Nursing Response to Care Orders That Cause Suffering at the End of Life? Study of a Concept." *Neonatal Network—Journal of Neonatal Nursing* 27(2) (2008): 101–8.

Chabris, C., and D. Simons. *The Invisible Gorilla: How Our Intuitions Deceive Us*. New York: Crown, 2011.

Charlin, B., H. P. Boshuizen, E. J. Custers, and P. J. Feltovich. "Scripts and Clinical Reasoning." *Medical Education* 41(12) (2007): 1178–84.

Charon, R. "Narrative Medicine: Form, Function, and Ethics." *Annals of Internal Medicine* 134(1) (2001): 83–87.

———. *Narrative Medicine: Honoring the Stories of Illness*. London: Oxford University Press, 2006.

Chatel-Goldman J., J. L. Schwartz, C. Jutten, and M. Congedo. "Non-Local Mind from the Perspective of Social Cognition." *Frontiers in Human Neuroscience* 7 (2013): 107.

Cheng, Y., C.-Y. Yang, C.-P. Lin, P.-L. Lee, and J. Decety. "The Perception of Pain in Others Suppresses Somatosensory Oscillations: A Magnetoencephalography Study." *NeuroImage* 40(4) (2008): 1833–40.

Chou, C. M., K. Kellom, and J. A. Shea. "Attitudes and Habits of Highly Humanistic Physicians." *Academic Medicine* 89(9) (2014): 1252–58.

Cicchetti, D., and F. A. Rogosch. "Gene × Environment Interaction and Resilience: Effects of Child Maltreatment and Serotonin, Corticotropin Releasing Hormone, Dopamine, and Oxytocin Genes." *Development and Psychopathology* 24(2) (2012): 411–27.

Clance, P. R. *The Impostor Phenomenon: When Success Makes You Feel Like a Fake*. New York: Bantam Books, 1986.

Connelly, J. "Being in the Present Moment: Developing the Capacity for Mindfulness in Medicine." *Academic Medicine* 74(4) (1999): 420–24.

Connelly, J. E. "The Guest House (Commentary)." *Academic Medicine* 83(6) (2008): 588–89.

———. "Narrative Possibilities: Using Mindfulness in Clinical Practice." *Perspectives in Biology and Medicine* 48(1) (2005): 84–94.

Cooperrider, D. L., and D. Whitney. *Appreciative Inquiry: A Positive Revolution in Change*. San Francisco: Berrett-Koehler, 2005.

Corbetta, M., and G. L. Shulman. "Control of Goal-Directed and Stimulus-Driven Attention in the Brain." *Nature Reviews Neuroscience* 3(3) (2002): 201–15.

Costa, P. T., and R. R. McCrae. "NEO PI-R: Professional Manual, Revised Neo Personality Inventory (NEO PI-R), and Neo Five-Factor Inventory (NEO-FFI)." Odessa, FL: Psychological Assessment Resources, 1992.

Coulehan, J. "Compassionate Solidarity: Suffering, Poetry, and Medicine." *Perspectives in Biology and Medicine* 52(4) (2009): 585–603.

Coulehan, J. L. "Tenderness and Steadiness: Emotions in Medical Practice." *Literature and Medicine* 14(2) (1995): 222–36.

Croskerry, P. "Clinical Cognition and Diagnostic Error: Applications of a Dual Process Model of Reasoning." *Advances in Health Sciences Education* 14(1) (2009): 27–35.

———. "Context Is Everything or How Could I Have Been That Stupid?" *Healthcare Quarterly* 12 (2009): e171–e76.

———. "From Mindless to Mindful Practice—Cognitive Bias and Clinical Decision Making." *New England Journal of Medicine* 368(26) (2013): 2445–48.

———. "The Importance of Cognitive Errors in Diagnosis and Strategies to Minimize Them." *Academic Medicine* 78(8) (2003): 775–80.

———. "A Universal Model of Diagnostic Reasoning." *Academic Medicine* 84(8) (2009): 1022–28.

Croskerry, P., A. A. Abbass, and A. W. Wu. "How Doctors Feel: Affective Issues in Patients' Safety." *Lancet* 372(9645) (2008): 1205–6.

Croskerry, P., and G. R. Nimmo. "Better Clinical Decision Making and Reducing Diagnostic Error." *Journal of the Royal College of Physicians of Edinburgh* 41(2) (2011): 155–62.

Croskerry, P., and G. Norman. "Overconfidence in Clinical Decision Making." *American Journal of Medicine* 121(5) (2008): S24–S29.

Damasio, A. R. *Descartes' Error: Emotion, Reason, and the Human Brain*. New York: G. P. Putnam's Sons, 1994.

———. *The Feeling of What Happens: Body and Emotion in the Making of Consciousness*. New York: Harcourt Brace, 1999.

Darley, J. M., and C. D. Batson. "'From Jerusalem to Jericho': A Study of Situation and Dispositional Variables in Helping Behavior." *Journal of Personality and Social Psychology* 27(1) (1973): 100–108.

Davidson, R. J. "Anterior Cerebral Asymmetry and the Nature of Emotion." *Brain and Cognition* 20(1) (1992): 125–51.

Davidson, R. J., J. Kabat-Zinn, J. Schumacher, M. Rosenkranz, D. Muller, S. F. Santorelli, F. Urbanowski, et al. "Alterations in Brain and Immune Function Produced by Mindfulness Meditation." *Psychosomatic Medicine* 65(4) (2003): 564–70.

Davidson, R. J., and A. W. Kaszniak. "Conceptual and Methodological Issues in Research on Mindfulness and Meditation." *American Psychologist* 70(7) (2015): 581–92.

Decety, J., and C. Lamm. "Empathy Versus Personal Distress: Recent Evidence from Social Neuroscience." In *The Social Neuroscience of Empathy*, edited by J. Decety and W. Ickes, chap. 15, 199–213. Denver, CO: Bradford, 2009.

Decety, J., C. Y. Yang, and Y. Cheng. "Physicians Down-Regulate Their Pain Empathy Response: An Event-Related Brain Potential Study." *NeuroImage* 50(4) (2010): 1676–82.

Deci, E. L., and R. M. Ryan. *Intrinsic Motivation and Self-Determination in Human Behavior*. New York: Plenum Press, 1985.

De Dreu, C. K. "Oxytocin Modulates Cooperation within and Competition between Groups: An Integrative Review and Research Agenda." *Hormones and Behavior* 61(3) (2012): 419–28.

De Jaegher, H., and E. Di Paolo. "Participatory Sense-Making: An Enactive Approach to Social Cognition." *Phenomenology and the Cognitive Sciences* 6(4) (2007): 485–507.

de Vignemont, F., and T. Singer. "The Empathic Brain: How, When and Why?" *Trends in Cognitive Sciences* 10(10) (2006): 435–41.

Dewey, J. *Experience and Nature*. New York: Dover, 1958.

DeYoung, C. G., D. Cicchetti, F. A. Rogosch, J. R. Gray, M. Eastman, and E. L. Grigorenko. "Sources of Cognitive Exploration: Genetic Variation in the Prefrontal Dopamine System Predicts Openness/Intellect." *Journal of Research in Personality* 45(4) (2011): 364–71.

Dimsdale, J. E. "Reflections on the Impact of Antihypertensive Medications on Mood, Sedation, and Neuropsychologic Functioning." *Archives of Internal Medicine* 152(1) (1992): 35–39.

Dixon, C. A. J., C. N. E. Tompkins, V. L. Allgar, and N. M. J. Wright. "Abusive Behaviour Experienced by Primary Care Receptionists: A Cross-Sectional Survey." *Family Practice* 21(2) (2004): 137–39.

Dobkin, P. L., and T. A. Hutchinson. "Teaching Mindfulness in Medical School:

Where Are We Now and Where Are We Going." *Medical Education* 47(8) (2013): 768–79.

Dovidio, J. F., K. Kawakami, C. Johnson, B. Johnson, and A. Howard. "On the Nature of Prejudice: Automatic and Controlled Processes." *Journal of Experimental Social Psychology* 33(5) (1997): 510–40.

Drew, T., M. L. Vo, and J. M. Wolfe. "The Invisible Gorilla Strikes Again: Sustained Inattentional Blindness in Expert Observers." *Psychological Science* 24(9) (2013): 1848–53.

Dreyfus, H. L. *On the Internet (Thinking in Action)*. New York: Routledge, 2001.

Dyche, L., and R. M. Epstein. "Curiosity and Medical Education." *Medical Education* 45(7) (2011): 663–68.

Dyrbye, L. N., F. S. Massie, A. Eacker, W. Harper, D. Power, S. J. Durning, M. R. Thomas, et al. "Relationship between Burnout and Professional Conduct and Attitudes among US Medical Students." *JAMA* 304(11) (2010): 1173–80.

Dyrbye, L. N., M. R. Thomas, F. S. Massie, D. V. Power, A. Eacker, W. Harper, S. Durning, et al. "Burnout and Suicidal Ideation among US Medical Students." *Annals of Internal Medicine* 149(5) (2008): 334–41.

Dyrbye, L. N., P. Varkey, S. L. Boone, D. V. Satele, J. A. Sloan, and T. D. Shanafelt. "Physician Satisfaction and Burnout at Different Career Stages." *Mayo Clinic Proceedings* 88(12) (2013): 1358–67.

Dyrbye, L. N., C. P. West, D. Satele, S. Boone, L. Tan, J. Sloan, and T. D. Shanafelt. "Burnout among US Medical Students, Residents, and Early Career Physicians Relative to the General US Population." *Academic Medicine* 89(3) (2014): 443–51.

Ebstein, R. P., O. Novick, R. Umansky, B. Priel, Y. Osher, D. Blaine, E. R. Bennett, et al. "Dopamine D4 Receptor (D4DR) Exon III Polymorphism Associated with the Human Personality Trait of Novelty Seeking." *Nature Genetics* 12(1) (1996): 78–80.

Eisenberg, N., and N. D. Eggum. "Empathic Responding: Sympathy and Personal Distress." In *The Social Neuroscience of Empathy*, edited by J. Decety and W. Ickes, chap. 6, 71–83. Denver, CO: Bradford, 2009.

Elliot, A. J., and H. T. Reis. "Attachment and Exploration in Adulthood." *Journal of Personality and Social Psychology* 85(2) (2003): 317–31.

Elwyn, G., A. O'Connor, D. Stacey, R. Volk, A. Edwards, A. Coulter, R. Thomson, et al. "Developing a Quality Criteria Framework for Patient Decision Aids: Online International Delphi Consensus Process." *British Medical Journal* 333(7565) (2006): 417.

Engel, G. L. "The Clinical Application of the Biopsychosocial Model." *American Journal of Psychiatry* 137(5) (1980): 535–44.

———. "From Biomedical to Biopsychosocial: Being Scientific in the Human Domain." *Psychosomatics* 38(6) (1997): 521–28.

———. "The Need for a New Medical Model: A Challenge for Biomedicine." *Science* 196(4286) (1977): 129–36.

———. "What If Music Students Were Taught to Play Their Instruments as Medical Students Are Taught to Interview?" *Pharos of Alpha Omega Alpha Honor Medical Society* (1982), 4512–13.

Engen, H. G., and T. Singer. "Compassion-Based Emotion Regulation Up-

Regulates Experienced Positive Affect and Associated Neural Networks." *Social Cognitive and Affective Neuroscience* 10(9) (2015): 1291–301.

Epstein, M. *Thoughts without a Thinker: Psychotherapy from a Buddhist Perspective*. New York: Basic Books, 1995.

Epstein, R. M. "Making the Ineffable Visible." *Families Systems and Health* 33(3) (2015): 280–82.

———. "Mindful Practice." *JAMA* 282(9) (1999): 833–39.

———. "Physician Know Thy Family: Looking at One's Family-of-Origin as a Method of Physician Self-Awareness." *Medical Encounter* 8(1) (1991): 9.

———. "Realizing Engel's Biopsychosocial Vision: Resilience, Compassion, and Quality of Care." *International Journal of Psychiatry in Medicine* 47(4) (2014): 275–87.

———. "Whole Mind and Shared Mind in Clinical Decision-Making." *Patient Education & Counseling* 90(2) (2013): 200–206.

Epstein, R. M., B. S. Alper, and T. E. Quill. "Communicating Evidence for Participatory Decision Making." *JAMA* 291(19) (2004): 2359–66.

Epstein, R. M., and A. L. Back. "Responding to Suffering." *JAMA* 314(24) (2015): 2623–24.

Epstein, R. M., M. Christie, R. Frankel, S. Rousseau, C. Shields, and A. L. Suchman. "Understanding Fear of Contagion among Physicians Who Care for HIV Patients." *Family Medicine* 25(4) (1993): 264–68.

Epstein, R. M., E. F. Dannefer, A. C. Nofziger, J. T. Hansen, S. H. Schultz, N. Jospe, L. W. Connard, et al. "Comprehensive Assessment of Professional Competence: The Rochester Experiment." *Teaching and Learning in Medicine* 16(2) (2004): 186–96.

Epstein, R. M., P. Franks, K. Fiscella, C. G. Shields, S. C. Meldrum, R. L. Kravitz, and P. R. Duberstein. "Measuring Patient-Centered Communication in Patient-Physician Consultations: Theoretical and Practical Issues." *Social Science & Medicine* 61(7) (2005): 1516–28.

Epstein, R. M., and R. E. Gramling. "What Is Shared in Shared Decision Making? Complex Decisions When the Evidence Is Unclear." *Medical Care Research and Review* 70(1S) (2012): 94–112.

Epstein, R. M., T. Hadee, J. Carroll, S. C. Meldrum, J. Lardner, and C. G. Shields. "'Could This Be Something Serious?' Reassurance, Uncertainty, and Empathy in Response to Patients' Expressions of Worry." *Journal of General Internal Medicine* 22(12) (2007): 1731–39.

Epstein, R. M., and E. M. Hundert. "Defining and Assessing Professional Competence." *JAMA* 287(2) (2002): 226–35.

Epstein, R. M., D. S. Morse, R. M. Frankel, L. Frarey, K. Anderson, and H. B. Beckman. "Awkward Moments in Patient-Physician Communication about HIV Risk." *Annals of Internal Medicine* 128(6) (1998): 435–42.

Epstein, R. M., T. E. Quill, and I. R. McWhinney. "Somatization Reconsidered: Incorporating the Patient's Experience of Illness." *Archives of Internal Medicine* 159(3) (1999): 215–22.

Epstein, R. M., C. G. Shields, S. C. Meldrum, K. Fiscella, J. Carroll, P. A. Carney, and P. R. Duberstein. "Physicians' Responses to Patients' Medically Unexplained Symptoms." *Psychosomatic Medicine* 68(2) (2006): 269–76.

Epstein, R. M., D. J. Siegel, and J. Silberman. "Self-Monitoring in Clinical Practice: A Challenge for Medical Educators." *Journal of Continuing Education in the Health Professions* 28(1) (2008): 5–13.

Epstein, R. M., and R. L. Street Jr. "Shared Mind: Communication, Decision Making, and Autonomy in Serious Illness." *Annals of Family Medicine* 9(5) (2011): 454–61.

Eraut, M. *Developing Professional Knowledge and Competence*. London: Falmer Press, 1994.

Ericsson, K. A. "An Expert-Performance Perspective of Research on Medical Expertise: The Study of Clinical Performance." *Medical Education* 41(12) (2007): 1124–30.

Fahrenkopf, A. M., T. C. Sectish, L. K. Barger, P. J. Sharek, D. Lewin, V. W. Chiang, S. Edwards, et al. "Rates of Medication Errors among Depressed and Burnt-Out Residents: Prospective Cohort Study." *BMJ* 1(7642) (2008): 488–91.

Farber, S. "Living Every Minute." *Journal of Pain and Symptom Management* 49(4) (2015): 796–800.

Feder, A., E. J. Nestler, and D. S. Charney. "Psychobiology and Molecular Genetics of Resilience." *Nature Reviews Neuroscience* 10(6) (2009): 446–57.

Festinger, L. "Cognitive Dissonance." *Scientific American* 207(4) (1962): 93–107.

Fitzgerald, F. S. "The Crack Up." In *The Crack Up*, edited by E. Wilson. New York: New Directions, 1945.

Fitzgerald, F. T. "Curiosity." *Annals of Internal Medicine* 130(1) (1999): 70–72.

Fonagy, P., G. Gergely, E. Jurist, and M. Target. *Affect Regulation, Mentalization, and the Development of Self*. New York: Other Press, 2002.

Foucault, M. *The Birth of the Clinic: An Archaeology of Medical Perception*. New York: Random House, 1994.

Fox, R. *Experiment Perilous: Physicians and Patients Facing the Unknown*. Glencoe, IL: Free Press, 1959.

Frank, A. W. "Can We Research Suffering?" *Qualitative Health Research* 11(3) (2001): 353–62.

Friedberg, M. W., P. G. Chen, K. R. Van Busum, F. M. Aunon, C. Pham, J. P. Caloyeras, S. Mattke, et al. "Factors Affecting Physician Professional Satisfaction and Their Implications for Patient Care, Health Systems, and Health Policy." 2013. http://www.rand.org/content/dam/rand/pubs/research_reports/RR400/RR439/RAND_RR439.pdf.

Fronsdal, G. "Not-Knowing." http://www.insightmeditationcenter.org/books-articles/articles/not-knowing.

Fry, J. P. "Interactive Relationship between Inquisitiveness and Student Control of Instruction." *Journal of Educational Psychology* 68(5) (1972): 459–65.

Fukushima, H., Y. Terasawa, and S. Umeda. "Association between Interoception and Empathy: Evidence from Heartbeat-Evoked Brain Potential." *International Journal of Psychophysiology* 79(2) (2011): 259–65.

Gabbard, G. O. "The Role of Compulsiveness in the Normal Physician." *JAMA* 254(20) (1985): 2926–29.

Gabel, S. "Demoralization: A Precursor to Physician Burnout?" *American Family Physician* 86(9) (2012): 861–62.

Gallagher, T. H., A. D. Waterman, A. G. Ebers, V. J. Fraser, and W. Levinson. "Patients' and Physicians' Attitudes regarding the Disclosure of Medical Errors." *JAMA* 289(8) (2003): 1001–7.

Germer, C. K. *The Mindful Path to Self-Compassion: Freeing Yourself from Destructive Thoughts and Emotions*. New York: Guilford Press, 2009.

Gerrity, M. S., R. F. DeVellis, and J. A. Earp. "Physicians' Reactions to Uncertainty in Patient Care. A New Measure and New Insights." *Medical Care* 28(8) (1990): 724–36.

Gillett, G. "Clinical Medicine and the Quest for Certainty." *Social Science & Medicine* 58(4) (2004): 727–38.

Glenberg, A. M., D. Havas, R. Becker, and M. Rinck. "Grounding Language in Bodily States: The Case for Emotion." In *Grounding Cognition: The Role of Perception and Action in Memory, Language, and Thinking*, edited by Diane Pecher and Rolf A. Zwaan. Cambridge: Cambridge University Press, 2005.

Glouberman, S., and B. Zimmerman. "Complicated and Complex Systems: What Would Successful Reform of Medicare Look Like?" In *Romanow Papers: Changing Health Care in Canada*, edited by Pierre-Gerlier Forest, Gregory P. Marchildon, and Tom McIntosh. Toronto: University of Toronto Press, 2002.

Goldberg, P. *The Intuitive Edge: Understanding and Developing Intuition*. Los Angeles: J. P. Tarcher, 1983.

Goldberg, S. B., A. C. Del Re, W. T. Hoyt, and J. M. Davis. "The Secret Ingredient in Mindfulness Interventions? A Case for Practice Quality over Quantity." *Journal of Counseling Psychology* 61(3) (2014): 491–97.

Good, D. J., C. J. Lyddy, T. M. Glomb, J. E. Bono, K. W. Brown, M. K. Duffy, R. A. Baer, et al. "Contemplating Mindfulness at Work: An Integrative Review." *Journal of Management* 42(1) (2015): 1–29.

Gordon, G. H., S. K. Joos, and J. Byrne. "Physician Expressions of Uncertainty during Patient Encounters." *Patient Education & Counseling* 40(1) (2000): 59–65.

Gorenstein, D. "How Doctors Die: Showing Others the Way." *New York Times*, November 19, 2013. http://www.nytimes.com/2013/11/20/your-money/how-doctors-die.html?_r=2.

Gottlieb, J., P.-Y. Oudeyer, M. Lopes, and A. Baranes. "Information-Seeking, Curiosity, and Attention: Computational and Neural Mechanisms." *Trends in Cognitive Sciences* 17(11) (2013): 585–93.

Granek, L. "When Doctors Grieve." *New York Times*, May 27, 2012.

Granek, L., P. Mazzotta, R. Tozer, and M. K. Krzyzanowska. "What Do Oncologists Want?" *Supportive Care in Cancer* 20(10) (2012): 2627–32.

Granek, L., R. Tozer, P. Mazzotta, A. Ramjaun, and M. Krzyzanowska. "Nature and Impact of Grief over Patient Loss on Oncologists' Personal and Professional Lives." *Archives of Internal Medicine* 172(12) (2012): 964–66.

Green, A. R., D. R. Carney, D. J. Pallin, L. H. Ngo, K. L. Raymond, L. I. Iezzoni, and M. R. Banaji. "Implicit Bias among Physicians and Its Prediction of Thrombolysis Decisions for Black and White Patients." *Journal of General Internal Medicine* 22(9) (2007): 1231–38.

Greenberg, J., and N. Meiran. "Is Mindfulness Meditation Associated with 'Feeling Less'?" *Mindfulness* 5(5) (2014): 471–76.

Greenberg, J., K. Reiner, and N. Meiran. "'Mind the Trap': Mindfulness Practice Reduces Cognitive Rigidity." *PLoS ONE* 7(5) (2012): e36206.

Greene, J. *Moral Tribes: Emotion, Reason, and the Gap between Us and Them*. New York: Penguin Press, 2013.

Greenwald, A. G., D. E. McGhee, and J. L. K. Schwartz. "Measuring Individual Differences in Implicit Cognition: The Implicit Association Test." *Journal of Personality and Social Psychology* 74(6) (1998): 1464–80.

Groopman, J. E. *How Doctors Think*. New York: Houghton Mifflin, 2007.

Grossman, P. "On Measuring Mindfulness in Psychosomatic and Psychological Research." *Journal of Psychosomatic Research* 64(4) (2008): 405–8.

Guyatt, G., V. Montori, P. J. Devereaux, H. Schunemann, and M. Bhandari. "Patients at the Center: In Our Practice, and in Our Use of Language." *ACP Journal Club* 140(1) (2004): A11–A12.

Haas, J. S., E. F. Cook, A. L. Puopolo, H. R. Burstin, P. D. Cleary, and T. A. Brennan. "Is the Professional Satisfaction of General Internists Associated with Patient Satisfaction?" *Journal of General Internal Medicine* 15(2) (2000): 122–28.

Hafenbrack, A. C., Z. Kinias, and S. G. Barsade. "Debiasing the Mind through Meditation Mindfulness and the Sunk-Cost Bias." *Psychological Science* 25(2) (2014): 369–76.

Haidet, P. "Jazz and the 'Art' of Medicine: Improvisation in the Medical Encounter." *Annals of Family Medicine* 5(2) (2007): 164–69.

Halifax, J. *Being with Dying*. Boulder, CO: Shambhala Publications, 2008.

———. "A Heuristic Model of Enactive Compassion." *Current Opinion in Supportive and Palliative Care* 6(2) (2012): 228–35.

Hall, W. J., M. V. Chapman, K. M. Lee, Y. M. Merino, T. W. Thomas, B. K. Payne, E. Eng, et al. "Implicit Racial/Ethnic Bias among Health Care Professionals and Its Influence on Health Care Outcomes: A Systematic Review." *American Journal of Public Health* 105(12) (2015): e60–e76.

Halpern, J. *From Detached Concern to Empathy: Humanizing Medical Practice*. Oxford: Oxford University Press, 2001.

———. "What Is Clinical Empathy?" *Journal of General Internal Medicine* 18(8) (2003): 670–74.

Harlow, J. M. "Recovery after Severe Injury to the Head." *History of Psychiatry* (1993): 274–81. (Originally published 1868 in the *Bulletin of the Massachusetts Medical Society*).

Harper, R. *On Presence: Variations and Reflections*. Philadelphia: Trinity Press International, 1991.

Harris, S. *Waking Up: A Guide to Spirituality without Religion*. New York: Simon & Schuster, 2015.

Hatano, G., and K. Inagaki. "Child Development and Education in Japan." In *Two Courses of Expertise*, edited by H. Stevenson, H. Azuma, and K. Hakuta, 262–72. New York: Freeman, 1986.

Haynes, R. B., D. L. Sackett, D. W. Taylor, E. S. Gibson, and A. L. Johnson. "Increased Absenteeism from Work after Detection and Labeling of

Hypertensive Patients." *New England Journal of Medicine* 299(14) (1978): 741–44.

Hebb, D. *The Organization of Behavior*. New York: Wiley, 1949.

Hill, R. G. Jr., L. M. Sears, and S. W. Melanson. "4,000 Clicks: A Productivity Analysis of Electronic Medical Records in a Community Hospital ED." *American Journal of Emergency Medicine* 31(11) (2013): 1591–94.

Ho, B., and E. Liu. "Does Sorry Work? The Impact of Apology Laws on Medical Malpractice." *Journal of Risk and Uncertainty* 43(2) (2011): 141–67.

Hojat, M., D. Z. Louis, F. W. Markham, R. Wender, C. Rabinowitz, and J. S. Gonnella. "Physicians' Empathy and Clinical Outcomes for Diabetic Patients." *Academic Medicine* 86(3) (2011): 359–64.

Hojat, M., M. J. Vergare, K. Maxwell, G. Brainard, S. K. Herrine, G. A. Isenberg, J. Veloski, et al. "The Devil Is in the Third Year: A Longitudinal Study of Erosion of Empathy in Medical School." *Academic Medicine* 84(9) (2009): 1182–91.

Hölzel, B. K., S. W. Lazar, T. Gard, Z. Schuman-Olivier, D. R. Vago, and U. Ott. "How Does Mindfulness Meditation Work? Proposing Mechanisms of Action from a Conceptual and Neural Perspective." *Perspectives on Psychological Science* 6(6) (2011): 537–59.

Horowitz, C. R., A. L. Suchman, W. T. Branch Jr., and R. M. Frankel. "What Do Doctors Find Meaningful about Their Work?" *Annals of Internal Medicine* 138(9) (2003): 772–75.

Howard, S. K., D. M. Gaba, K. J. Fish, G. Yang, and F. H. Sarnquist. "Anesthesia Crisis Resource Management Training: Teaching Anesthesiologists to Handle Critical Incidents." *Aviation, Space, and Environmental Medicine* 63(9) (1992): 763–70.

Institute of Medicine. *Crossing the Quality Chasm: A New Health System for the 21st Century*. Washington, DC: National Academies Press, 2001.

Ismail-Beigi, F., E. Moghissi, M. Tiktin, I. B. Hirsch, S. E. Inzucchi, and S. Genuth. "Individualizing Glycemic Targets in Type 2 Diabetes Mellitus: Implications of Recent Clinical Trials." *Annals of Internal Medicine* 154(8) (2011): 554–59.

James, W. "Brute and Human Intellect." *In William James: Writings 1878–1899*. New York: Library of America, 1992.

———. *Pragmatism*. Cambridge, MA: Harvard University Press, 1975.

———. *The Principles of Psychology*. Cambridge, MA: Harvard University Press, 1981.

———. *The Varieties of Religious Experience: A Study in Human Nature*. New York: W. W. Norton, 1902; repr., 1961.

———. *William James: The Essential Writings*. Albany: State University of New York Press, 1986.

James, W. M. "Brute and Human Intellect." *Journal of Speculative Philosophy* 12(3) (1878): 236–76.

Jha, A. P., A. B. Morrison, J. Dainer-Best, S. Parker, N. Rostrup, and E. A. Stanley. "Minds 'at Attention': Mindfulness Training Curbs Attentional Lapses in Military Cohorts." *PLoS ONE* 10(2) (2015): e0116889.

Jha, A. P., E. A. Stanley, A. Kiyonaga, L. Wong, and L. Gelfand. "Examining the

Protective Effects of Mindfulness Training on Working Memory Capacity and Affective Experience." *Emotion* 10(1) (2010): 54–64.

Johansen, M. L., K. A. Holtedahl, A. S. Davidsen, and C. E. Rudebeck. "'I Deal with the Small Things': The Doctor-Patient Relationship and Professional Identity in GPs' Stories of Cancer Care." *Health* 16(6) (2012): 569–84.

Johnson, C. G., J. C. Levenkron, A. L. Suchman, and R. Manchester. "Does Physician Uncertainty Affect Patient Satisfaction?" *Journal of General Internal Medicine* 3(2) (1988): 144–49.

Johnson, D. C., N. J. Thom, E. A. Stanley, L. Haase, A. N. Simmons, P.-A. B. Shih, W. K. Thompson, et al. "Modifying Resilience Mechanisms in At-Risk Individuals: A Controlled Study of Mindfulness Training in Marines Preparing for Deployment." *American Journal of Psychiatry* 171(8) (2014): 844–53.

Kabat-Zinn, J. *Full Catastrophe Living: Using the Wisdom of Your Body and Mind to Face Stress, Pain, and Illness.* New York: Bantam Dell, 1990.

———. *Wherever You Go, There You Are: Mindfulness Meditation in Everyday Life.* New York: Hyperion, 1994.

Kahneman, D. "A Perspective on Judgment and Choice: Mapping Bounded Rationality." *American Psychologist* 58(9) (2003): 697–720.

———. *Thinking, Fast and Slow.* New York: Farrar, Straus and Giroux, 2013.

Kahneman, D., and G. Klein. "Conditions for Intuitive Expertise: A Failure to Disagree." *American Psychologist* 64(6) (2009): 515–26.

Kandel, E. R. "A New Intellectual Framework for Psychiatry." *American Journal of Psychiatry* 155(4) (1998): 457–69.

Kang, Y., J. R. Gray, and J. F. Dovidio. "The Nondiscriminating Heart: Lovingkindness Meditation Training Decreases Implicit Intergroup Bias." *Journal of Experimental Psychology: General* 143(3) (2014): 1306.

Kang, Y., J. Gruber, and J. R. Gray. "Mindfulness and De-automatization." *Emotion Review* 5(2) (2013): 192–201.

Kaptchuk, T. J. *The Web That Has No Weaver: Understanding Chinese Medicine.* New York: Congdon & Weed, 1983.

Karan, S. B., J. S. Berger, and M. Wajda. "Confessions of Physicians: What Systemic Reporting Does Not Uncover." *Journal of Graduate Medical Education* 7(4) (2015): 528–30.

Kashdan, T. B., A. Afram, K. W. Brown, M. Birnbeck, and M. Drvoshanov. "Curiosity Enhances the Role of Mindfulness in Reducing Defensive Responses to Existential Threat." *Personality and Individual Differences* 50(8) (2011): 1227–32.

Kassirer, J. P. "Our Stubborn Quest for Diagnostic Certainty. A Cause of Excessive Testing." *New England Journal of Medicine* 320(22) (1989): 1489–91.

Kaszniak, A. W. "Meditation, Mindfulness, Cognition, and Emotion: Implications for Community-Based Older Adult Programs." In *Enhancing Cognitive Fitness in Adults*, edited by Paula E. Hartman-Stein and Asenath LaRue, chap. 5, 85–104. New York: Springer, 2011.

Katon, W., M. Sullivan, and E. Walker. "Medical Symptoms without Identified Pathology: Relationship to Psychiatric Disorders, Childhood and Adult Trauma, and Personality Traits." *Annals of Internal Medicine* 134(9, pt. 2) (2001): 917–25.

Kearney, M. K., R. B. Weininger, M. L. Vachon, R. L. Harrison, and B. M. Mount. "Self-Care of Physicians Caring for Patients at the End of Life: 'Being Connected . . . a Key to My Survival.'" *JAMA* 301(11) (2009): 1155–64.

Kelley, J. M., G. Kraft-Todd, L. Schapira, J. Kossowsky, and H. Riess. "The Influence of the Patient-Clinician Relationship on Healthcare Outcomes: A Systematic Review and Meta-analysis of Randomized Controlled Trials." *PLoS ONE* 9(4) (2014).

Kemper, K. J., and M. Khirallah. "Acute Effects of Online Mind-Body Skills Training on Resilience, Mindfulness, and Empathy." *Journal of Evidence-Based Complementary & Alternative Medicine* 20(4) (2015): 247–53.

Kidd, C., and B. Y. Hayden. "The Psychology and Neuroscience of Curiosity." *Neuron* 88(3) (2015): 449–60.

Kleinman, A. M. *The Illness Narratives: Suffering, Healing, and the Human Condition*. New York: Basic Books, 1988.

Klimecki, O. M., S. Leiberg, M. Ricard, and T. Singer. "Differential Pattern of Functional Brain Plasticity after Compassion and Empathy Training." *Social Cognitive and Affective Neuroscience* 9(6) (2014): 873–79.

Klitzman, R. *When Doctors Become Patients*. New York: Oxford University Press, 2008.

Kohn, L. T., J. M. Corrigan, and M. S. Donaldson. *To Err Is Human: Building a Safer Health System*. Washington, DC: National Academy Press, 2000.

Komesaroff, P. "The Many Faces of the Clinic: A Levinasian View." In *Handbook of Phenomenology and Medicine*, edited by S. K. Toombs, 317–30. Dordrecht, Netherlands: Kluwer Academic Publishers, 2001.

Kramer, G. *Insight Dialogue: The Interpersonal Path to Freedom*. Boulder, CO: Shambhala Publications, 2007.

Krasner, M. S., R. M. Epstein, H. Beckman, A. L. Suchman, B. Chapman, C. J. Mooney, and T. E. Quill. "Association of an Educational Program in Mindful Communication with Burnout, Empathy, and Attitudes among Primary Care Physicians." *JAMA* 302(12) (2009): 1284–93.

Kübler-Ross, E., S. Wessler, and L. V. Avioli. "On Death and Dying." *JAMA* 221 (1972): 174–79.

Kushnir, T., D. Greenberg, N. Madjar, I. Hadari, Y. Yermiahu, and Y. G. Bachner. "Is Burnout Associated with Referral Rates among Primary Care Physicians in Community Clinics?" *Family Practice* 31(1) (2014): 44–50.

Lamm, C., C. D. Batson, and J. Decety. "The Neural Substrate of Human Empathy: Effects of Perspective-Taking and Cognitive Appraisal." *Journal of Cognitive Neuroscience* 19(1) (2007): 42–58.

Lamm, C., A. N. Meltzoff, and J. Decety. "How Do We Empathize with Someone Who Is Not Like Us? A Functional Magnetic Resonance Imaging Study." *Journal of Cognitive Neuroscience* 22(2) (2010): 362–76.

Langer, E. J. *Mindfulness*. Reading, MA: Addison-Wesley, 1989.

———. *The Power of Mindful Learning*. Reading, MA: Perseus Books, 1997.

Larson, E. B., and X. Yao. "Clinical Empathy as Emotional Labor in the Patient-Physician Relationship." *JAMA* 293(9) (2005): 1100–106.

Leary, M. R., E. B. Tate, C. E. Adams, A. Batts Allen, and J. Hancock. "Self-Compassion and Reactions to Unpleasant Self-Relevant Events: The Implications of Treating Oneself Kindly." *Journal of Personality and Social Psychology* 92(5) (2007): 887.

Lee, T. H. "The Word That Shall Not Be Spoken." *New England Journal of Medicine* 369(19) (2013): 1777–79.

Leff, J., G. Williams, M. A. Huckvale, M. Arbuthnot, and A. P. Leff. "Computer-Assisted Therapy for Medication-Resistant Auditory Hallucinations: Proof-of-Concept Study." *British Journal of Psychiatry* 202(6) (2013): 428–33.

Legassie, J., E. M. Zibrowski, and M. A. Goldszmidt. "Measuring Resident Well-Being: Impostorism and Burnout Syndrome in Residency." *Journal of General Internal Medicine* 23(7) (2008): 1090–94.

Leonard, N. H., and M. Harvey. "Curiosity, Mindfulness and Learning Style in the Acquisition of Knowledge by Individuals/Organisations. *International Journal of Learning and Intellectual Capital* 4(3) (2007): 294–314.

Lesser, M. *Know Yourself, Forget Yourself: Five Truths to Transform Your Work, Relationships, and Everyday Life*. Novato, CA: New World Library, 2013.

Leung, A. S. O., R. M. Epstein, and C. A. Moulton. "The Competent Mind: Beyond Cognition." In *The Question of Competence: Reconsidering Medical Education in the Twenty-First Century*, edited by B. D. Hodges and L. Lingard, chap. 7, 155–76. Ithaca and London: Cornell University Press, 2012.

Levinson, W., R. Gorawara-Bhat, and J. Lamb. "A Study of Patient Clues and Physician Responses in Primary Care and Surgical Settings." *JAMA* 284(8) (2000): 1021–27.

Levitin, D. J. *The Organized Mind: Thinking Straight in the Age of Information Overload*. New York: Dutton Adult, 2014.

Levy, D. M., J. O. Wobbrock, A. W. Kaszniak, and M. Ostergren. "The Effects of Mindfulness Meditation Training on Multitasking in a High-Stress Information Environment." In *Proceedings of Graphics Interface 2012*, 45–52. Toronto: Canadian Information Processing Society, 2012.

Lichtenstein, R. L. "Review Article: The Job Satisfaction and Retention of Physicians in Organized Settings: A Literature Review." *Medical Care Research and Review* 41(3) (1984): 139–79.

Lindblom, C. E. "The Science of 'Muddling Through.'" *Public Administration Review* 19(2) (1959): 79–88.

Linzer, M., M. R. Visser, F. J. Oort, E. M. Smets, J. E. McMurray, and H. C. de Haes. "Predicting and Preventing Physician Burnout: Results from the United States and the Netherlands." *American Journal of Medicine* 111(2) (2001): 170–75.

Lown, B. A., and C. F. Manning. "The Schwartz Center Rounds: Evaluation of an Interdisciplinary Approach to Enhancing Patient-Centered Communication, Teamwork, and Provider Support." *Academic Medicine* 85(6) (2010): 1073–81.

Lown, B. A., J. Rosen, and J. Marttila. "An Agenda for Improving Compassionate Care: A Survey Shows About Half of Patients Say Such Care Is Missing." *Health Affairs* 30(9) (2011): 1772–78.

Lueke, A., and B. Gibson. "Mindfulness Meditation Reduces Implicit Age and

Race Bias: The Role of Reduced Automaticity of Responding." *Social Psychological and Personality Science* (2014): 1–8.

Lutz, A., L. L. Greischar, D. M. Perlman, and R. J. Davidson. "Bold Signal in Insula Is Differentially Related to Cardiac Function during Compassion Meditation in Experts vs. Novices." *NeuroImage* 47(3) (2009): 1038–46.

Macdonald, J. S., and N. Lavie. "Visual Perceptual Load Induces Inattentional Deafness." *Attention, Perception, and Psychophysics* 73(6) (2011): 1780–89.

Maguire, E. A., K. Woollett, and H. J. Spiers. "London Taxi Drivers and Bus Drivers: A Structural MRI and Neuropsychological Analysis." *Hippocampus* 16(12) (2006): 1091–101.

Mancini, A. D., and G. A. Bonanno. "Predictors and Parameters of Resilience to Loss: Toward an Individual Differences Model." *Journal of Personality* 77(6) (2009): 1805–32.

Marvel, K., A. Bailey, C. Pfaffly, W. Gunn, and H. Beckman. "Relationship-Centered Administration: Transferring Effective Communication Skills from the Exam Room to the Conference Room." *Journal of Healthcare Management/American College of Healthcare Executives* 48(2) (2002): 112–23; discussion, 23–24.

Marvel, M. K., R. M. Epstein, K. Flowers, and H. B. Beckman. "Soliciting the Patient's Agenda: Have We Improved?" *JAMA* 281(3) (1999): 283–87.

Maslach, C. "Job Burnout." *Current Directions in Psychological Science* 12(5) (2003): 189–92.

Maslach, C., S. Jackson, and M. Leiter. "Maslach Burnout Inventory: Third Edition." In *Evaluating Stress: A Book of Resources*, edited by C. P. Zalaquett and R. J. Wood, 191–218. Lanham, MD: Scarecrow Press, 1998.

Maslach, C., W. B. Schaufeli, and M. P. Leiter. "Job Burnout." *Annual Review of Psychology* (2001): 52397–422.

Maue, K. *Water in the Lake: Real Events for the Imagination*. New York: Harper & Row, 1979.

McCrae, R. R., and P. T. Costa Jr. "Personality Trait Structure as a Human Universal." *American Psychologist* 52(5) (1997): 509–16.

McCrae, R. R., P. T. Costa Jr., F. Ostendorf, A. Angleitner, M. Hrebickova, M. D. Avia, J. Sanz, et al. "Nature over Nurture: Temperament, Personality, and Life Span Development." *Journal of Personality and Social Psychology* 78(1) (2000): 173–86.

McDaniel, S. H., H. B. Beckman, D. S. Morse, J. Silberman, D. B. Seaburn, and R. M. Epstein. "'Enough about Me, Let's Get Back to You': Physician Self-Disclosure during Primary Care Encounters." *Annals of Internal Medicine* 149(11) (2008): 835–37.

McDaniel, S. H., T. L. Campbell, and D. B. Seaburn. *Family-Oriented Primary Care: A Manual for Medical Providers*. New York: Springer-Verlag, 1990.

McDaniel, S. H., and J. Landau-Stanton. "Family-of-Origin Work and Family Therapy Skills Training: Both-And." *Family Process* 30(4) (1991): 459–71.

McHugh, M. D., A. Kutney-Lee, J. P. Cimiotti, D. M. Sloane, and L. H. Aiken. "Nurses' Widespread Job Dissatisfaction, Burnout, and Frustration with Health Benefits Signal Problems for Patient Care." *Health Affairs* 30(2) (2011): 202–10.

McMurray, J. E., M. Linzer, T. R. Konrad, J. Douglas, R. Shugerman, and K. Nelson. "The Work Lives of Women Physicians: Results from the Physician Work Life Study. The SGIM Career Satisfaction Study Group." *Journal of General Internal Medicine* 15(6) (2000): 372–80.

McWhinney, I. R. "Fifty Years On: The Legacy of Michael Balint." *British Journal of General Practice* 49 (1999): 418–19.

McWhinney, I. R., R. M. Epstein, and T. R. Freeman. "Rethinking Somatization." *Advances in Mind-Body Medicine* 17(4) (2001): 232–39.

Mengel, M. "Physician Ineffectiveness due to Family-of-Origin Issues." *Family Systems Medicine* 5(2) (1987): 176–90.

Michaelson, L. K., A. B. Knight, and D. Flink. *Team-Based Learning: A Transformative Use of Small Groups.* New York: Praeger, 2002.

Milgram, S. "Behavioral Study of Obedience." *Journal of Abnormal Psychology* (1963): 67371–78.

Mohanty, A., T. Egner, J. M. Monti, and M. M. Mesulam. "Search for a Threatening Target Triggers Limbic Guidance of Spatial Attention." *Journal of Neuroscience* 29(34) (2009): 10563–72.

Mohanty, A., and T. J. Sussman. "Top-Down Modulation of Attention by Emotion." *Frontiers in Human Neuroscience* 7 (2013): 102.

Montgomery, K. "Thinking about Thinking: Implications for Patient Safety." *Healthcare Quarterly* (Toronto, Canada) 12 (2008): e191–e194.

Montori, V. M., and G. H. Guyatt. "Progress in Evidence-Based Medicine." *JAMA* 300(15) (2008): 1814–16.

Morse, D. S., E. A. Edwardsen, and H. S. Gordon. "Missed Opportunities for Interval Empathy in Lung Cancer Communication." *Archives of Internal Medicine* 168(17) (2008): 1853–58.

Moulton, C. A., and R. M. Epstein. "Self-Monitoring in Surgical Practice: Slowing Down When You Should." In *Surgical Education: Theorising an Emerging Domain*, edited by H. Fry and R. Kneebone, chap. 10, 169–82. New York: Springer, 2011.

Moulton, C. A., G. Regehr, M. Mylopoulos, and H. M. MacRae. "Slowing Down When You Should: A New Model of Expert Judgment." *Academic Medicine RIME: Proceedings of the Forty-Sixth Annual Conference* 82(10) (2007): S109–S116.

Mujica-Parodi, L. R., H. H. Strey, B. Frederick, R. Savoy, D. Cox, Y. Botanov, D. Tolkunov, et al. "Chemosensory Cues to Conspecific Emotional Stress Activate Amygdala in Humans." *PLoS ONE* 4(7) (2009): e6415.

Mulligan, N. W. "The Role of Attention during Encoding in Implicit and Explicit Memory." *Journal of Experimental Psychology: Learning, Memory, & Cognition* 21(1) (1998): 27–47.

Murray, K. "How Doctors Die—It's Not Like the Rest of Us, but It Should Be." *Zócalo Public Square*, November 30, 2011, 1775–77.

Naef, R. "Bearing Witness: A Moral Way of Engaging in the Nurse-Person Relationship." *Nursing Philosophy* 7(3) (2006): 146–56.

Nedrow, A., N. A. Steckler, and J. Hardman. "Physician Resilience and Burnout: Can You Make the Switch?" *Family Practice Management* 20(1) (2013): 25–30.

Neff, K. D., and C. K. Germer. "A Pilot Study and Randomized Controlled Trial of the Mindful Self-Compassion Program." *Journal of Clinical Psychology* 69(1) (2013): 28–44.

Neff, K. D., Y.-P. Hsieh, and K. Dejitterat. "Self-Compassion, Achievement Goals, and Coping with Academic Failure." *Self and Identity* 4(3) (2005): 263–87.

Niedenthal, P. M. "Embodying Emotion." *Science* 316(5827) (2007): 1002–5.

Niemiec, C. P., K. W. Brown, T. B. Kashdan, P. J. Cozzolino, W. E. Breen, C. Levesque-Bristol, and R. M. Ryan. "Being Present in the Face of Existential Threat: The Role of Trait Mindfulness in Reducing Defensive Responses to Mortality Salience." *Journal of Personality and Social Psychology* 99(2) (2010): 344–65.

Nin, A. *The Diary of Anaïs Nin, 1939–1944*. New York: Harcourt, Brace & World, 1969.

Norman, G., M. Young, and L. Brooks. "Non-analytical Models of Clinical Reasoning: The Role of Experience." *Medical Education* 41(12) (2007): 1140–45.

Novack, D. H., R. M. Epstein, and R. H. Paulsen. "Toward Creating Physician-Healers: Fostering Medical Students' Self-Awareness, Personal Growth, and Well-Being." *Academic Medicine* 74(5) (1999): 516–20.

Novack, D. H., C. Kaplan, R. M. Epstein, W. Clark, A. L. Suchman, M. O'Brien, E. Najberg, et al. "Personal Awareness and Professional Growth: A Proposed Curriculum." *Medical Encounter* 13(3) (1997): 2–7.

Novack, D. H., A. L. Suchman, W. Clark, R. M. Epstein, E. Najberg, and C. Kaplan. "Calibrating the Physician. Personal Awareness and Effective Patient Care." *JAMA* 278(6) (1997): 502–9.

Ofri, D. "The Epidemic of Disillusioned Doctors." *Time*, 2013. Published electronically July 2, 2013. http://ideas.time.com/2013/07/02/the-epidemic-of-disillusioned-doctors.

Ogden, J., K. Fuks, M. Gardner, S. Johnson, M. McLean, P. Martin, and R. Shah. "Doctors' Expressions of Uncertainty and Patient Confidence." *Patient Education & Counseling* 48(2) (2002): 171–76.

Olson, K., K. J. Kemper, and J. D. Mahan. "What Factors Promote Resilience and Protect against Burnout in First-Year Pediatric and Medicine-Pediatric Residents?" *Journal of Evidence-Based Complementary & Alternative Medicine* 20(3) (2015): 192–98.

Oord, T. J. *Defining Love: A Philosophical, Scientific, and Theological Engagement*. Ada, MI: Brazos Press, 2010.

O'Rourke, M. "Doctors Tell All—and It's Bad." *Atlanic*, November 2014. http://www.theatlantic.com/magazine/archive/2014/11/doctors-tell-all-and-its-bad/380785.

Pembroke, N. "Human Dimension in Medical Care: Insights from Buber and Marcel." *Southern Medical Journal* 103(12) (2010): 1210–13.

Pence, G. E. "Can Compassion Be Taught?" *Journal of Medical Ethics* 9(4) (1983): 189–91.

"Physician Wellness Services and Cejka Search. 2011 Physician Stress and Burnout Survey." 2011. http://www.cejkasearch.com/wp-content/uploads/physician-stress-burnout-survey.pdf.

Physicians Foundation. "A Survey of America's Physicians: Practice Patterns and

Perspectives, an Examination of the Professional Morale, Practice Patterns, Career Plans, and Healthcare Perspectives of Today's Physicians, Aggregated by Age, Gender, Primary Care/Specialists, and Practice Owners/Employees." 2012. http://www.physiciansfoundation.org/uploads/default/Physicians_Foundation_2012_Biennial_Survey.pdf.

Polanyi, M. "Knowing and Being, the Logic of Tacit Inference." In *Knowing and Being: Essays by Michael Polanyi*, edited by M. Grene, chaps. 9 and 10, 123–58. Chicago: University of Chicago Press, 1969.

———. *Personal Knowledge: Towards a Post-critical Philosophy*. Chicago: University of Chicago Press, 1974.

———. *The Tacit Dimension*. Gloucester, MA: Peter Smith, 1983.

Pollak, S. M., T. Pedulla, and R. D. Siegel. *Sitting Together: Essential Skills for Mindfulness-Based Psychotherapy*. New York: Guilford Press, 2014.

Pololi, L. H., E. Krupat, J. T. Civian, A. S. Ash, and R. T. Brennan. "Why Are a Quarter of Faculty Considering Leaving Academic Medicine? A Study of Their Perceptions of Institutional Culture and Intentions to Leave at 26 Representative US Medical Schools." *Academic Medicine* 87(7) (2012): 859–69.

Price, M. C. "Intuitive Decisions on the Fringes of Consciousness: Are They Conscious and Does It Matter?" *Judgment and Decision Making* 3(1) (2008): 28–41.

Prose, N. "Paying Attention." *JAMA* 283(21) (2000): 2763.

Quill, T. E., and H. Brody. "Physician Recommendations and Patient Autonomy: Finding a Balance between Physician Power and Patient Choice." *Annals of Internal Medicine* 125(9) (1996): 763–69.

Quill, T. E., and P. R. Williamson. "Healthy Approaches to Physician Stress." *Archives of Internal Medicine* 150(9) (1990): 1857–61.

Reniers, R. L., B. A. Vollm, R. Elliott, and R. Corcoran. "Empathy, ToM, and Self-Other Differentiation: An fMRI Study of Internal States." *Social Neuroscience* 9(1) (2014): 50–62.

Reps, P., and N. Senzaki. *Zen Flesh, Zen Bones: A Collection of Zen and Pre-Zen Writings*. Clarendon, VT: Tuttle Publishing, 1998.

Reyna, V. F. "A Theory of Medical Decision Making and Health: Fuzzy Trace Theory." *Medical Decision Making* 28(6) (2008): 850–65.

Reyna, V. F., and F. J. Lloyd. "Physician Decision Making and Cardiac Risk: Effects of Knowledge, Risk Perception, Risk Tolerance, and Fuzzy Processing." *Journal of Experimental Psychology: Applied* 12(3) (2006): 179.

Riva, G., J. A. Waterworth, E. L. Waterworth, and F. Mantovani. "From Intention to Action: The Role of Presence." *New Ideas in Psychology* 29(1) (2011): 24–37.

Rochlin, G. I., T. R. La Porte, and K. H. Roberts. "The Self-Designing High-Reliability Organization: Aircraft Carrier Flight Operations at Sea." *Naval War College Review* 51(3) (1998): 97.

Rodenbach, R. A., K. E. Rodenbach, M. A. Tejani, and R. M. Epstein. "Relationships between Personal Attitudes about Death and Communication with Terminally Ill Patients: How Oncology Clinicians Grapple with Mortality." *Patient Education & Counseling* 99(3) (2015): 356–63.

Roman, B., and J. Kay. "Fostering Curiosity: Using the Educator-Learner Relationship to Promote a Facilitative Learning Environment." *Psychiatry: Interpersonal and Biological Processes* 70(3) (2007): 205–8.

Rushton, C. H., A. W. Kaszniak, and J. S. Halifax. "Addressing Moral Distress: Application of a Framework to Palliative Care Practice." *Journal of Palliative Medicine* 16(9) (2013): 1080–88.

———. "A Framework for Understanding Moral Distress among Palliative Care Clinicians." *Journal of Palliative Medicine* 16(9) (2013): 1074–79.

Russ, A. L., A. J. Zillich, M. S. McManus, B. N. Doebbeling, and J. J. Saleem. "Prescribers' Interactions with Medication Alerts at the Point of Prescribing: A Multi-method, In Situ Investigation of the Human-Computer Interaction." *International Journal of Medical Informatics* 81(4) (2012): 232–43.

Russo, S. J., J. W. Murrough, M.-H. Han, D. S. Charney, and E. J. Nestler. "Neurobiology of Resilience." *Nature Neuroscience* 15(11) (2012): 1475–84.

Sabin, J., B. A. Nosek, A. Greenwald, and F. P. Rivara. "Physicians' Implicit and Explicit Attitudes about Race by MD Race, Ethnicity, and Gender." *Journal of Health Care for the Poor and Underserved* 20(3) (2009): 896–913.

Sabin, J. A., F. P. Rivara, and A. G. Greenwald. "Physician Implicit Attitudes and Stereotypes about Race and Quality of Medical Care." *Medical Care* 46(7) (2008): 678–85.

Sackett, D. L., R. B. Haynes, G. H. Guyatt, and P. Tugwell. *Clinical Epidemiology: A Basic Science for Clinical Medicine*. 2nd ed. Boston: Little Brown, 1991.

Saitta, N., and S. D. Hodge. "Efficacy of a Physician's Words of Empathy: An Overview of State Apology Laws." *Journal of the American Osteopathic Association* 112(5) (2012): 302–6.

———."Physician Apologies." *Practical Lawyer*, December 2011, 35–43.

———."Is It Unrealistic to Expect a Doctor to Apologize for an Unforeseen Medical Complication?—a Primer on Apologies Laws." *Pennsylvania Bar Association Quarterly*, July 2011, 93–110.

Salmon P. "Patients Who Present Physical Symptoms in the Absence of Physical Pathology: A Challenge to Existing Models of Doctor-Patient Interaction." *Patient Education & Counseling* 39(1) (2000): 105–13.

Salmon P., L. Wissow, J. Carroll, A. Ring, G. M. Humphris, J. C. Davies, and C. F. Dowrick. "Doctors' Responses to Patients with Medically Unexplained Symptoms Who Seek Emotional Support: Criticism or Confrontation?" *General Hospital Psychiatry* 29(5) (2007): 454–60.

Salvucci, D. D., N. A. Taatgen, and J. P. Borst. "Toward a Unified Theory of the Multitasking Continuum: From Concurrent Performance to Task Switching, Interruption, and Resumption." *Proceedings of ACM CHI 2009 Conference on Human Factors in Computing Systems—Understanding UI 2* (2009), 1819–28.

Salzberg, S. *Lovingkindness: The Revolutionary Art of Happiness*. Boston: Shambhala, 1997.

Schattner, A. "My Most Informative Error." *JAMA Internal Medicine* 175(5) (2015): 681.

Scheingold, L. "Balint Work in England: Lessons for American Family Medicine." *Journal of Family Practice* 26(3) (1988): 315–20.

Schon, D. A. *Educating the Reflective Practitioner*. San Francisco: Jossey-Bass, 1987.

———. *The Reflective Practitioner*. New York: Basic Books, 1983.

Schroeder, D. A., E. Stephens, D. Colgan, M. Hunsinger, D. Rubin, and M. S. Christopher. "A Brief Mindfulness-Based Intervention for Primary Care Physicians: A Pilot Randomized Controlled Trial." *American Journal of Lifestyle Medicine* (2016): 1–9.

Schulman, K. A., J. A. Berlin, W. Harless, J. F. Kerner, S. Sistrunk, B. J. Gersh, R. Dube, et al. "The Effect of Race and Sex on Physicians' Recommendations for Cardiac Catheterization." *New England Journal of Medicine* 340(8) (1999): 618–26.

Schwartz, K. B. "A Patient's Story." *Boston Globe Magazine*, 1995, 16.

Schwartz Center for Compassionate Healthcare. http://www.theschwartzcenter.org.

Scott, S. D., L. E. Hirschinger, K. R. Cox, M. McCoig, J. Brandt, and L. W. Hall. "The Natural History of Recovery for the Healthcare Provider 'Second Victim' after Adverse Patient Events." *Quality and Safety in Health Care* 18(5) (2009): 325–30.

Seaburn, D. B., D. Morse, S. H. McDaniel, H. Beckman, J. Silberman, and R. M. Epstein. "Physician Responses to Ambiguous Patient Symptoms." *Journal of General Internal Medicine* 20(6) (2005): 525–30.

Shanafelt, T. D., O. Hasan, L. N. Dyrbye, C. Sinsky, D. Satele, J. Sloan, and C. P. West. "Changes in Burnout and Satisfaction with Work-Life Balance in Physicians and the General US Working Population between 2011 and 2014." *Mayo Clinic Proceedings* 90(12) (2015): 1600–13.

Shanafelt, T. D., C. P. West, J. A. Sloan, P. J. Novotny, G. A. Poland, R. Menaker, T. A. Rummans, et al. "Career Fit and Burnout among Academic Faculty." *Archives of Internal Medicine* 169(10) (2009): 990–95.

Shapiro, J. "Walking a Mile in Their Patients' Shoes: Empathy and Othering in Medical Students' Education." *Philosophy, Ethics, and Humanities in Medicine* 3(1) (2008): 1.

Shapiro, S. L., and G. E. Schwartz. "Mindfulness in Medical Education: Fostering the Health of Physicians and Medical Practice." *Integrative Medicine* 1(3) (1998): 93–94.

Shapiro, S. L., G. E. Schwartz, and G. Bonner. "Effects of Mindfulness-Based Stress Reduction on Medical and Premedical Students." *Journal of Behavioral Medicine* 21(6) (1998): 581–99.

Shatz, C. J. "The Developing Brain." *Scientific American* 267(3) (1992): 60–67.

Shaughnessy, A. F., D. C. Slawson, and L. Becker. "Clinical Jazz: Harmonizing Clinical Experience and Evidence-Based Medicine." *Journal of Family Practice* 47(6) (1998): 425–28.

Shavers, V. L., and M. L. Brown. "Racial and Ethnic Disparities in the Receipt of Cancer Treatment." *Journal of the National Cancer Institute* 94(5) (2002): 334–57.

Shayne, M., and T. E. Quill. "Oncologists Responding to Grief." *Archives of Internal Medicine* 172(12) (2012): 966–67.

Sherman, J. W., F. R. Conrey, and C. J. Groom. "Encoding Flexibility Revisited: Evidence for Enhanced Encoding of Stereotype-Inconsistent Information under Cognitive Load." *Social Cognition* 22(2) (2004): 214–32.

Sherwin, S. *No Longer Patient: Feminist Ethics & Health Care*. Philadelphia: Temple University Press, 1992.

Shields, C. G., M. A. Finley, C. M. Elias, C. J. Coker, J. J. Griggs, K. Fiscella, and R. M. Epstein. "Pain Assessment: The Roles of Physician Certainty and Curiosity." *Health Communication* 28(7) (2013): 740–46.

Simon, G. E., and O. Gureje. "Stability of Somatization Disorder and Somatization Symptoms among Primary Care Patients." *Archives of General Psychiatry* 56(1) (1999): 90–95.

Singer, T., and M. Bolz, *Compassion: Bridging Practice and Science*. Munich, Germany: Max Planck Society, 2013.

Singer, T., H. D. Critchley, and K. Preuschoff. "A Common Role of Insula in Feelings, Empathy and Uncertainty." *Trends in Cognitive Sciences* 13(8) (2009): 334–40.

Sirovich, B. E., S. Woloshin, and L. M. Schwartz. "Too Little? Too Much? Primary Care Physicians' Views on US Health Care: A Brief Report." *Archives of Internal Medicine* 171(17) (2011): 1582–85.

Smith, A. K., D. B. White, and R. M. Arnold. "Uncertainty—the Other Side of Prognosis." *New England Journal of Medicine* 368(26) (2013): 2448–50.

Smith, R. C., A. M. Dorsey, J. S. Lyles, and R. M. Frankel. "Teaching Self-Awareness Enhances Learning about Patient-Centered Interviewing." *Academic Medicine* 74(11) (1999): 1242–48.

Smith, R. C., G. Osborn, R. B. Hoppe, J. S. Lyles, L. Van Egeren, R. Henry, D. Sego, et al. "Efficacy of a One-Month Training Block in Psychosocial Medicine for Residents: A Controlled Study." *Journal of General Internal Medicine* 6(6) (1991): 535–43.

Southwick, S. M., and D. S. Charney. *Resilience: The Science of Mastering Life's Greatest Challenges*. Cambridge: Cambridge University Press, 2012.

Spickard, A. Jr., S. G. Gabbe, and J. F. Christensen. "Mid-Career Burnout in Generalist and Specialist Physicians." *JAMA* 288(12) (2002): 1447–50.

Spivak, G. C., L. E. Lyons, and C. G. Franklin. " 'On the Cusp of the Personal and the Impersonal': An Interview with Gayatri Chakravorty Spivak." *Biography* 27(1) (2004): 203–21.

Srivastava, R. "Speaking up—When Doctors Navigate Medical Hierarchy." *New England Journal of Medicine* 368(4) (2013): 302–5.

Stangor, C., and D. McMillan. "Memory for Expectancy-Congruent and Expectancy-Incongruent Information." *Psychological Bulletin* 111(1) (1992): 42–61.

Stanley, E. A. "Mindfulness-Based Mind Fitness Training (MMFT): An Approach for Enhancing Performance and Building Resilience in High Stress Contexts." In *The Wiley Blackwell Handbook of Mindfulness*, edited by A. Ie, C. T. Ngnoumen, and E. J. Langer, 964–85. Hoboken, NJ: Wiley, 2014.

Stanley, E. A., J. M. Schaldach, A. Kiyonaga, and A. P. Jha. "Mindfulness-Based Mind Fitness Training: A Case Study of a High Stress Pre-deployment Military Cohort." *Cognitive and Behavioral Practice* 18(4) (2011): 566–76.

Steig, W. *Doctor De Soto*. New York: Square Fish, 2010.

Stiegler, M. P. "A Piece of My Mind. What I Learned about Adverse Events from Captain Sully: It's Not What You Think." *JAMA* 313(4) (2015): 361–62.

Streng, F. J. *Emptiness: A Study in Religious Meaning*. Nashville, TN: Abingdon Press, 1967.

Suchman, A. L. "The Influence of Health Care Organizations on Well-Being." *Western Journal of Medicine* 174(1) (2001): 43.

———. "Organizations as Machines, Organizations as Conversations: Two Core Metaphors and Their Consequences." *Medical Care* 49 (2011): S43–S48.

Suchman, A. L., K. Markakis, H. B. Beckman, and R. Frankel. "A Model of Empathic Communication in the Medical Interview." *JAMA* 277(8) (1997): 678–82.

Suchman, A. L., and D. A. Matthews. "What Makes the Patient-Doctor Relationship Therapeutic? Exploring the Connexional Dimension of Medical Care." *Annals of Internal Medicine* 108(1) (1988): 125–30.

Suchman, A. L., D. J. Sluyter, and P. R. Williamson. *Leading Change in Healthcare: Transforming Organizations Using Complexity, Positive Psychology, and Relationship-Centered Care*. Abingdon, UK: Radcliffe Publishing, 2011.

Suchman, A. L., and P. R. Williamson. "Principles and Practices of Relationship-Centered Meetings." Rochester, NY: Relationship Centered Health Care, 2006.

Suzuki, S. *Zen Mind, Beginner's Mind*. New York: Weatherhill, 1980.

Swayden, K. J., K. K. Anderson, L. M. Connelly, J. S. Moran, J. K. McMahon, and P. M. Arnold. "Effect of Sitting vs. Standing on Perception of Provider Time at Bedside: A Pilot Study." *Patient Education and Counseling* 86(2) (2012): 166–71.

Sweller, J. "Cognitive Load During Problem Solving: Effects on Learning." *Cognitive Science* 12(2) (1988): 257–85.

Taleb, N. N. *Antifragile: Things That Gain from Disorder*. New York: Random House, 2014.

Tan, C. M. *Search Inside Yourself*. New York: HarperCollins, 2012.

Tang, Y.-Y., B. K. Hölzel, and M. I. Posner. "The Neuroscience of Mindfulness Meditation." *Nature Reviews Neuroscience* 16(4) (2015): 213–25.

Tang, Y.-Y., Y. Ma, Y. Fan, H. Feng, J. Wang, S. Feng, Q. Lu, et al. "Central and Autonomic Nervous System Interaction Is Altered by Short-Term Meditation." *Proceedings of the National Academy of Sciences* 106(22) (2009): 8865–70.

Tang, Y.-Y., Y. Ma, J. Wang, Y. Fan, S. Feng, Q. Lu, Q. Yu, et al. "Short-Term Meditation Training Improves Attention and Self-Regulation." *Proceedings of the National Academy of Sciences* 104(43) (2007): 17152–56.

Thomas, J. T. "Intrapsychic Predictors of Professional Quality of Life: Mindfulness, Empathy, and Emotional Separation." Lexington: University of Kentucky, 2011.

Thompson, E. *Mind in Life: Biology, Phenomenology, and the Sciences of Mind*. Cambridge, MA: Belknap Press of Harvard University Press, 2007.

Thompson, E., and M. Stapleton. "Making Sense of Sense-Making: Reflections on Enactive and Extended Mind Theories." *Topoi* 28(1) (2009): 23–30.

Thorne, S. E., M. Kuo, E. A. Armstrong, G. McPherson, S. R. Harris, And T. G. Hislop. "'Being Known': Patients' Perspectives of the Dynamics of Human Connection in Cancer Care." *Psycho-Oncology* 14(10) (2005): 887–98.

Tinetti, M. E., T. R. Fried, and C. M. Boyd. "Designing Health Care for the Most Common Chronic Condition—Multimorbidity." *JAMA* 307(23) (2012): 2493–94.

Todd, K. H., N. Samaroo, and J. R. Hoffman. "Ethnicity as a Risk Factor for Inadequate Emergency Department Analgesia." *JAMA* 269(12) (1993): 1537–39.

Tversky, A., and D. Kahneman. "The Framing of Decisions and the Psychology of Choice." *Science* 211(4481) (1981): 453–58.

Vago, D., and D. Silbersweig. "Self-Awareness, Self-Regulation, and Self-Transcendence (S-Art): A Framework for Understanding the Neurobiological Mechanisms of Mindfulness." *Frontiers in Human Neuroscience* 6(296) (2012): 1–6.

Vaillant, G. E., N. C. Sobowale, and C. McArthur. "Some Psychologic Vulnerabilities of Physicians." *New England Journal of Medicine* 287 (1972): 372–75.

van Ryn, M. "Research on the Provider Contribution to Race/Ethnicity Disparities in Medical Care." *MedCare* 40(1) (2002): I140–I151.

Varcoe, C., B. Pauly, J. Storch, L. Newton, and K. Makaroff. "Nurses' Perceptions of and Responses to Morally Distressing Situations." *Nursing Ethics* 19(4) (2012): 488–500.

Varela, F. J., E. Thompson, and E. Rosch. *The Embodied Mind: Cognitive Science and Human Experience*. Cambridge, MA: MIT Press, 1991.

Ventres, W. B., and R. M. Frankel. "Shared Presence in Physician-Patient Communication: A Graphic Representation." *Families, Systems, & Health* 33(3) (2015): 270–79.

Verghese, A. "Culture Shock—Patient as Icon, Icon as Patient." *New England Journal of Medicine* 359(26) (2008): 2748–51.

Vogus, T. J., and K. M. Sutcliffe. "The Impact of Safety Organizing, Trusted Leadership, and Care Pathways on Reported Medication Errors in Hospital Nursing Units." *Medical Care* 45(10) (2007): 997–1002.

———. "Organizational Mindfulness and Mindful Organizing: A Reconciliation and Path Forward." *Academy of Management Learning & Education* 11(4) (2012): 722–35.

———. "Organizational Resilience: Towards a Theory and Research Agenda." Paper presented at the 2007 IEEE International Conference on Systems, Man, and Cybernetics, Montreal, Quebec, 2007.

———. "The Safety Organizing Scale: Development and Validation of a Behavioral Measure of Safety Culture in Hospital Nursing Units." *Medical Care* 45(1) (2007): 46–54.

Volz, K. G., and G. Gigerenzer. "Cognitive Processes in Decisions under Risk Are Not the Same as in Decisions under Uncertainty." *Frontiers in Decision Neuroscience* 6(105) (2012): 1–6.

Waitzkin, H., and H. Magana. "The Black Box in Somatization: Unexplained Physical Symptoms, Culture, and Narratives of Trauma." *Social Science & Medicine* 45(6) (1997): 811–25.

Waldman, J. D., F. Kelly, S. Aurora, and H. L. Smith. "The Shocking Cost of Turnover in Health Care." *Health Care Management Review* 29(1) (2004): 2–7.

Walker, E. A., W. J. Katon, D. Keegan, G. Gardner, and M. Sullivan. "Predictors of Physician Frustration in the Care of Patients with Rheumatological Complaints." *General Hospital Psychiatry* 19(5) (1997): 315–23.

Wallace, B. A. *The Attention Revolution: Unlocking the Power of the Focused Mind*. Somerville, MA: Wisdom Publications, 2006.

Waterman, A. D., J. Garbutt, E. Hazel, W. C. Dunagan, W. Levinson, V. J. Fraser, and T. H. Gallagher. "The Emotional Impact of Medical Errors on Practicing Physicians in the United States and Canada." *Joint Commission Journal on Quality and Patient Safety* 33(8) (2007): 467–76.

Weick, K. E., and T. Putnam. "Organizing for Mindfulness: Eastern Wisdom and Western Knowledge." *Journal of Management Inquiry* 15(3) (2006): 275–87.

Weick, K. E., and K. H. Roberts. "Collective Mind in Organizations—Heedful Interrelating on Flight Decks." *Administrative Science Quarterly* 38(3) (1993): 357–81.

Weick, K. E., and K. M. Sutcliffe. "Mindfulness and the Quality of Organizational Attention." *Organization Science* 17(4) (2006): 514–24.

———. *Managing the Unexpected: Assuring High Performance in an Age of Complexity*. San Francisco: Jossey-Bass, 2001.

Weiner, S., and A. Schwartz. "Contextual Errors in Medical Decision Making: Overlooked and Understudied." *Academic Medicine: Journal of the Association of American Medical Colleges* 91(5) (2016): 657–62.

Weinstein, N., and R. M. Ryan. "When Helping Helps: Autonomous Motivation for Prosocial Behavior and Its Influence on Well-Being for the Helper and Recipient." *Journal of Personality and Social Psychology* 98(2) (2010): 222–44.

Welie, J. V. "Towards an Ethics of Immediacy. A Defense of a Noncontractual Foundation of the Care Giver–Patient Relationship." *Medicine, Health Care, and Philosophy* 2(1) (1999): 11–19.

Weng, H. Y., A. S. Fox, A. J. Shackman, D. E. Stodola, J. Z. K. Caldwell, M. C. Olson, G. M. Rogers, and R. J. Davidson. "Compassion Training Alters Altruism and Neural Responses to Suffering." *Psychological Science* 24(7) (2013): 1171–80.

West, C. P., M. M. Huschka, P. J. Novotny, J. A. Sloan, J. C. Kolars, and T. M. Habermann. "Association of Perceived Medical Errors with Resident Distress and Empathy: A Prospective Longitudinal Study." *JAMA* 296(9) (2006): 1071–78.

West, C. P., A. D. Tan, T. M. Habermann, J. A. Sloan, and T. D. Shanafelt. "Association of Resident Fatigue and Distress with Perceived Medical Errors." *JAMA* 302(12) (2009): 1294–300.

Williams, E., L. Manwell, T. Konrad, and M. Linzer. "The Relationship of Organizational Culture, Stress, Satisfaction, and Burnout with Physician-Reported Error and Suboptimal Patient Care: Results from the Memo Study." *Health Care Management Review* 32(3) (2007): 203–12.

Williams, E. S., T. R. Konrad, W. E. Scheckler, D. E. Pathman, M. Linzer, J. E. McMurray, M. Gerrity, and M. Schwartz. "Understanding Physicians' Intentions to Withdraw from Practice: The Role of Job Satisfaction, Job Stress, Mental and Physical Health." *Health Care Management Review* 26(1) (2001): 7–19.

Wilson, T. D. "Strangers to Ourselves: Discovering the Adaptive Unconscious." Cambridge, MA: Belknap Press of Harvard University Press, 2002.

Winnicott, D. W. *The Maturational Processes and the Facilitating Environment*. Madison, CT: International Universities Press, 1965.

Woollett, K., and E. A. Maguire. "Acquiring 'the Knowledge' of London's Layout Drives Structural Brain Changes." *Current Biology* 21(24) (2011): 2109–14.

Wu, A. W. "Medical Error: The Second Victim. The Doctor Who Makes the Mistake Needs Help Too." *Western Journal of Medicine* 172(6) (2000): 358.

Wu, G., A. Feder, H. Cohen, J. J. Kim, S. Calderon, D. S. Charney, and A. A. Mathé. "Understanding Resilience." *Frontiers in Behavioral Neuroscience* 7(10) (2013).

Yamada, K. *The Gateless Gate: The Classic Book of Zen Koans*. New York: Simon & Schuster, 2005.

Zlatev, J., T. P. Racine, C. Sinha, and E. Itkonen. "Intersubjectivity: What Makes Us Human?" In *The Shared Mind: Perspectives on Intersubjectivity*, edited by J. Zlatev, T. P. Racine, C. Sinha, and E. Itkonen, chap. 1, 1–14. Amsterdam and Philadelphia: John Benjamins, 2008.

———. *The Shared Mind: Perspectives on Intersubjectivity*. Amsterdam and Philadelphia: John Benjamins, 2008.

Zoppi, K. "Communication about Concerns in Well-Child Visits." Ann Arbor: University of Michigan, 1994.

찾아보기

• 한글 •

가

나

다

마

바

사

아

자

차

타

파

하

• 영문 •

A

B

C

D

E

F

G

H

J

K

L

M

P

Q

R

저자 소개

DR. RONALD EPSTEIN은 University of Rochester School of Medicine and Dentistry에서 가정의학과, 정신건강의학과, 그리고 종양학과 교수로 근무하는 가정의학 의사다. The Center for Communication and Disparties Research의 책임자이고 Mindful Practice programs의 공동책임자이다. 국제적으로 인정받는 교육가, 집필가, 그리고 연구가로 랜드마크 논문인 "Mindful Practice"는 *Journal of the American Medical Association*에서 1999년에 출간되어 의사들 자신들의 업무에 대한 견해를 혁명적으로 바꾸어 놓았다. Dr. Epstein은 U.S. News & World Report에서 1988년 이후 매년 간행하는 America's Best Doctors에 등재된 이름 중 한 명이다.

www.ronaldepstein.com에 들어가 Dr. Epstein을 찾아보기 바란다.

역자 소개

김경승

- 부산대학교 의과대학
- 정신건강의학과 전문의
- 한국 메디컬 마인드풀니스 연구회 회장
- 마야병원장, 마더스 병원장 역임
- 한국 중독정신의학회장 역임
- 한국 중독관리 통합지원센터 협회장 역임
- 한국 중독정신의학회 평생 회원
- (현)마야 · 마더스 병원 정신건강의학연구원 원장
- (현)울산광역정신건강증진 센터장
- (현)대한명상의학회 부회장

주요저서 및 논문

- 중독에서의 회복을 위한 심신자가치료 프로그램 깨어있는 온 마음 MBRA(Mindfulness-Based Recovery from Addiction) 워크북 (메디컬 마인드풀니스 연구회, 2011, 비매품)
- 마음챙김 명상에 기초한 알코올의존 회복 프로그램: 실험적 연구(2012)
- 마인드풀니스를 통한 스트레스 대처와 임상적 활용(2008, 정신신체의학 16-1)
- 윤동주 시편의 예술적 감동에 대한 정신의학적 고찰(1992)
- 심신자각에 근거한 중독행동의 재발예방(공역, 하나의학사, 2014)
- 심신자각과 정신치료(공역, 하나의학사, 2016)

강수용

- 부산대학교 의과대학 졸업
- 예방의학 전문의
- 직업환경의학 전문의
- 의학박사 수료
- 김해 중앙병원 직업환경의학과장

김성진

- 인제대학교 의과대학 졸업
- 정신건강의학과 전문의
- 인제대학교 의과대학원 의학박사 수료
- 인제대학교 부산백병원 정신건강의학과 조교수

김준모

- 중앙대학교 의과대학 졸업
- 정신건강의학과 전문의
- 의학박사
- 중앙대학교 정신건강의학과 외래교수
- 대한명상의학회 평생회원
- 대한최면치료학회 정회원
- 마인드풀정신건강의학과의원장

이성근

- 고려대학교 의과대학 졸업
- 정신건강의학과 전문의
- 미국 정신의학회 회원
- 대한명상의학회 평생회원
- 대한노인정신건강의학회 평생회원
- 대한정신사회재활협회 평생회원
- 한국중독정신의학회 평생회원
- 사회복지법인 송원 이사장
- 형주병원장

정도운

- 인제대학교 의과대학 졸업
- 정신건강의학과 전문의
- 의학박사
- 인제대학교 부산백병원 정신의학과 교수
- 부산스마일센터(법무부위탁 범죄피해자 심리지원센터)센터장

주의집중

의학, 마음챙김 그리고 인류애

초판인쇄일 2019년 8월 16일
초판발행일 2019년 8월 27일

지 은 이 Ronald Epstein, M.D.
옮 긴 이 **메디컬 마인드풀니스 연구회**
김경승 · 강수용 · 김성진 · 김준모 · 이성근 · 정도운

펴 낸 이 소 정 영
펴 낸 곳 하나醫學社

출판신고 제25100-2013-000061호(1988. 4. 1)
주 소 서울시 서대문구 거북골로 7-7(홍은동) 하나빌딩 1층

전화번호 (02)730-2555, 2556
팩 스 (02)730-2557
홈페이지 **www.hanampc.co.kr**
이 메 일 hanampc1@naver.com

가격 21,000원

◆ 역자와의 합의로 인지 생략
◆ 잘못된 책은 구입처에서 교환하여 드립니다.
ISBN 979-11-85696-74-4 93510